U0113949

谢海洲角药

XIE HAIZHOU JIAOYAO

主　编　杨增良

副主编　杨园园　涂宏伟

编　者　（以姓氏笔画为序）

杨冰铸　杨惠淳

彭贝贝

河南科学技术出版社

· 郑州 ·

内容提要

角药系指用相互依赖、相互制约、相互兼治，以增强疗效的三味药组成的方药。本书由著名老中医谢海洲的得意门生杨增良教授编写，较详细地介绍了谢海洲临床常用角药60余组，包括药物组成、伍用功能、主治病证、常用剂量及临证经验等。本书组方简便，疗效确切，按其主要功能分类编排，是学习、应用中药和方剂颇有价值的参考书，适合临床医师、基层医务人员和医药院校师生阅读参考。

图书在版编目（CIP）数据

谢海洲角药/杨增良主编. 一郑州：河南科学技术出版社，2022.6

ISBN 978-7-5725-0811-0

Ⅰ.①谢…　Ⅱ.①杨…　Ⅲ.①中药配伍　Ⅳ.①R289.1

中国版本图书馆CIP数据核字（2022）第075646号

出版发行： 河南科学技术出版社
北京名医世纪文化传媒有限公司
地址：北京市丰台区万丰路316号万开基地B座1-115　邮编：100161
电话：010-63863186　010-63863168
策划编辑： 杨磊石
文字编辑： 张　远
责任审读： 周晓洲
责任校对： 龚利霞
封面设计： 吴朝红
版式设计： 崔刚工作室
责任印制： 程晋荣
印　　刷： 河南省环发印务有限公司
经　　销： 全国新华书店、医学书店、网店
开　　本： 850 mm×1168 mm　1/32　**印张：** 8·彩页4面　**字数：** 204千字
版　　次： 2022年6月第1版　　2022年6月第1次印刷
定　　价： 38.00元

如发现印、装质量问题，影响阅读，请与出版社联系并调换

作者简介

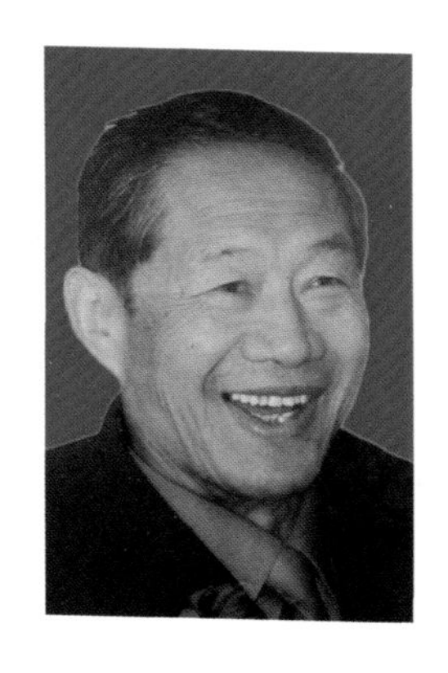

杨增良　男，南京中医学院毕业，主任医师，中医教授。1942年出身于江苏省徐州市中医世家，自幼耳濡目染祖传心法。20世纪60年代初，师承原河北中医学院临床教研室主任、著名杂病专家、徐州医学院王光昇教授，深得先生言传身教，长期从事中医临床、教学与科研工作。20世纪90年代后又师承原中国中医研究院（今中国中医科学院）资深研究员、国家名老中医谢海洲教授，有幸成为其入室弟子，深得其真传。继承弘扬“谢氏六法”，对脑髓病（如癫痫、脑外伤后遗症、中风后遗症、抑郁证、重症肌无力等）、风湿病（如类风湿关节炎、强直性脊柱炎、痛风等）、乳腺增生病及癌症中晚期不宜手术等疑难杂病，均有独到的研究心得和治疗经验。代表作有《中医实用综合疗法》《中医临床家谢海洲》《谢海洲用药心悟》《方药临证技巧70例》《谢海洲中医杂病证治心法》《谢海洲临证妙方》等多部中医专著。

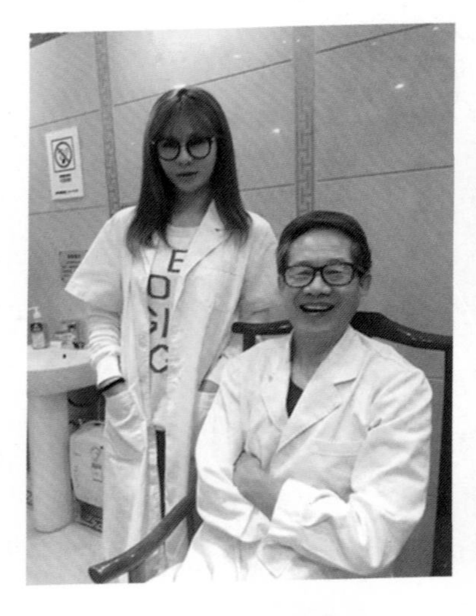

杨增良与女儿杨园园

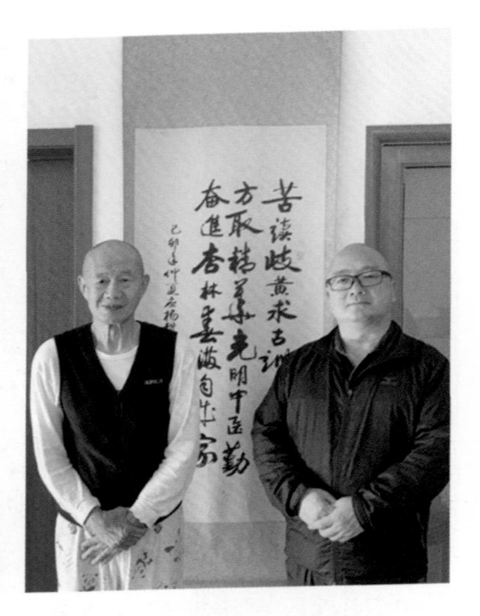

杨增良与学生涂永前

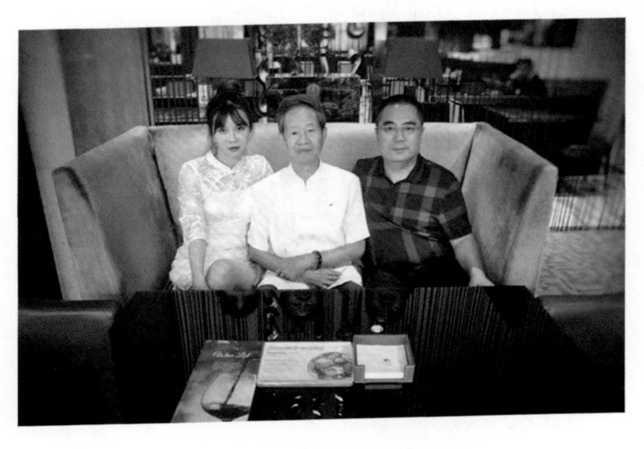

杨增良与女儿杨园园，学生涂宏伟

目　录

第1章　解表清热退热类

(一)桂枝　白芍　炙甘草

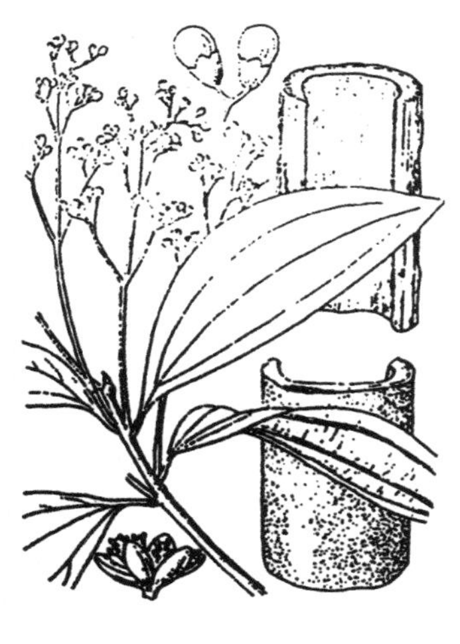

桂枝

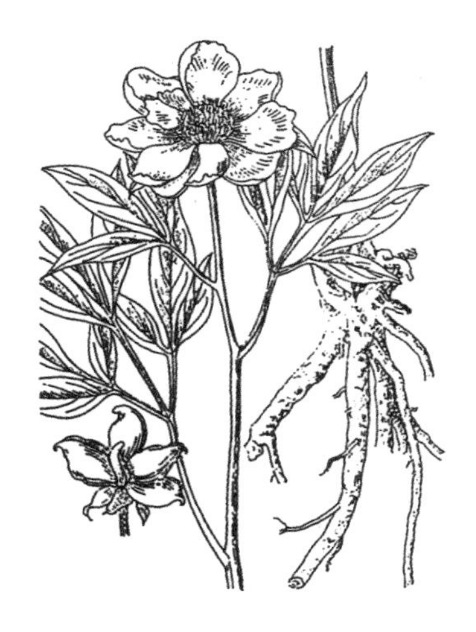

白芍

【伍用功能】

桂枝辛、甘，温煦。入肺、膀胱经。宣散温通，是其本性。功能解表、化气，既能发散风寒，透达营卫，又能温阳化气，以除痰饮水湿。白芍酸、苦，微寒，入肝、脾经。本性补血之力虽弱，但善于和血、敛阴、平肝缓急，尤长于敛阴，尚有解热、抗炎及抗菌等作用。《伤寒论》桂枝汤中，用桂枝辛、甘温通，以透达营卫，解肌表风寒，故用为调和营卫之主药；伍白芍酸、苦，微寒，以固在内之营阴，并用之以和营，故用为辅药。两药相合，一散一收，使桂枝辛散而不伤阴，白芍酸收而不碍邪，有解表之中寓敛汗养阴之意，和营之中又有调卫散邪之功。炙甘草益气调中，合桂枝辛甘化阳以温通，助白芍酸甘化阴以和营，有安内攘外之力，并可调和药性，故用为佐使药。三药伍用，构成桂枝汤中之主体核心（原方中有生姜、大枣少许同用），共成解肌发表，调和营卫之功。

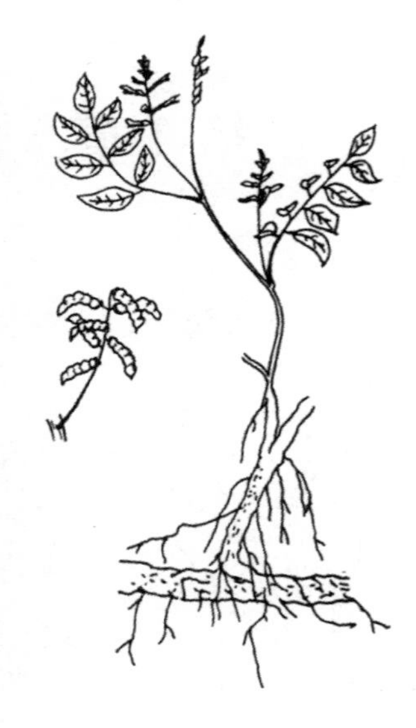

甘草

【主治】

1. 风寒感冒轻症，以恶风重、发热轻、汗出而热不退为辨证要点。

2. 一切感冒初起，症见上述症状之一者。

3. 妇女产后或手术之后，感冒症见上述症状之一者。

【常用量】

桂枝 6～10 克，白芍 6～10 克，炙甘草 6～10 克。

【经验】

桂枝、白芍、炙甘草伍用，出自《伤寒论》桂枝汤。张仲景在《伤寒论》中称本方证为“卫强营弱”，即卫阳浮盛于表而抗邪，故见发热之症，营阴不能内守，而见自汗出之症，这就是营卫不和，卫强营弱发热汗出的机理。《伤寒来苏集》中说：“此为仲景群方之魁，乃滋阴和阳，解肌发汗之总方也。”谢海洲先生指出：“桂枝汤有调阴阳、和营卫的作用，不但适用于外感风寒表虚证，内伤杂病亦可用之。”（《谢海洲医学文集》节选）

谢海洲先生常用桂枝、白芍、炙甘草伍用，辨证组方，用于气虚感冒，酌加黄芪、白术、防风。如加重桂枝，再加姜黄、细辛破血行气，祛风散寒，通经止痛；加威灵仙、透骨草、乌梢蛇等，用于风寒湿痹症，疗效可靠。

谢老擅用桂枝汤，辨证组方功力强。

外感内伤皆可用，重在变通效益彰。

【验方】

桂枝加味汤

桂枝 9 克，白芍 9 克，炙甘草 9 克，白薇 9 克，防风 6 克，黄芪 9 克。

主治：①外感风寒表虚证，症见恶风重，发热轻、汗出而热不退者。②流行性感冒（以下简称“流感”），症见上述症状之一者。③体虚感冒，症见上述症状之一者。④妇女产后，或手术之后，感冒症见上述症状之一者。

【医案解读】

李×，女，39 岁，农民。

剖腹产后，偶感风寒，恶风重，自汗出，时有低热，舌淡红，苔薄白，脉细弱。

[辨证立法]

患者本为气虚体质，经常感冒，产后气血两虚，又偶感风寒，恶风重，汗出而热不退，均为外感风寒表虚证，故以调和营卫、固表止汗为主，辅以补气生血立法。

[处方]

桂枝 9 克，白芍 9 克，炙甘草 9 克，白薇 6 克，防风 6 克，黄芪 15 克，当归 9 克。

水煎服 5 剂。

二诊：服上方 5 剂后，恶风、汗出有明显好转，低热不显，但产后恶露不净，淋漓不断，时有自汗出，食欲不振，便溏，舌淡胖而有齿痕，脉细弱，故以上方为主，酌加补气生血、祛瘀生新之品。水煎服；5 剂。

[处方]

桂枝 9 克，白芍 9 克，炙甘草 15 克，白薇 6 克，防风 9 克，炙黄芪30克，当归6克，炒白术15克，益母草15克，鸡血藤15克。

三诊：服上方5剂后，恶风、自汗消失，舌淡红，苔薄白，脉细缓，恶露基本干净，唯有大便不成形，故改拟玉屏风散(《丹溪心法》)合参苓白术散(《太平惠民和剂局方》)两种中成药同用，并以炙黄芪30克与当归9克水煎代茶饮，15剂，以收全功。

综观全案立法用药，突出桂枝、白芍、炙甘草伍用辨证组方为主药，紧紧抓住营卫不和，表虚自汗为辨证要点，以调和营卫，固表止汗为方法重点，辅以补气生血，祛瘀生新，两法并举，标本兼治，多管齐下，故有出奇制胜之效。

谢海洲先生在《谢海洲医学文集》中说："感冒分为上感、中感和下感三种类型。上感是上呼吸道感染的简称；中感是胃肠型感冒的简称；下感是泌尿系感染的简称。"

每年的春分、秋分、夏至都是常易感冒的时节，特别是气候突然变化时，不少人"顾上不顾下"，孰不知寒从脚下起，即"下寒上袭"的道理。

宗《内经》："'未病先防，既病防变'的治疗原则，平时应积极参加适当的体育活动，以增强自身的抗病能力，并适当服用玉屏风散(《丹溪心法》)，或在'流感'期间，适当服用板蓝根、大青叶、金银花之类的中药，常有未病先防，事半功倍之效。"谢海洲先生曾有不可忽视感冒的专论，对后人启发深远。

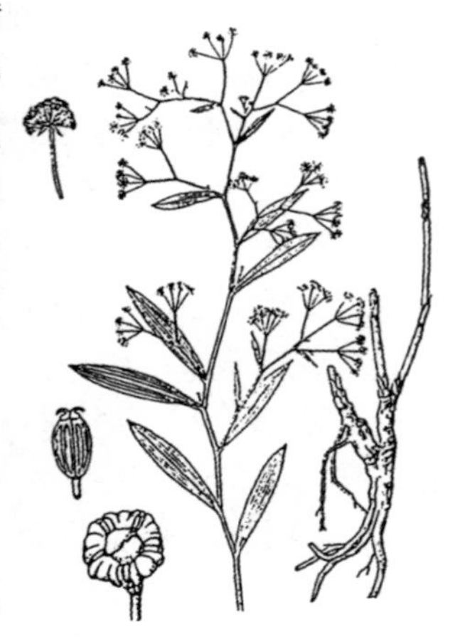
柴胡

(二)柴胡　白薇　地骨皮

【伍用功能】

柴胡苦、辛，微寒，主入肝、胆、三焦经。本品具有解表清热、疏肝解郁、升举阳气三大功效。白薇苦、咸，性寒，

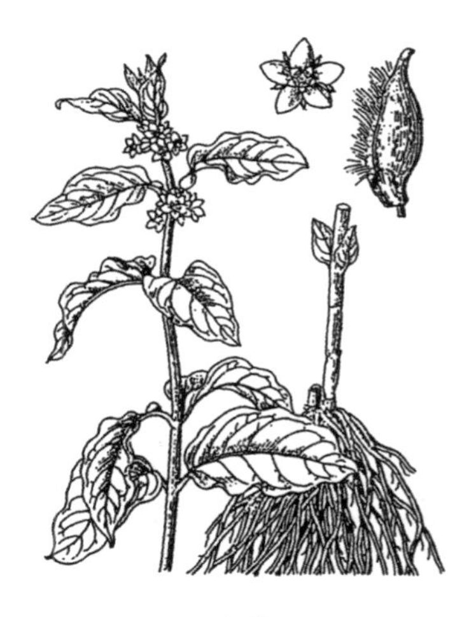
白薇

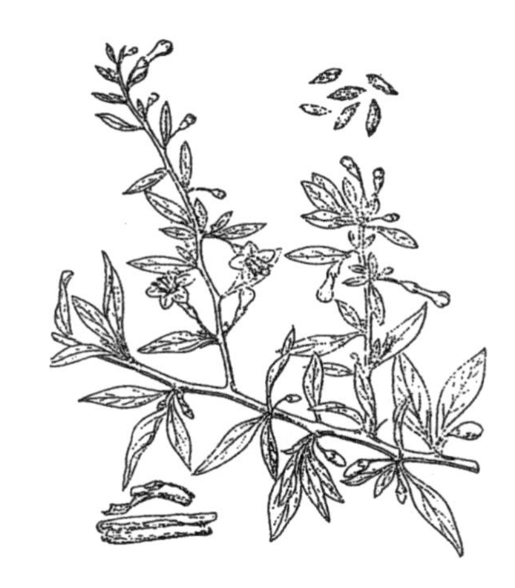
枸杞子、地骨皮

入肺、肝、胃经。本品长于清解，既能清泄肺热，透邪外达，又能清血热于内，透血热于外，善入血分，清热凉血，清退虚汗。地骨皮甘、淡，性寒，主入肺、肾经。本品善于退虚热，以治阴虚发热、低热不退，又能清实热，以治肺热咳喘之症，且入血分而凉血，清血热于内。三药伍用，以柴胡为君，重在解表清热，透邪外出；白薇清气分之热，地骨皮清血分之热，两臣辅君，退热功效倍增。

【主治】

一切外感发热之症，无论风寒、风热，经辨证组方伍用，退热疗效可靠。

【常用量】

柴胡 10～15 克，白薇 5～10 克，地骨皮 10～15 克。

【经验】

谢海洲先生常以柴胡、白薇、地骨皮伍用为主方，治疗一般感冒发热者，水煎代茶饮，退热效佳。风寒偏重者，酌加荆芥、防风、羌活等；风热偏重者，酌加桑叶、菊花、金银花等；时行感冒者，酌加贯众、大青叶等，对于流感病毒有较好的抑制作用。对于高热不退、合并肺部感染者，酌加生石膏、知母、鱼腥草等，有显著疗效。对于余热未尽或低热不退者，酌加青蒿、鳖甲、银柴胡等，清退虚热功效显著。

谢海洲先生认为，前人虽有"柴胡劫阴"之说，然只要辨证组方得当即可，不必过于拘泥。

现代药理研究证明，柴胡具有明显解热及抗炎等作用。谢老与时俱进，常以柴胡为主药组方，辅以白薇、地骨皮同用，不仅用于外感热病有良效，亦可用于内伤杂病发热的治疗，每获出奇制胜之效。

时行感冒病名，见于《类证治裁·伤风》，指感冒病情较重而广泛流行者。时行感冒即流行性感冒（简称"流感"），谢老常以柴胡、白薇、地骨皮三味伍用为主药，与银翘散（《温病条辨》）同用，浓煎，对流感病毒有较强的灭活能力；对于感冒风热时邪，热毒偏甚者，重用板蓝根 30 克，蒲公英 15 克，羌活 15 克，水煎服，常有出奇制胜之效。

【验方】

柴胡清热汤

柴胡 15 克，白薇 10 克，地骨皮 10 克，炒黄芩 10 克，大青叶 15 克，贯众 10 克，青蒿 10 克，草河车 10 克，生甘草 6 克，水煎服。

主治：①病毒性感染，高热不退，或发热起伏不定者。②无名高热，或发热持续不退者。③时行感冒（"流感"）热毒较重者。

【医案解读】

方某，男，45 岁，教师。

患者素为阴虚体质，夜间时有低热，突然夜间高热，持续 3 天，汗出而热不退，白天体温正常，舌红少苔，脉细数。

［辨证立法］

患者本为阴虚之体，又复感时邪，自服西药发汗伤津，口渴喜饮，夜间发热重，舌红绛少苔，脉细数，实为阴虚发热之证，故以清热生津与养阴透热并举立法。

［处方］

柴胡15克，白薇10克，地骨皮15克，生石膏（先煎）15克，知母10克，生甘草10克，大青叶15克，贯众10克，青蒿10克。水煎服5剂。

二诊：上方频服3剂后，高热已退，口渴喜饮明显好转，唯夜间低热不退，舌红少苔，脉细数。改以滋阴降火与养阴透热并举立法。

［处方］

生地黄15克，黄柏10克，知母10克，青蒿10克，鳖甲15克，龟甲15克，白薇10克，银柴胡10克，地骨皮10克，煅龙骨15克，煅牡蛎15克，仙鹤草15克。水煎服，7剂。

三诊：上方连服7剂后，低热已退，唯夜间时有盗汗，舌红少津，脉细数。改以知柏地黄丸与大补阴丸同服，煅龙骨15克，煅牡蛎15克，仙鹤草15克，水煎代茶饮，送服以上两味中成药，滋阴降火，补虚止汗，以收全功。

综观全案立法用药，突出角药辨证组方之特点，如柴胡、白薇、地骨皮伍用，主治一切外感外热之证；生石膏、知母、甘草相合，清热生津功专力宏，出自《伤寒论》白虎汤，实为退大热而复津液之组方；大青叶、贯众相须为用，清热解毒，抗流感病毒之力倍增，辅以青蒿主辅相合，既增强泄火热之功而又不耗气血；知母、黄柏、生地黄伍用，出自《症因脉治》知柏地黄丸与《丹溪心法》大补阴丸两方，滋阴降火功专力宏；青蒿、鳖甲与生地主辅相合为用，出自《温病条辨》青蒿鳖甲汤，功专养阴透热；银柴胡为清退虚热之要药，《本草经疏》云："专用治劳热骨蒸。"《本草正义》言其："退热而不苦泄，理阴而不升腾，故为虚热之良药。"龟甲滋阴力强，鳖甲退热力胜，"二甲”相须为用，滋阴清热之力倍增；银柴胡与“二甲”伍用，清退虚热之功益彰。仙鹤草、煅龙骨、煅牡蛎伍用，实为谢老补虚敛阴止汗之良方。诸药合用，清热生津，滋阴降火，养阴透热，多法并举，正是角药辨证组方，“用药如用兵，兵不在多而在灵，重在变通”之意故有出奇制胜之效。

第2章　宣肺止咳化痰平喘类

(一)麻黄　杏仁　炙甘草

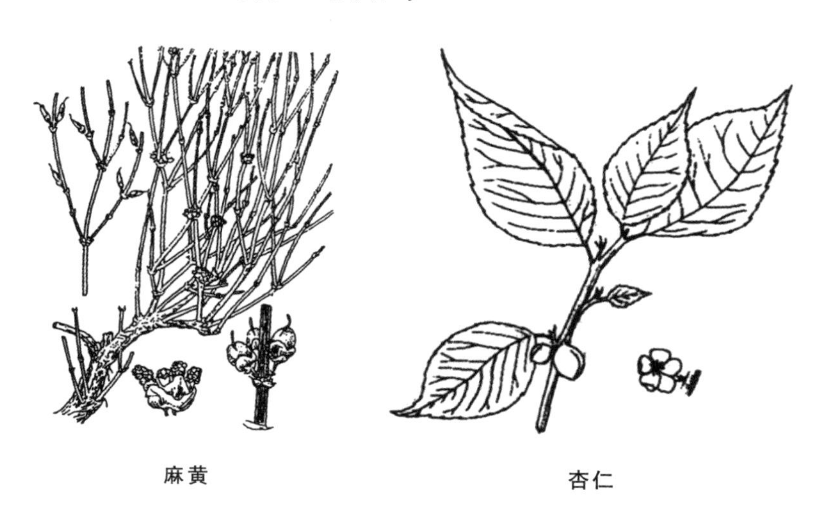

麻黄　　杏仁

甘草参见第2页图。

【伍用功能】

麻黄辛、微苦，温。入肺、膀胱经。本品有散寒解表、宣肺平喘、利水消肿三大功效。麻黄轻清上浮，专疏肺郁，宣泄气机，虽曰解表，实为开肺，虽曰散寒，实为泄邪，风寒得之而外散，温热得之亦无不赖之以宣通。杏仁有苦杏仁、甜杏仁之分，二者均能止咳，但药用以苦杏仁为佳，本品苦、温，有小毒。入肺、大肠经。苦杏仁功专降气，气降则痰消嗽止，长于治喘咳实证(甜杏仁则偏于滋润，多用于肺虚久咳)。麻黄与杏仁相合，宣降肺气，止咳平喘之力倍增。炙甘草祛痰止咳，益气和中，调和药性，用为佐使。三药伍用，始见于《伤寒论》麻黄汤，《太平惠民和剂局方》以麻黄、杏仁、生甘草各等份伍用，正式命名为三拗汤，具有宣肺、平喘、止咳功效。

【主治】

1. 风寒感冒初起，恶寒无汗，或伤风伤冷，四肢拘倦，咳痰清稀，鼻塞声重，胸闷气短，或咳嗽多痰等症。

2. 风寒咳嗽初起，或每易感寒诱发哮喘症状较轻者。

【常用量】

麻黄3～10克，杏仁3～10克，炙甘草3～10克。

【经验】

谢海洲先生治疗老年支气管炎，支气管哮喘证属痰涎壅肺者，常以炙麻黄、杏仁、炙甘草伍用，酌加白芥子（炒）、苏子（炒）、莱菔子相合，疗效可靠。

谢老说："麻黄蜜炙后，发汗作用降低，平喘作用增强，炙黄麻、杏仁、炙甘草伍用，临证用于喘证，不论虚实，皆可应用，尤其用于虚喘，如果单用补肺纳肾之品乏效时，酌情配伍葶苈子、射干等同用，调畅肺气，止咳平喘之功，显著增强。此外，麻黄、杏仁、甘草伍用，酌加生石膏用量，麻黄与生石膏的用量比例应为1∶3，主治外邪郁而化热，肺气不宣所致的发热、胸痛、痰黄等症。该方出自《伤寒论》麻黄杏仁甘草石膏汤。《伤寒论译释》曰："本方的作用不在发表而在宣畅肺气，清泄肺热，里热清，肺气畅，则诸症自平。"（《谢海洲医学文集》节选）

【验方】

宣肺平喘汤

炙麻黄6克，杏仁9克，炙甘草6克，炒白芥子6克，炒苏子9克，莱菔子9克，炙款冬花9克，炙紫菀9克，炙百部9克，射干6克，葶苈子9克，桑白皮9克。

主治：①慢性支气管炎；②慢性咳喘病经常发作者；③支气管哮喘或哮喘性支气管炎。

【医案解读】

孙某，男，62 岁，工人。

患者嗜烟、酒，原有慢性支气管炎病史，感寒后即痰鸣咳喘，咯痰黄黏，心中烦热汗出，胸部闷痛，咳则尤甚，舌红苔黄腻，脉滑数。

［辨证方法］

患者素为湿热体质，又嗜烟酒辛辣之品，证属痰热壅肺，肺失宣降，故以清肺化痰、止咳平喘立法。

［处方］

炙麻黄 6 克，杏仁 9 克，黄芩 9 克，知母 9 克，生石膏（先煎）30 克，炙甘草 6 克，射干 9 克，葶苈子 9 克，桑白皮 12 克，鱼腥草 15 克，海蛤壳（先煎）15 克，海浮石 15 克。水煎服，7 剂。

二诊：上方连服 14 剂后，心中烦热、汗出及胸部闷痛明显缓解，时有痰鸣咳喘，唯咯黄痰难出，舌红苔黄，脉小弦。宗上法不变，去黄芩、知母、生石膏，余药不变，续服 7 剂。

三诊：服药 7 剂后，心中烦热、汗出及胸部闷痛完全消失，唯咯痰淡黄而黏，舌红苔薄黄，脉小弦而缓。病已向愈，故宗宣肺止咳，润肺化痰平喘之法，续服 7 剂，效不更方，巩固疗效。

［处方］

炙麻黄 6 克，杏仁 9 克，炙款冬花 6 克，炙紫菀 6 克，炙百部 9 克，鱼腥草 15 克，海蛤壳（先煎）15 克，海浮石 15 克，炙甘草 6 克，葶苈子 6 克，射干 6 克，桑白皮 9 克。水煎服 7 剂，效不更方。上方续服 14 剂后，咳喘得平。

综观全案立法用药，始终抓住清肺化痰，止咳平喘为治疗大法，以炙麻黄、杏仁、炙甘草伍用为主药，突出角药辨证组方，重在变通之特点，如黄芩、知母、生石膏相合，清肺泻热功专力宏；海蛤壳、海浮石、鱼腥草伍用，清肺化痰之力倍增；射干、葶苈子、桑白皮相合，泻肺平喘之功益彰；炙款冬花、炙紫菀、炙百部伍用，专入肺经，化痰止咳功专力宏。诸药合用，肺热得清，痰热得化，咳喘自平矣。

谢老在《谢海洲医学文集》中说:“有人问气管炎能根治吗?我说可以,也不可以。因为气管炎常随感冒而致,如果你能保持两年以上不感冒,就不会诱发气管炎了,相对你的抵抗力也就增强了,那不是根除了吗!说不可以呢,是因为患气管炎的人最易感冒,平时又不太喜欢运动,因此体质日趋虚弱,最易感冒,所以说也就是不可以。对于那‘弱不禁风’每易感冒者,我常以桂枝、白芍、炙甘草伍用调和营卫;黄芪、白术、防风伍用固表止汗。两方同用,辨证组方,正合《内经》‘未病先防,既病防变’之则,每易收到满意的疗效。”

(二)炙百部　炙紫菀　炙冬花

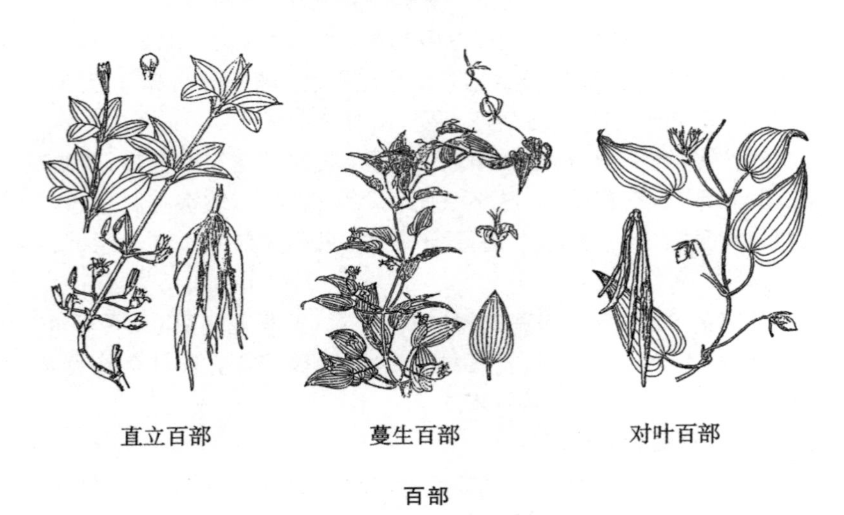

直立百部　　蔓生百部　　对叶百部

百部

【伍用功能】

百部甘苦而平,专入肺经,既能止咳,又能杀虫,其止咳力佳,为治肺痨咳嗽之要药,炙百部长于治疗肺虚久咳,无论新久寒热咳嗽以及顿咳,亦多常用。紫菀辛苦而微温,专入肺经,功专化痰止

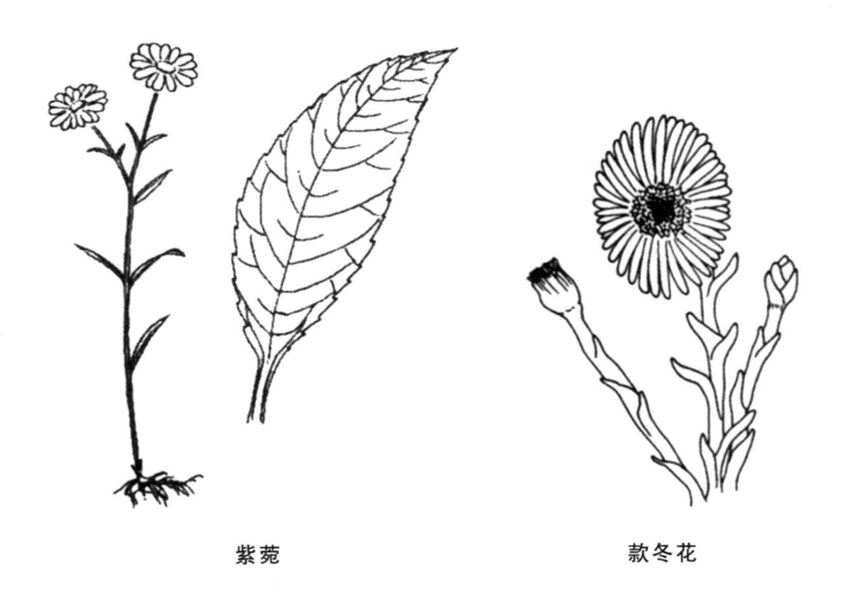

紫菀　　　　款冬花

咳,炙紫菀祛痰力强,能入血分,长于治咳嗽带血;款冬花(简称冬花)辛温,专入肺经,炙冬花镇咳力佳,能入气分,专治咳逆止气,如久嗽肺虚,尤不可缺。三药伍用,专入肺经,主肺病,能开泄郁结,苦降肺气,定逆止喘;主咳嗽,则止咳化痰之力倍增。

【主治】

1. 咳嗽痰多诸症,无论外感、内伤、寒热均可辨证伍用。

2. 咳喘诸病,如痰鸣气喘疾病,久咳痰多不止者。

3. 肺病日久,痰多咳嗽,或肺痨咳嗽,痰中带血者。

【常用量】

炙百部 6～10 克,炙紫菀 6～10 克,炙款冬花 6～10 克。

【经验】

谢海洲先生说:"炙百部甘润苦降,既能润肺,又可止咳,凡咳嗽之证,不论寒热虚实,只要配伍得当,均可应用。炙百部、炙紫菀、炙冬花伍用,则化痰作用更好;尤其适用于肺阴虚者,常与百合、天冬伍用，既能润肺止咳化痰，又补而不腻；对于肺阴虚、有痨虫者，炙百部常与百合、天冬伍用，若配伍炙紫菀、炙冬花，则疗效更佳。”

【验方】

润肺止咳化痰汤

炙百部10克，炙紫菀10克，炙冬花10克，百合10克，天冬10克，麦冬10克，沙参10克，川贝母3～6克（研粉吞服1～3克），玉竹、甘草各6克。

主治：①咳嗽咯痰不爽，或痰中带血者。②久咳不已，咳吐痰涎等症。③肺虚久咳，或燥伤肺阴，发热咳嗽者。

【医案解读】

徐某，男，48岁，工人。

患者酷嗜烟酒及辛辣肥甘之品，久咳不已，痰少而黄，时有带血，或有腥味，口干而黏，舌红苔薄黄而干，脉细弦。

［辨证立法］

久咳伤肺，痰热郁肺，热伤肺阴，故痰少而黄；痰热郁蒸，则痰有腥味；热伤肺络，则痰中带血；口干而黏，舌红苔薄黄而干，脉细弦，皆为痰热郁肺伤阴之征，故以清热化痰为主立法，辅以滋阴润肺为治。

［处方］

炙百部10克，炙紫菀10克，炙冬花10克，鱼腥草15克，海蛤壳15克，海浮石15克，天花粉15克，川贝粉（冲服）2克，桑叶10克，水煎服，7剂。

二诊：服上方7剂后，痰中不带血，口干而黏减轻，痰黄易出，故以滋阴清热润肺立法。

［处方］

沙参15克，麦冬10克，天冬10克，炙百部10克，炙紫菀10克，炙冬花10克，天花粉15克，川贝粉（冲服）2克，炙百合15克，冬桑叶10克，杏仁10克，石斛15克，玉竹15克，水煎服，7剂，效不更方，以收全功。

三诊：上方连服 14 剂后，咳嗽已愈，嘱其戒烟酒及辛辣肥甘之品。宗“未病先防，既病防变”之则，另服药茶方：北沙参 10 克，麦冬 10 克，天冬 10 克，水煎代茶饮，14 剂，巩固疗效。

综观全案立法用药，以炙百部、炙紫菀、炙冬花伍用为主药，以润肺止咳化痰方（自创方）为主方化裁，辨证组方，重在变通。如鱼腥草、海蛤壳、海浮石伍用，清热化痰之力倍增；桑叶、杏仁、川贝同用，外以清宣肺燥，内以凉润肺金，止咳化痰功效益彰；沙参、麦冬、玉竹伍用，有甘寒养阴之妙；肺喜润恶燥，故以天花粉、百合、石斛相合，滋阴清热，生津润燥，以固其本。诸药合用，以清宣肺燥，清热化痰为主，辅以滋阴润肺，生津润燥，多法并举，标本兼治，以收全功。

谢海洲先生在《谢海洲医学文集》中说：“咳嗽首辨外感与内伤，辨证辨病应相当，角药辨证组方好，重在变通效益彰。”

（三）制半夏　炙枇杷叶　川贝母

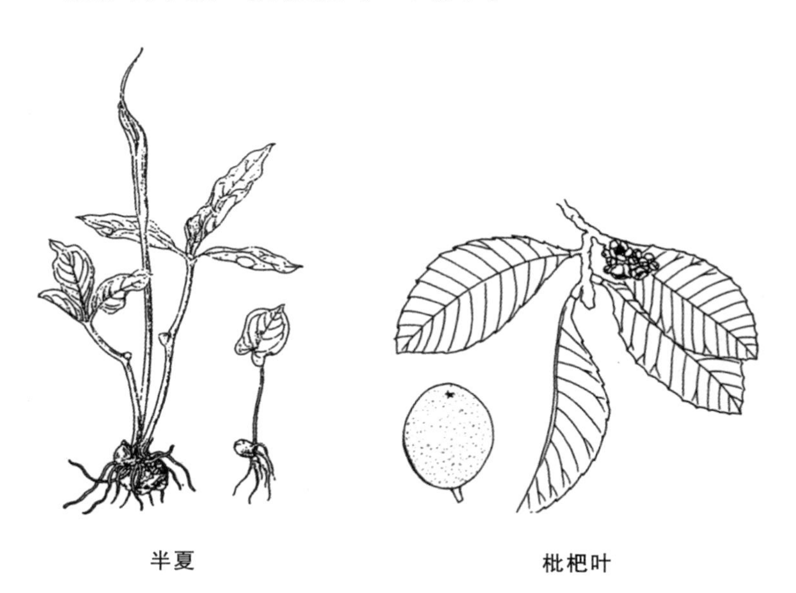

半夏　　枇杷叶

【伍用功能】

制半夏性味辛、温，入脾、胃经。本品具有燥湿化痰、消痞散结、降逆止呕三大功效。尤其燥湿化痰为佳，为治各种痰症之要药。炙枇杷叶性味苦、平，入肺、胃经。本品苦降泄热力强，既能清肺而止咳，又可降胃气而止呕。川贝母性味苦、甘，微寒，入肺、心经。本品功能化痰止咳、消肿散结，尤长于润肺止咳，凡肺热燥咳及内伤咳嗽均为要药。三药伍用，润燥相宜，化痰止咳之力倍增，为治各种痰症之主药。

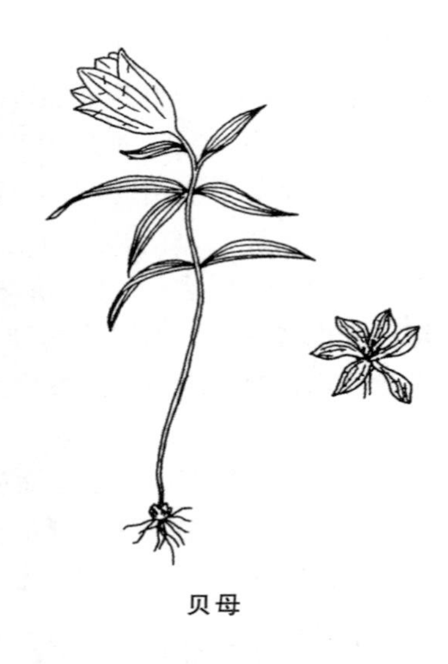
贝母

【主治】

1. 各种痰症咳嗽，咯痰黏稠不爽者。

2. 咳嗽日久，痰少难咯者。

3. 久咳或痰中带血者。

【常用量】

制半夏 6～10 克，炙枇杷叶 6～10 克，川贝母 3～6 克，研粉吞服 1～2 克。

【经验】

谢海洲先生认为："制半夏善行痰湿水饮，适用于湿痰咳嗽，痰多清稀，或因痰气上逆所致之眩晕、心悸等症，常与陈皮、茯苓伍用，如二陈汤(《太平惠民和剂局方》)。川贝母尚有散结通乳之效，用于妇女产后乳汁不下之症，如川贝母、知母、生牡蛎各等份，研细粉，每服 3～5 克，以猪蹄汤调下，每日 2 次，疗效可靠。川贝母 10 克，苦杏仁 10 克，甘草 5 克共研细粉，每次服用 3～5 克，每日 2 次，治疗慢性支气管炎属肺燥者甚效。

制半夏燥湿化痰力佳，川贝母润肺化痰功胜，二者相须为用，化痰止咳之力倍增；炙枇杷叶苦降泄热，清肺而止咳，三药相合，化痰止咳，相辅相成，相得益彰。”（《谢海洲医学文集》节选）

【验方】

化痰止咳良方（自创方）

制半夏 10 克，川贝母 6 克（研粉吞服 2 克），炙枇杷叶 10 克，炙百部 10 克，炙紫菀 10 克，炙冬花 10 克，瓜蒌皮 10 克，苦杏仁 6 克，鱼腥草 10 克。

主治：①各种痰症，痰多咳嗽不止者。②咳嗽不止，咯痰黏稠难出者。③久咳不止，或痰少带血者。④慢性支气管炎属肺燥者。⑤慢性支气管炎急性发作，咯痰黄稠难出者。

【医案解读】

王××，男，48 岁，农民。

咳嗽日久，痰多黄稠，咯吐不爽，或痰中带血，或有腥味，胸肋胀痛，时有身热、舌红苔薄黄腻，脉弦滑数。

［辨证立法］

痰热郁肺，壅阻肺气，肺失清肃，故以清热化痰肃肺立法。

［处方］

竹沥半夏 10 克，炙枇杷叶 10 克，川贝母 6 克（或川贝粉 2 克，冲服），瓜蒌皮 10 克，鱼腥草 15 克，海蛤壳 15 克，黄芩 10 克，知母 10 克，苦杏仁 6 克，桑白皮 10 克，射干 10 克，葶苈子 10 克。水煎服，7 剂。

二诊：服上方 7 剂后，胸肋胀痛明显好转，痰多黄稠减轻，时有身热，或咯痰带血，或时有腥味，舌红苔薄黄，脉滑数。效不更方，续服 7 剂。

三诊：上方连服 14 剂后胸肋胀痛消失，无身热，痰少而黏稠难咯，痰色不黄，不带血，无腥味，舌红苔薄黄，脉小弦。宗上法不变，上方加减，继服 7 剂。

［处方］

竹沥半夏 10 克，炙枇杷叶 10 克，川贝粉（冲服）2 克，炙百部 10 克，瓜蒌皮 10 克，鱼腥草 15 克，海蛤粉（冲服）3 克，甜杏仁 10 克，百合 15 克，水煎服 7 剂，效不更方，以收全功。

综观全案立法用药，以清热化痰为大法，以竹沥半夏、川贝母、炙枇杷叶伍用为主药，以化痰止咳良方（自创方）为主方化裁，辅以润肺止咳化痰方（自创方）加减，清热化痰、润肺止咳并举。诸药合用，肺热得清，热痰得化，久咳得解矣。

谢海洲先生在《谢海洲医学文集》中说："瓜蒌，古称栝楼实，原为皮仁合用。现在临床有三种用法，一为瓜蒌皮，偏于清肺化痰止咳，行气除满；一为瓜蒌仁，偏于润肺化痰，润肠通便；一为全瓜蒌，则兼有皮仁两者作用，且又善于治疗乳痈初起之症。"

(四)瓜蒌　薤白　制半夏

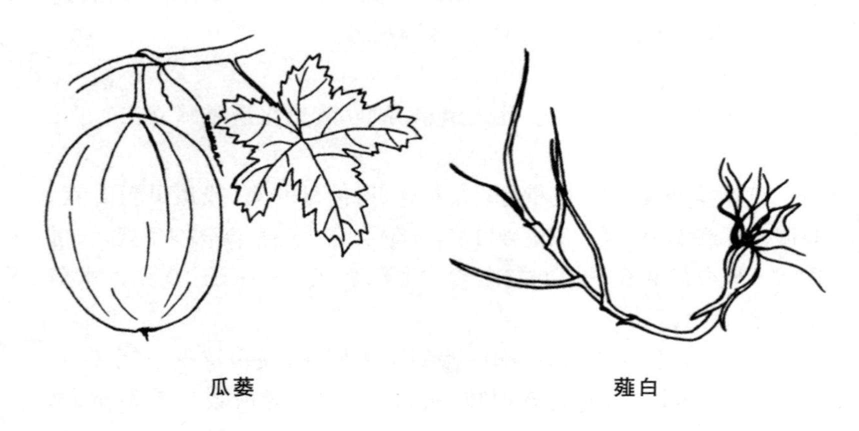

瓜蒌　　　　薤白

半夏参见第 15 页图。

【伍用功能】

瓜蒌性味甘、苦，寒。入肺、胃、大肠经。本品具有清热化痰、开胸散结两大功效。常用于咳嗽、胸痹、结胸、乳痈等病症，宣肺止咳宜用壳(瓜蒌皮),润肺通便宜用子(瓜蒌仁),开胸散结消痈宜用全瓜蒌,用者不可不分也。薤白性味辛、甘,微温。入肺、胃经。本品辛温宣散,作用平和,善通阳气、能上能下、彻内彻外,无处不到,通阳止痛功著。制半夏功专燥湿化痰、消痞散结,无非亦用其辛散温通功效。三药伍用,出自《金匮要略》栝蒌薤白半夏汤,燥湿化咳,开胸散结,通阳止痛功著,痰浊结聚之胸痹较甚者用之最宜。

【主治】

1. 胸部隐痛,甚至胸痛彻背者。

2. 胸痛彻背较甚,不得安卧者。

3. 胸痹证属痰浊结聚较甚者。

4. 冠心病或心绞痛时发,证属痰浊结胸者。

【常用量】

瓜蒌 10～15 克,薤白 6～10 克,制半夏 6～10 克。

【经验】

谢海洲先生“师古不泥古”,如瓜蒌、薤白、半夏伍用,虽是治疗胸痹的经典名方,在临证运用时,重在灵活变通。阴寒偏重者,酌加炮附子、桂枝、炙甘草伍用;痛甚者可酌加细辛伍用,或另用苏合香丸以宣痹止痛,痰浊偏重者,酌加杏仁、陈皮、茯苓伍用;痰浊化热者,酌加黄连、竹茹、胆南星伍用,胸痛如刺,或呈绞痛者,多为痰瘀痹阻经络,应立即服用速效救心丸,缓解后,应酌加川芎、丹参、三七粉吞服同用。

谢老常说:“胸痹虽多见于痰浊痹阻胸阳之证,日久不愈者,痰瘀互结胸阳痹阻者,亦不少见,因此辨证组方,重在变通,是为角药临证运用的第一要务。”

【验方】

加味胸痹汤(自创方)

全瓜蒌 15 克,薤白 10 克,制半夏 10 克,桂枝 10 克,炙甘草 10 克,炮附子 6 克,苦杏仁 10 克,陈皮 10 克,茯苓 15 克,川芎 15 克,丹参10克，郁金15克，制乳香3克，制没药3克，三七粉（吞服）3克。

主治：①胸部隐痛，或胸痛彻背者。②胸痛彻背，甚至不得安卧者。③痰多咳嗽，胸部闷痛较重，舌苔白腻者。④胸痹证属痰瘀痹阻胸阳者。⑤心绞痛时发，或冠心病证属痰浊结胸者。

【医案解读】

彭×，男，59岁，工人。

患者形体肥胖，本为痰湿体质。咳嗽痰多，胸部闷痛，或痛引背部，时有气短喘促，舌苔浊腻，脉濡缓。

［辨证立法］

患者喜欢食肥甘厚味，素为痰湿体质，痰多黏腻色白，舌苔浊腻，脉濡缓，均为痰浊壅塞，胸阳痹阻，故胸部闷痛，或痛引背部，气短喘促，治拟通阳泄浊，豁痰降逆立法。

［处方］

瓜蒌15克，薤白10克，制半夏10克，苦杏仁10克，陈皮10克，茯苓15克，菖蒲10克，厚朴10克，苍术10克，炮附子6克，桂枝10克，炙甘草6克。水煎服7剂。

二诊，服上方7剂后，咳嗽痰多明显减轻，胸部闷痛、气短喘促有所好转，唯时有胸部闷痛，或痛引肩者，或时有刺痛，舌苔薄腻，脉细弦。宗立法不变，上方加三七粉3克（吞服），续服7剂。效不更方。

三诊：上方连服14剂后，胸痹诸症消失，唯时有胸部隐痛，或时有刺痛，苔薄腻，脉细弦。改拟中成药苏合香丸、复方丹参滴丸、速效救心丸交替服用，化痰降逆，祛痰止痛，以收全功。

综观全案立法用药，以通阳泄浊，豁痰降逆辨证立法为主线，以瓜蒌、薤白、制半夏为主药辨证组方，如苦杏仁、陈皮、茯苓伍用，宣肺降逆，理气化痰功著；菖蒲、苍术、厚朴相合，既能温化痰湿，又能下气降逆而平喘，炮附子、桂枝、炙甘草伍用，辛甘化阳，温通胸阳之力倍增。诸药合用，痰浊得化，气行痰自消，通阳泄浊，豁痰开痹之功相得益彰，痰浊痹阻得解，胸痹自愈也。

胸痹以胸部闷塞为主，多属独立的疾病，以胸阳痹阻为主要病机。谢海洲先生在《谢海洲医学文集》中说："痰浊壅肺，胸阳不振，而发为胸痹。有痰必有瘀，久痛必伤络，故通阳泄浊，痰瘀并治，实为治疗胸痹痰瘀互结证之大法。胸痹日久，亦可发展为心血瘀阻为病。

冠心病是冠状动脉粥样硬化性心脏病的简称，临床表现以心绞痛及心肌梗死为常见。病理主要为气滞、血瘀及痰浊交互为患，而使胸阳失运，心脉痹阻。

冠心病属于中医学厥阴痛、真心痛及胸痹范畴，治以中西医结合论治为佳。

真心痛多属西医学之严重心绞痛或急性心肌梗死，应积极抢救，并密切观察病情变化。"

第 3 章　清热燥湿泻火解毒类

(一)黄芩　黄连　黄柏

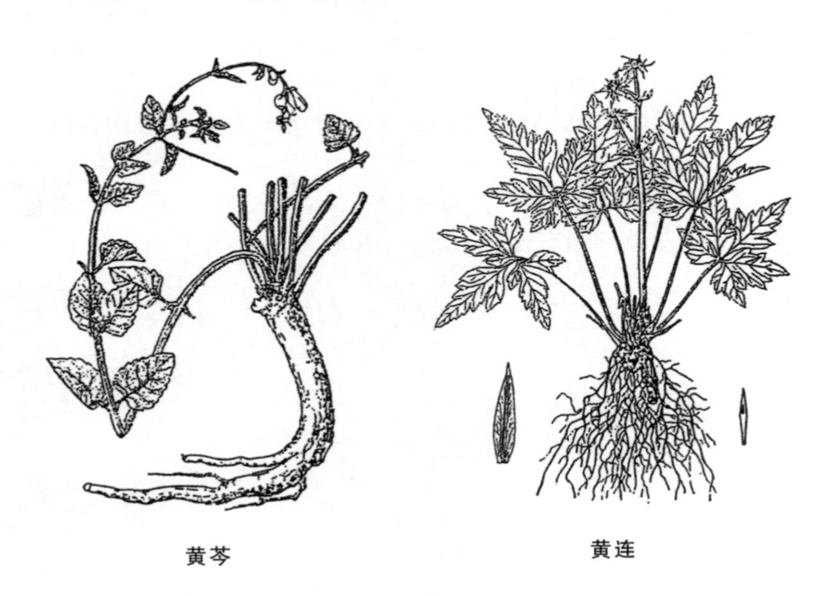

黄芩　　黄连

【伍用功能】

黄芩性味苦寒。入肺、胆、大肠经。本品泻火凉血，燥湿安胎，清上泻下，走表达里，为燥湿清热、泻火解毒之要药，尤其主入肺经，清上焦邪热是其所长。黄连性味苦寒。主入心、肝、胃经。本品既善清中焦邪热，又为清心泻肝之要药。黄柏性味苦寒。主入肾、膀胱经。本品擅治下焦湿热诸症，既能清实热，又能退虚热、泻相火，是其所长。黄芩长于泻肺火而解肌热；黄连长于泻心胃之火；黄柏长于除下焦湿热。三药伍用，清热燥湿，泻火解毒之力倍增。

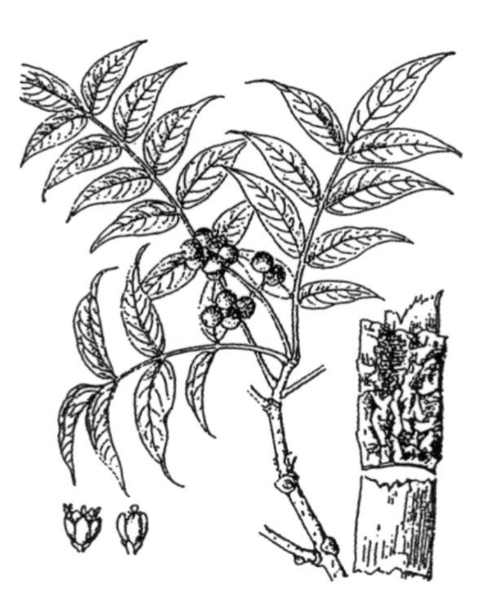

黄柏

【主治】

1. 三焦湿热诸症，如中毒性菌痢、肝炎等。

2. 一切火邪，表里俱盛，如狂躁烦心、热盛发斑，吐血、衄血等症。

3. 黄疸证属阳黄，热重于湿或热毒炽盛者。

【常用量】

黄芩 6～10 克，黄连 6～10 克，黄柏 6～10 克。

【经验】

谢海洲先生在《谢海洲医学文集》中说："黄芩治肺中湿热，泄肺中火邪上逆于膈上；黄连善清胃泻火，又善泻心火，除湿散邪，又为清大肠湿热而止痢之要药；黄柏既善清大肠湿热而止痢，又可清肝胆湿热，以治身目俱黄之黄疸诸症。三药相须为用，清热、泻火、解毒、燥湿之功相得益彰，皆可用于湿热或热毒火盛所致病症。"

【验方】

"三黄"解毒汤

黄芩 10 克，黄连 10 克，黄柏 10 克，金银花 15 克，连翘 10 克，大青叶 15 克，板蓝根 15 克，白花蛇舌草 15 克，龙胆草 10 克，夏枯草 15 克，蒲公英 15 克，陈皮 10 克。

主治：①三焦湿热诸症，如湿热型黄疸，证属热重于湿者（"阳黄"）。②热毒亢盛诸症，如急性乳腺炎，症见红肿热痛者，或无名肿毒症见红肿热痛者。③热毒疮疡，症见红肿热痛者。④各种癌瘤肿毒等症。

【医案解读】

夏××，女，32岁，工人。

患者喜食辛辣油腻之品，素为湿热体质，产后乳汁难下，乳房红肿热痛一周不消，大便秘结难下，小便灼热、黄赤，舌红苔黄腻，脉弦数。

［辨证立法］

湿热壅塞于上，发为乳痈。乳房红肿热痛，大便秘结难下，小便灼热、黄赤，舌红苔黄腻，脉弦数，均为湿热壅塞，热毒亢盛所致。故以清热燥湿，泻火解毒散结立法为治。

［处方］

黄芩10克，黄连10克，黄柏10克，金银花15克，连翘15克，蒲公英15克，浙贝母15克，黄药子15克，龙胆草15克，夏枯草15克，车前草15克，瓜蒌15克，熟大黄10克，火麻仁15克，郁李仁15克。水煎服，5剂。

二诊：服上方5剂后，乳房红肿热痛明显减轻，大便秘结，小便黄赤均有好转，唯乳房胀痛，乳汁难下不解，舌红苔薄者，脉弦小数。宗上法不变，以“三黄”解毒汤化裁治之。

［处方］

黄芩10克，黄连6克，黄柏10克，蒲公英15克，浙贝母15克，黄药子15克，金银花15克，连翘15克，瓜蒌15克，龙胆草10克，夏枯草15克，车前草15克。水煎服，5剂。

三诊：服上方5剂后，乳房胀痛全消，大便畅通，小便正常，唯乳汁不多，舌红苔薄，脉小弦。改以散结通乳为治，以收全功。

［处方］

川贝母15克，知母15克，生牡蛎15克，研细粉，每服3～5克，以猪蹄汤调下，每日2次，连服7～10日。

生麦芽30克，水煎代茶饮，连饮7～10日。

《药品化义》载：“生麦芽力猛，主消面食积，癥瘕气结，胸膈胀满，郁结痰涎，小儿伤乳，又能行上焦气血。若妇人气血壮盛，或产后无儿饮乳，乳房胀满，迅速饮服，勿轻视之。”

综观全案立法用药，黄芩、黄连、黄柏伍用，清热燥湿，泻火解毒，相得益彰，故用为方中主药；蒲公英、浙贝母、黄药子相合，消痈散结之力倍增；金银花、连翘、瓜蒌伍用，清热解毒，消痈散结之功卓著；龙胆草、夏枯草、车前草“三草”同用，清热燥湿，泻火解毒，消痈散结，清热利湿，多管齐下，相辅相成，相得益彰；熟大黄、火麻仁、郁李仁相合，润肠通便之力倍增。诸药合用，使湿热、火毒从二便而解，故乳痈得消，郁结得散，乳汁得下也。

谢海洲先生在《谢海洲医学文集》中说：“世人皆知浙贝母与川贝母均能清热化痰止咳，散结消痈相须为用，效果更佳。然二者药性略有差异，浙贝母性味苦寒，长于宣肺以治外感咳嗽，且开泄之力较强，用于散结消痈，其功尤佳；川贝母性味甘苦、微寒，长于润肺，多用于燥热痰嗽，肺虚久咳之症，其散结通乳汁功效显著，医者不可不知也。我常以川贝母、知母、生牡蛎各等份，研为细粉，每服 3～5 克，以猪蹄汤调下，每日 2 次，疗效可靠。另以生麦芽 60 克，水煎代茶饮，通经下乳之力倍加。”

（二）龙胆草　黄芩　栀子

黄芩参见第 22 页图。

【伍用功能】

龙胆草性味苦寒。入肝、胆经。其性沉降，功专清热燥湿，为除下焦湿热之要药，且专入肝胆，乃善清肝胆实火之佳品也。黄芩性味苦寒，为清上焦邪热之要药，上行泻肺火，下行泻膀胱火，主诸热黄疸，除六经寒热实火。栀子性味苦寒。善于清热泻火，为清泻三焦湿热诸症之要药，故湿热黄疸亦用为要药。三药伍用，见于《医方集解》龙胆泻肝汤，方中以龙胆草功专清热，善清肝胆实火为主药，为除下焦湿热之

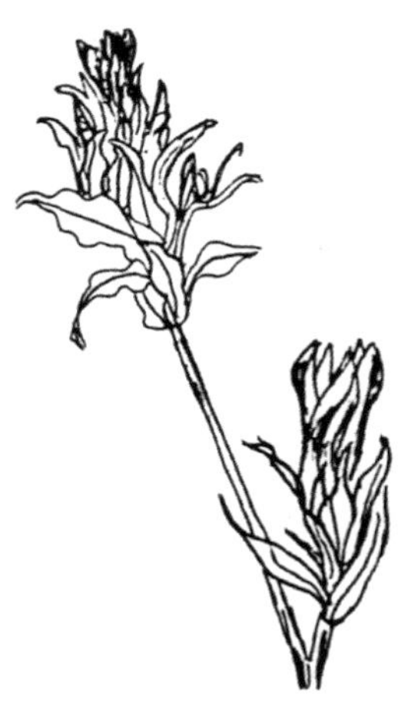

龙胆草

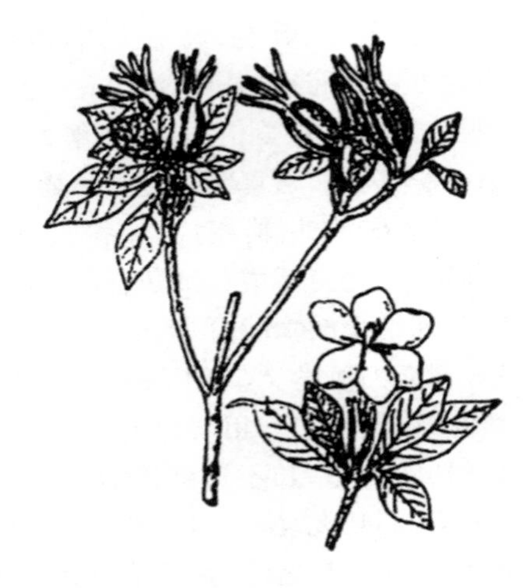

栀子

要药；黄芩清少阳于上，栀子泻三焦于下，二味苦寒清热，共助主药以泻肝胆实火湿热，故用为辅药。三药伍用，清泻肝胆实火及三焦湿热之力相辅相成，相得益彰。

综观历代龙胆泻肝汤，用药虽略有不同，但其病机则皆为肝胆实火湿热所致，其用药均以龙胆草、黄芩、栀子伍用，而取泻火除湿并治之法。

【主治】

凡肝胆实火湿热诸症，均有良效。现代常用于治疗顽固性偏头痛、急性黄疸型肝炎、急性胆囊炎、急性肾盂肾炎、急性膀胱炎、尿道炎、急性盆腔炎、带状疱疹等。

【常用量】

龙胆草 10～15 克，黄芩 6～10 克，栀子 6～10 克。

【经验】

谢海洲先生说："龙胆草、黄芩、栀子伍用为主药。功专清肝利湿，凡属肝胆实火上逆或湿热下注的各种病症，只要津液未伤者，均可辨证组方治疗，师古不泥古，重在灵活变通。如肝火上炎之头痛、眩晕，酌加夏枯草、野菊花、冬桑叶伍用；顽固性偏头痛，酌加白芷、全蝎，重用川芎；湿热下注之泌尿系病症如急性肾盂肾炎、尿道炎、急性膀胱炎等，酌加地丁草、蒲公英、车前草；带下色黄、带血，或有异味者，酌加苦参、土茯苓、白鲜皮。用药如用兵，兵不在多而在灵，此之谓也。”（选自《谢海洲医学文集》）

【验方】

龙胆解毒汤

龙胆草 15 克，黄芩 10 克，栀子 10 克，紫花地丁（地丁草）15 克，蒲公英 15 克，夏枯草 15 克，白花蛇舌草（蛇舌草）15 克，鱼腥草 15 克，车前草 15 克，大青叶 15 克，板蓝根 15 克。

主治：①肝火上炎之高血压病。②急性乳腺炎、红肿热痛者。③痰火所致之瘰疬结核病。④急性黄疸型肝炎、急性胆囊炎。⑤泌尿生殖系炎症。⑥疮痈肿毒红肿热痛者。⑦带状疱疹等病症。⑧各种癌瘤肿毒。⑨凡属肝胆实火或湿热下注诸病，只要津液未伤者，均有良效。

【医案解读】

杜××，女，38 岁，工人。

患者曾有肾盂肾炎病史，近日耳鸣如潮，头痛、目赤，小便灼热、黄赤，带下色黄、有异味，时有带血，阴部瘙痒，舌红苔黄腻，脉弦数。

[辨证立法]

肝火上炎则耳鸣如潮、头痛、目赤。肝经湿热下注所致，小便灼热、黄赤，带下色黄、带血、阴部瘙痒，舌红苔黄腻、脉弦数，均为肝胆实火与肝经湿热并见之证候，故拟泻肝解毒与清利湿热并治立法为治。

[处方]

龙胆草 15 克，黄芩 10 克，栀子 10 克，夏枯草 15 克，蒲公英 15 克，地丁草 15 克，车前草 15 克，土茯苓 15 克，白鲜皮 15 克，苦参

15 克，水煎服，7 剂。

二诊：服上方 7 剂后，耳鸣、头痛、目赤明显减轻，小便色黄、带下色黄、阴部瘙痒、舌红苔黄腻、脉弦小数，均为肝经湿热，故以清热燥湿解毒之法论治。

[处方]

龙胆草 15 克，黄柏 15 克，栀子 10 克，土茯苓 15 克，白鲜皮 15 克，苦参 10 克，蒲公英 15 克，地丁草 15 克，车前草 15 克，水煎服，每剂煎 3 次，前 2 次内服，第 3 煎外熏洗阴部，7～10 剂，效不更方。

三诊：上方连服 10 剂后，湿热下注诸症基本消失，唯阴部时有瘙痒，舌红苔薄黄，脉细心弦。故改拟外治法，以收全功。

[处方]

土茯苓 15 克，白鲜皮 15 克，苦参 15 克，熏洗阴部，10～15 剂，效不更方。

综观全案立法用药，龙胆草、黄芩、栀子伍用，为清肝胆实火，除下焦湿热之要药，故用为方中主药；蒲公英、地丁草、黄柏相合，泻火解毒、清热燥湿之功相得益彰；土茯苓、白鲜皮、苦参同用，清热解毒，燥湿杀虫之力倍增；夏枯草为治肝火上炎所致的头痛、目赤、耳鸣之要药，黄柏泻火解毒，清热燥湿，以除下焦虚热见长，车前草既能清热解毒，又善清利湿热，三药伍用，与诸药相合，承上启下，使肝火得清、热毒湿热从小便而解，肝胆实火与肝经湿热诸症自消失。

谢海洲先生在《谢海洲医学文集》中说："肝胆实火表现为两个方面，在上则为肝火上逆，在下则为肝经湿热下注，故以龙胆草为君药，辅以黄芩、栀子伍用为臣，三者相合，共为主药，辨证组方，可用于肝胆实火，肝经湿热所致的多种疾病，我的自创方'龙胆解毒汤'，用于凡肝胆实火，湿热下注诸病，只要津液未伤者，均有良效。"

(三)白头翁　黄连　黄柏

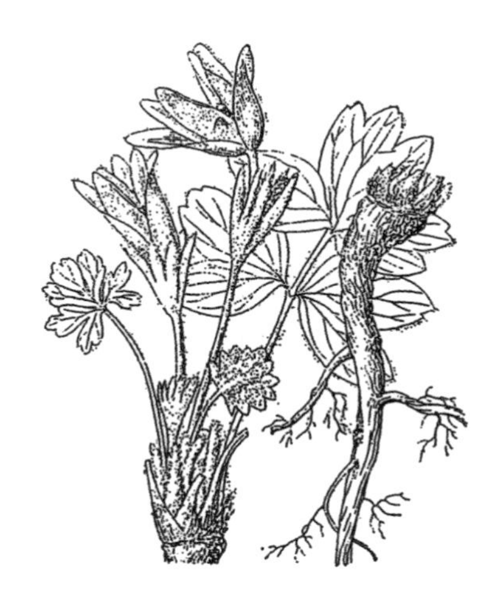

白头翁

黄连、黄柏分别参见第 22 页、第 23 页图。

【伍用功能】

白头翁性味苦寒，主入大肠经，功能清热解毒，善清肠中热毒而止泻痢，凡热毒泻痢、湿热泻痢皆为要药。本品功专清热解毒，凉血治痢，故《伤寒论》白头翁汤中用为主药，并以之冠于方名。黄连泻火于中，又为“治痢之最”(刘完素)，黄柏泻火于下，又可燥湿坚肠，二者共助主药清热解毒，燥湿治痢，共为方中辅药。三药伍用，清热解毒，凉血治痢，功专力宏。

【主治】

1. 湿热痢疾，热重于湿者。
2. 急性菌痢，或急性肠炎亦效。
3. 对抗生素发生抗药性的慢性痢疾，亦有良效。
4. 对阿米巴痢疾、溃疡性结肠炎等，疗效可靠。

【常用量】

白头翁 10～15 克，黄连 6～10 克，黄柏 6～10 克。

【经验】

谢海洲先生说："白头翁、黄连、黄柏伍用为主药，辨证组方，可用于治疗急、慢性细菌性痢疾，阿米巴痢疾，溃疡性结肠炎，急性坏死性肠炎等，疗效可靠，对抗生素发生抗药的慢性菌痢亦有良效。如酌加马齿苋、苦参、秦皮等，疗效更佳。"（选自《谢海洲医学文集》）

【验方】

白头翁加味汤

白头翁 15 克，黄连 10 克，黄柏 10 克，马齿苋 15 克，苦参 10 克，秦皮 10 克，地榆 10 克，金银花 15 克，枳壳 10 克，木香 10 克，赤芍 10 克，白芍药 10 克。

主治：①热毒壅结大肠，大便脓血之热毒赤痢。②细菌性痢疾，偏于热毒较盛者。③阿米巴痢疾，偏于热毒较盛者。④对抗生素发生抗药性的慢性菌痢，亦有良效。⑤对于急、慢性细菌性痢疾，凡属热重于湿者，疗效可靠。

【医案解读】

江××，男，36 岁，职员。

患者喜食辛辣肥甘厚味之品，痢下脓血，红白相夹，甚则鲜紫相杂，腹痛下坠，肛门灼热疼痛，舌红苔黄腻，脉弦数。

[辨证立法]

热毒炽盛，湿热阻滞，内壅大肠，传导失司，故痢下脓血，甚则鲜紫相杂；由于湿热之邪留滞肠胃，脂络损伤，故见腹痛下坠，肛门灼热疼痛，舌红苔黄腻，脉弦数，均为湿热内蕴，热重于湿之证候，故治拟凉血解毒，清热利湿并治立法。

[处方]

白头翁 15 克，黄连 10 克，黄柏 10 克，马齿苋 15 克，金银花 15 克，生地榆 15 克，赤、白芍各 10 克，枳壳 15 克，木香 10 克，生甘草

10克。水煎服,7剂。

二诊:服上方7剂后,脓血便明显减轻,有赤白黏冻大便,时有腹痛,肛坠不爽,舌红苔薄黄稍腻,脉小弦不数。宗治法不变,上方加槟榔10克,继服7剂,以收全功。

综观全案立法用药,以白头翁、黄连、黄柏伍用为主药,功专清热解毒,凉血治痢力宏;马齿苋、金银花、生地榆相合,相得益彰;生地榆功专凉血止血,赤芍凉血止血之中又有散邪行血之意,白芍则有敛阴益营、缓急止痛之力,三者伍用,既有清热凉血之功,又有止血不留瘀之效,尚有敛阴益营,缓急止痛、寓泻于补之意;枳壳、木香、槟榔同用,行气导滞之力倍增;生甘草功专清热解毒,与清热解毒诸药同用。则凉血解毒之力倍增;与白芍伍用,酸甘化阴,缓急止痛功著,故用为佐使。诸药合用,凉血解毒,清热利湿并治,热毒血痢自愈也。

谢海洲先生在《谢海洲医学文集》中说:"白头翁汤源自《伤寒论》'热利,下重者,白头翁汤主之'。我的自创方系由白头翁汤化裁而成,故名白头翁加味汤。本方以白头翁、黄连、黄柏伍用为主药,辨证组方,重在变通,如赤痢偏重者,重用马齿苋、赤芍、生地榆或地榆炭同用;兼有恶寒发热、表邪未尽者,酌加葛根、荆芥与金银花伍用,以解表清热;挟有食滞者,可酌加枳实、焦山楂、焦麦芽以消食导滞。用药如用兵,兵不在多而在灵,此之谓也。"

第4章　清热利湿退黄排石类

(一)茵陈　栀子　大黄

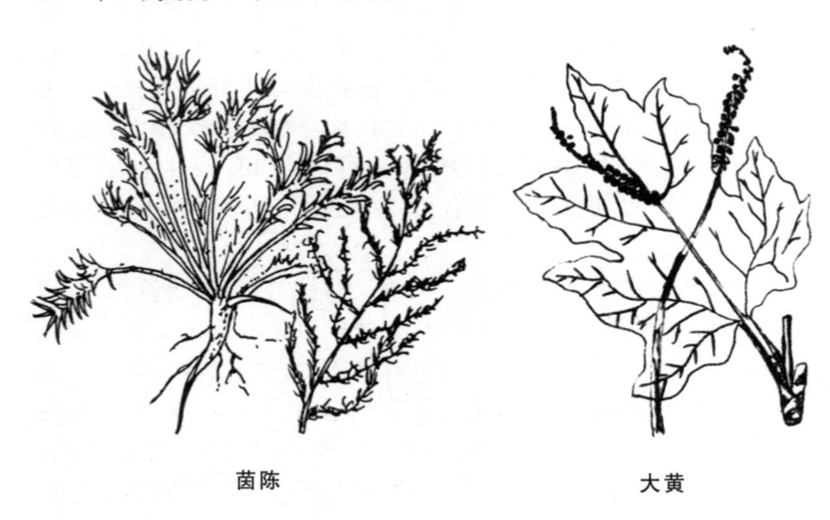
茵陈　　大黄

栀子参见第26页图。

【伍用功能】

茵陈苦，微寒。入脾、胃、肝、胆经。本品苦泄下降，功专清利湿热，为治黄疸之要药；栀子苦寒入三焦，清热燥湿，泻肝胆，利三焦，使湿热从小便而出；大黄苦寒，荡涤肠胃实热以通腑气，使湿热从大便而去。三药伍用，出自《伤寒论》茵陈蒿汤，方中以茵陈为君药，栀子为臣药，大黄为佐药，三者合用，则苦燥脾胃、肝胆之湿，寒凉脾胃、肝胆之热，且能泻肝胆，决三焦，通腑气，使湿热从二便分消，湿热自去，黄疸自退矣。

【主治】

凡湿热黄疸诸症，只要是热重于湿者（阳黄证），均可运用本方治疗。如急性传染性肝炎，其他疾病如胆囊炎、胆石症、疟疾、肠伤寒、败血症、肺炎等伴有黄疸者，均可辨证组方应用。

【常用量】

茵陈 15～30 克，栀子 10～15 克，大黄 6～10 克。

【经验】

谢海洲先生说："临床所见黄疸之病，多伴有食欲不振，恶心呕吐，腹痛、腹泻、便秘等脾胃虚弱之症，亦为湿热所致。故临床应用大黄宜缓泻为妥，可用熟大黄，或泡饮为佳。治疗急性黄疸型肝炎，可酌加田基黄、鸡骨草、大青叶、板蓝根、车前草、蒲公英、虎杖等清利解毒之品，退黄疗效更佳。此外，尚须注意保护胃气，调畅气机，可酌加柴胡、香附、木香、郁金、陈皮、枳壳、佛手等疏肝理气之品利胆退黄作用更佳。"（《谢海洲医学文集》节选）

【验方】

茵陈退黄汤

茵陈 30 克，栀子 10 克，大黄 6～10 克，田基黄 15 克，鸡骨草 15 克，青叶胆 15 克，神曲 10 克，陈皮 10 克，大青叶 15 克，板蓝根 15 克。

主治：①急性黄疸型肝炎。②凡热重于湿（阳黄证）者所致黄疸诸病，如胆囊炎、胆石症、疟疾、肠伤寒、败血症、肺炎等伴有黄疸者，均可辨证组方应用。

【医案解读】

张×，男，29 岁，工人。

患者喜食辛辣油腻饮食，症见身目黄染、肝区胀痛、食欲不振、厌食油腻、恶心呕吐、小便短黄、大便闭结、舌红苔黄腻、脉弦滑数。某医院诊断为急性黄疸型肝炎。

［辨证立法］

湿热郁蒸，肝失疏泄，胆汁外溢，治拟清热解毒，泄湿退黄立法。

［处方］

茵陈 30 克，栀子 15 克，大黄 10 克，田基黄 15 克，鸡骨草 15 克，青叶胆（肝炎草）15 克，大青叶 15 克，板蓝根 15 克，蒲公英 15 克，车前草 15 克，生山楂 15 克，郁金 10 克。

二诊：水煎服 7 剂后，黄疸明显减轻，身目发黄色淡不鲜，大便畅通，小便短黄好转，唯食欲不振，时有恶心欲吐，舌红苔黄薄腻，脉弦滑小数。效不更方，上方加木香 10 克，炒麦芽 15 克，神曲 15 克，续服 14 剂，黄疸消失，复查肝功能均在正常范围。

三诊：患者黄疸诸症消失，仍有食欲不振，舌脉正常，故以疏肝理气，和胃助运立法，以收全功。

［处方］

佛手 15 克，炒麦芽 15 克，神曲 15 克，14 剂，水煎代茶饮。

综观全案立法用药，以清热解毒，泄湿退黄为大法论治，以茵陈、栀子、大黄伍用为主药，辨证组方，酌加田基黄、鸡骨草、青叶胆（肝炎草）相合，利胆退黄之力倍增；大青叶与板蓝根、蒲公英同用，既增强清热解毒之力，又有利水、缓泻之功；木香、郁金相须为用，疏肝利胆退黄相得益彰；车前草清热解毒、通利水道，用为佐使药，与诸药相合，清热解毒，泄湿退黄，使湿热黄疸从二便分消，常有出奇制胜之效。

谢海洲先生在《谢海洲医学文集》中说："世人均重视蒲公英清热解毒、消痈散结之功，然其利尿通淋、退黄之力则被忽视，若配伍茵陈、板蓝根、栀子同用，治疗湿热黄疸和泌尿系感染者，常有如虎添翼之效"。

(二)金钱草　海金沙　鸡内金(生)

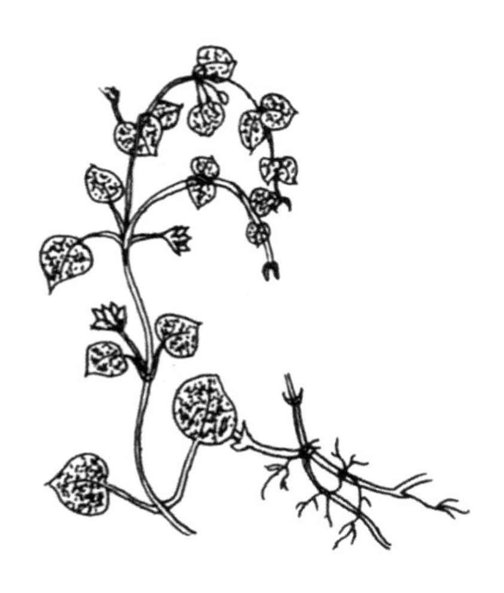

金钱草

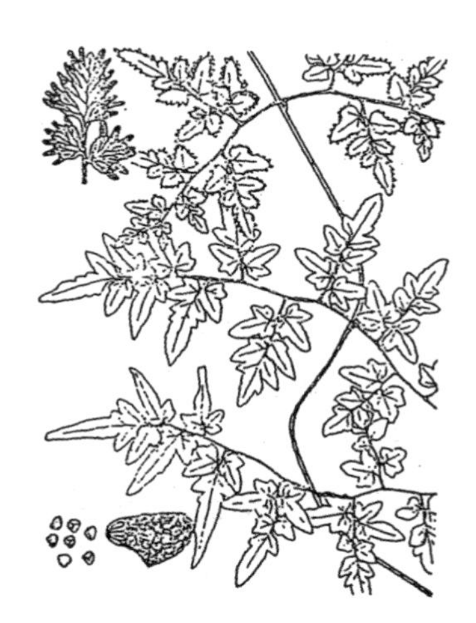

海金沙

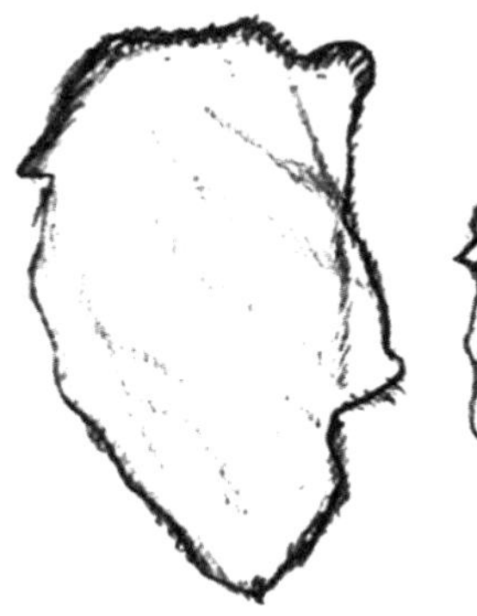

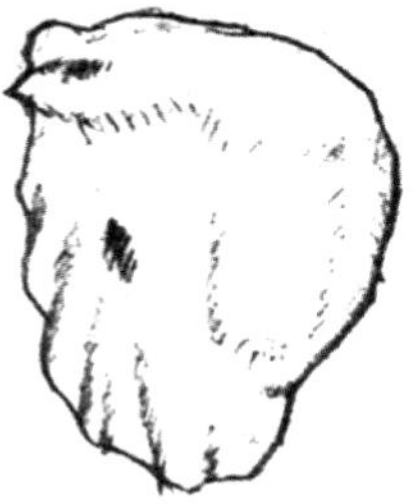

鸡内金

【伍用功能】

金钱草性味甘淡而凉，入肝、胆、肾、膀胱经。功能清热而通淋，利湿退黄，尤喜化坚排石。海金沙性味甘、寒，入小肠、膀胱经。功专通利水道，善泻湿热，与金钱草相须为用，为治诸淋之要药。鸡内金性味甘、平，入脾、胃、小肠、膀胱经。本品运脾作用广泛，善于消食化积（炒用），生用功专消化结石。三药伍用，清热通淋，化石排石之功相得益彰。

【主治】

常用于热淋，尤善治疗石淋病症，如泌尿系结石、胆结石等。

【常用量】

金钱草15～30克，海金沙（包煎）10～15克，生鸡内金6～10克（研粉3～5克）。

【经验】

原上海中医学院附属曙光医院以金钱草、海金沙、生鸡内金伍用为主药，酌加冬葵子、石韦、瞿麦同用，治泌尿系结石，并命方名为“三金汤”。

谢海洲先生在《谢海洲医学文集》中说：“金钱草、海金沙、鸡内金伍用为主药，配茵陈、栀子、郁金同用，主治肝胆管结石；配石韦、杜仲、胡桃肉同用，主治肾结石。用于膀胱、输尿管结石、肾结石、胆道结石等，单用金钱草60克，水煎代茶饮，常有如虎添翼之功。此外，我常以金钱草、海金沙、石韦伍用为主药，常用于治疗石淋、血淋、湿热淋等，均有显著疗效。”

【验方】

三金加味汤

金钱草30克，海金沙（包煎）15克，鸡内金研粉（3～5克），石韦10克，瞿麦10克，萆薢10克，冬葵子10克，滑石（包煎）18克，生甘草3克。

主治：①泌尿系结石。②热淋。③血淋。④膏淋。⑤湿热癃闭淋沥者。

【医案解读】

丁××，女，32岁，工人。

患者右上腹阵发性绞痛，反复发作，某医院诊断为胆石症。厌食油腻，食欲不振，脘腹饱胀，口苦而渴，大便秘结，小便短黄，舌红苔黄腻，脉弦滑而数。

[辨证立法]

湿热蕴蒸，炼结成石，肝胆内郁，疏泄不利，故拟清化湿热，疏肝利胆排石立法为治。

[处方]

金钱草30克，海金沙（包煎）20克，生鸡内金5克（研粉冲服）石韦15克，冬葵子10克，瞿麦10克，柴胡10克，枳壳15克，郁金15克，生大黄（后下）10克，枳实15克，厚朴10克，水煎服，7剂。

二诊：服上方7剂后，大便畅通，腹痛明显减轻，舌红苔黄腻，脉弦滑。治法不变，上方加黄芩、栀子、木香各10克，继服7～14剂。

三诊：上方连服14剂后，诸症明显减轻，然仍有腹胀纳呆，舌红苔黄，脉小弦。效不更方，上方去生大黄，加神曲10克，山楂15克，莱菔子15克，继服14剂，以收全功。复查B超，证实结石排空。

综观全案立法用药，以清化湿热、疏肝利胆排石为大法，以金钱草、海金沙、鸡内金伍用为主药，以辨证组方为特点，酌加石韦、瞿麦、冬葵子伍用，清热利水，通淋排石之力倍增；柴胡、枳壳、郁金相合，疏肝利胆排石功效显著增强，生大黄、枳实、厚朴伍用，功专泻热导滞通便；黄芩、栀子、木香伍用，清泻肝胆湿热，通利三焦，调畅气机，相辅相成，相得益彰；神曲、山楂、莱菔子同用，消食化积之力倍增。诸药相合，共收清化湿热、疏肝利胆排石之功。

谢海洲先生说："金钱草、海金沙相须为用，名曰二金汤；金钱草、海金沙、生鸡内金三药伍用，名曰三金汤；金钱草、海金沙、生鸡内金、郁金四药相合，名曰四金汤。我常以金钱草、海金沙、生鸡内金、石韦、‘六一散’(《宣明论方》)同用，治疗热淋、血淋、石淋、湿热黄疸、胆道结石、胆道炎等病症，均有可靠疗效。”(《谢海洲医学文集》节选)

第5章　芳香化湿类

(一)苍术　厚朴　陈皮

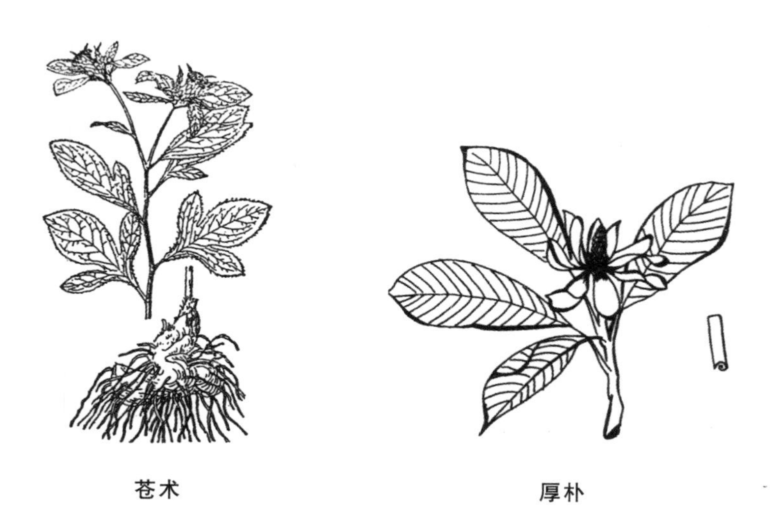

苍术　　厚朴

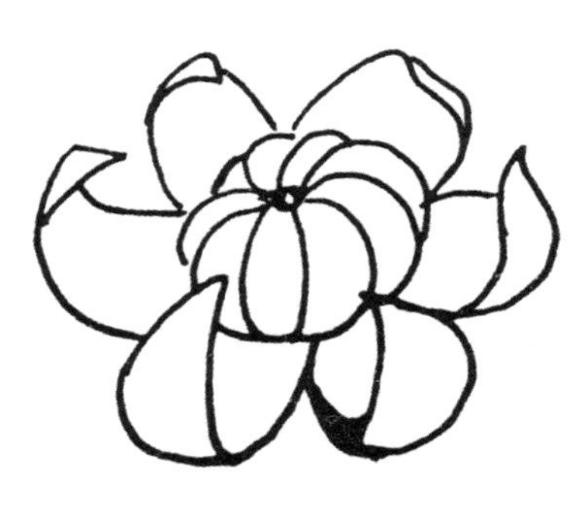

陈皮

【伍用功能】

苍术辛、苦，温，入脾、胃经。本品专入脾胃，苦温辛燥，最善燥湿运脾，故平胃散中用为主药。厚朴既能温燥寒湿，又能行气宽中，为消胀除满之要药；陈皮温燥化湿，辛散行气滞，“同补药则补，同泻药则泻，同升药则升，同降药则降”。厚朴、陈皮相合，芳香化湿，既能醒脾调中，又能行气消滞，二者相须为用，故在平胃散中共为辅药。苍术、厚朴、陈皮伍用，见于《太平惠民和剂局方》平胃散。功专燥湿运脾，行气和胃。

【主治】

本方功专燥湿，病变在脾胃，病性属寒湿，凡寒湿中阻，脘腹胀满，肢体困重，口淡苔白腻者，均可使用本方治疗。如急、慢性胃肠炎及胃神经官能症之属于上述症情者，均有一定疗效。

【常用量】

苍术 6～10 克，厚朴 6～10 克，陈皮 6～10 克。

【经验】

谢海洲先生在《谢海洲医学文集》中说：“苍术、厚朴、陈皮伍用为主药，辨证组方，如酌加木香、砂仁、枳壳同用，燥湿行气，消胀除满之力倍增；酌加炒山楂、炒神曲、炒麦芽伍用，具有健脾消食、行气止痛之功。苍术、厚朴、陈皮伍用为主药，除用于病变直接属于脾胃、肠外，对于肝、胆、心、肾及妇科诸病，只要具有湿困脾胃见症，均可辨证组方运用”。

【验方】

香砂平胃汤

苍术 10 克，厚朴 10 克，陈皮 10 克，木香 10 克，砂仁 6 克，枳壳 15 克，白术 10 克，党参 15 克，黄芪 15 克，升麻 3 克，车前子(包煎)15 克，生薏苡仁 15 克。

主治：①寒湿中阻，脘腹胀满，肢体困重，口淡苔白腻者。②急、慢性胃肠炎及胃神经官能症属于上述症情者。③小便浑浊，小腹坠胀，神疲乏力，尿意不畅，证属脾虚气陷者。

【医案解读】

王××，男，38 岁，工人。

患者喜食生冷油腻肥甘之品，口淡乏味，脘腹胀满，困倦乏力，大便溏薄，每日 3～5 次，小便浑浊，每食肥甘油腻之品尿浊加重，小腹有坠胀感，舌淡，苔白腻，脉濡缓。

［辨证立法］

脾主运化，喜燥恶湿，喜利恶滞。脾宜升则健，胃宜降则和，若饮食不调，过食生冷肥甘之品，湿浊中阻，则脘胀胀满，气滞于中，则不思饮食，脾不运湿，则大便溏薄，湿滞脾胃，则舌苔白腻而厚，脉濡缓。若脾虚日久，清阳不升，甚则气虚下陷，则精微下泄，小便浑浊。治宜燥湿运脾，行气和胃为主立法，辅以健脾益气，升阳举陷为治。

［处方］

苍术 15 克，厚朴 15 克，陈皮 10 克，白术 15 克，白蔻仁 6 克，生薏苡仁 15 克，木香 10 克，砂仁 6 克，乌药 10 克。水煎服，7 剂。

二诊：服上方 7 剂后，脘腹胀满明显减轻，大便溏薄好转，每日 2～3 次，仍困倦乏力，每食肥甘油腻之品尿浊加重，舌淡，苔薄腻，脉濡缓。宗上法不变，以香砂平胃汤（自创方）化裁，14 剂，效不更方。

［处方］

苍术 15 克，厚朴 10 克，陈皮 10 克，白术 15 克，白蔻仁 6 克，生薏苡仁 15 克，木香 10 克，砂仁 6 克，枳壳 15 克，党参 15 克，黄芪 15 克，升麻 3 克。水煎服，7 剂，效不更方。

三诊：上方连服 28 剂后，诸症全消，唯食欲不振，舌淡红，脉细缓。改服中成药香砂养胃丸与补中益气丸同服，以收全功。

综观全案立法用药，以燥湿运脾、行气和胃为主立法，辅以健脾益气、升阳举陷。治以苍术、厚朴、陈皮伍用为主药，以香砂平胃汤（经验方）为主方化裁，突出角药辨证组方为特点，如白术、白豆蔻仁、生薏苡仁相合，健脾燥湿，化湿行气之力倍增；木香、砂仁、枳壳伍用,芳香化湿,调畅气机之功显著增强;木香、砂仁相须为用,芳香化湿行气,以疏理中焦气滞为主,乌药善于疏通气机,又能温肾散寒,除膀胱之冷气,三药相合,宣通三焦气滞功效卓著。党参、黄芪相须为用,增强健脾益气之力,少佐升麻升阳举陷,常有事半功倍之效。诸药合用,共收燥湿运脾、行气和胃、健脾益气,升阳举陷之功。

谢海洲先生说:“平胃者,欲平治其不平。《太平惠民和剂局方》平胃散是治脾胃不和,湿邪中阻的代表方剂。我以平胃散中苍术、厚朴、陈皮伍用为主药,辨证组方,重在变通,自创‘香砂平胃汤’。主治湿邪中阻日久,脾虚中气下陷而致的尿浊症,常有出奇制胜之效。”(《谢海洲医学文集》节选)

(二)藿香　佩兰　白芷

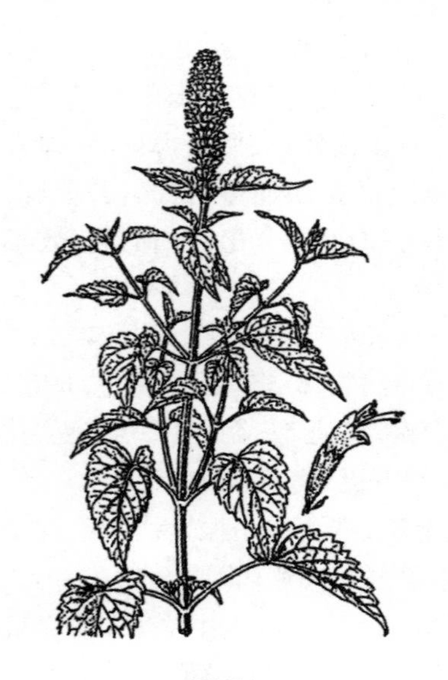

藿香

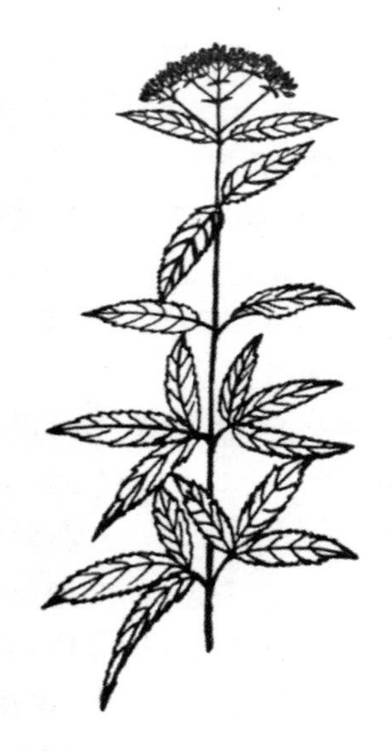

佩兰

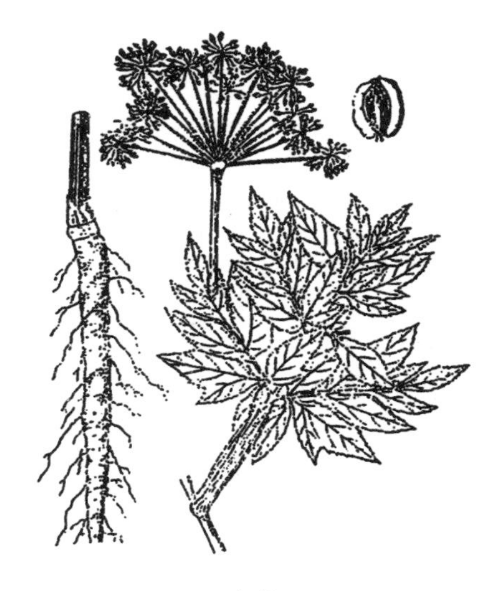

白芷

【伍用功能】

藿香性味辛、微温，入脾、胃、肺经。本品气味芳香，为醒脾化湿、芳化湿浊之要药；佩兰性味辛、平，入脾、胃经。本品气味芳香，善于化湿醒脾，功似藿香，性平而不温，常与藿香相须为用，不仅主治湿阻脾胃证候，又为治疗湿温病症之要药。白芷又名香白芷，气味芳香、辛，温，入肺、胃经。本品芳香、辛散温燥，升浮上行，既能祛风散寒解表、通利鼻窍，善治阳明头痛，为治鼻渊之要药，又能温燥寒湿而止带，尚可消肿排脓，亦为解蛇毒之要药。三药伍用，芳香化浊，燥湿醒脾，解表化湿之功相得益彰。

【主治】

1. 风寒感冒、头痛、鼻塞、胸脘满闷者。

2. 外感风寒，内伤饮食等症。

3. 暑湿感冒，胃肠型感冒。

4. 外感四时不正之气，水土不服及胃肠功能紊乱者。

【常用量】

藿香 6～10 克，佩兰 6～10 克，白芷 6～10 克。

【经验】

谢海洲先生在《谢海洲医学文集》中说：“藿香功专解暑化湿，和中。芳香辛散，善祛暑湿之邪，为治夏月伤暑之要药。佩兰与藿香功能相似，前者散表邪，化里湿；后者表散暑邪，宣化湿浊。二药相须为用，芳香化浊，清热祛暑，和胃止呕，醒解开胃功效益彰；白芷气味芳香，又名香白芷，升泻上行，善治阳明一切头面诸疾，又长于温燥寒湿。三药相合，芳香化浊，燥湿醒脾之力倍增。我以藿香、佩兰、白芷伍用为主药，酌加苍术、木香、砂仁等共研细末，装入小布袋中，白天佩于胸前，夜间放于枕边，15 日更换一次。功能芳香化浊，醒脾开胃，亦有芳香开窍之功。

临证以藿香、佩兰、白芷伍用为主药，自创‘芳香化浊饮’，用于外感风寒，内伤饮食，四时感冒，尤其是夏月时感，每获良效。”

【验方】

芳香化浊饮

藿香、佩兰、白芷各 10 克，苍术 6 克，厚朴 6 克，陈皮 10 克，木香 10 克，砂仁 5 克，枳壳 10 克，制半夏 10 克，丁香 5 克，白蔻仁 6 克。

主治：①外感风寒，尤其是夏月时感。②胃肠感冒，即贪食生冷，喜吹空调，内伤饮食，全身不适。③水土不服，胃肠功能紊乱，湿阻中焦，脘腹胀痛，肠鸣泄泻，苔白腻者。

【医案解读】

赵×，男，33 岁，公务员。

患者出国数日，返京后身热不扬，恶寒，体温不高，汗少，头重胀，骨节酸楚困重，口中淡腻，纳呆，大便溏泄，舌苔白腻，脉濡。

［辨证立法］

患者贪食生冷，又喜吹空调，夏月感寒，湿阻脾胃，清阳不升，故见湿困肌表，卫阳被遏诸症，实为胃肠型感冒，故治拟疏风解表，芳香化浊立法。

［处方］

藿香 15 克，佩兰 15 克，白芷 10 克，苍术 10 克，厚朴 10 克，陈皮 10 克，木香 10 克，砂仁 5 克，白豆蔻仁 10 克，羌活 10 克，香薷 10 克，防风 6 克。水煎服，7 剂。

二诊：服上方 7 剂后，微汗出，头重胀明显，减轻，身热，恶寒减轻，大便溏泄，每天 2 次，骨节酸楚不适，口淡，纳呆，苔薄腻，脉濡。效不更方，继服 7 剂。

三诊：上方继服 14 剂后，诸症消失，唯饮食不振，口淡乏味，大便不成形，舌淡红，苔薄不腻，脉细缓。改拟中成药藿香正气口服液与香砂养胃丸同服，以收全功。

综观全案立法用药，以疏风解表、芳香化浊为大法，以藿香、佩兰、白芷伍用为主药，疏风解表，芳香化浊，燥湿醒脾之功卓著；酌加苍术、厚朴、陈皮相合，既增强醒脾调中之力，又能行气消滞；木香、砂仁、白蔻仁伍用，芳香化浊，燥湿行气，醒脾温中之力倍增；羌活、防风、香薷相合，散寒解表，祛暑化湿、祛除风湿之功相得益彰。诸药合用，暑湿表证得解，湿滞中焦得除，胃肠型感冒自愈矣。

谢海洲先生说："藿香、佩兰、香藿三者均有化湿解表的作用，藿香化湿醒脾，善于止呕，为治湿邪呕逆之要药；佩兰芳香清利，去陈腐，辟秽浊，为治脾湿，口干甜腻或多涎口臭之佳品。既为脾瘅之良药，亦为湿温之要品；香薷有'夏月麻黄'之称，其发汗之力最强，又能兼利小便。三药伍用，化湿解表，治疗湿邪中阻，夏月感寒之功相得益彰。"（《谢海洲医学文集》节选）

第6章　祛除风湿类

(一)羌活　独活　防风

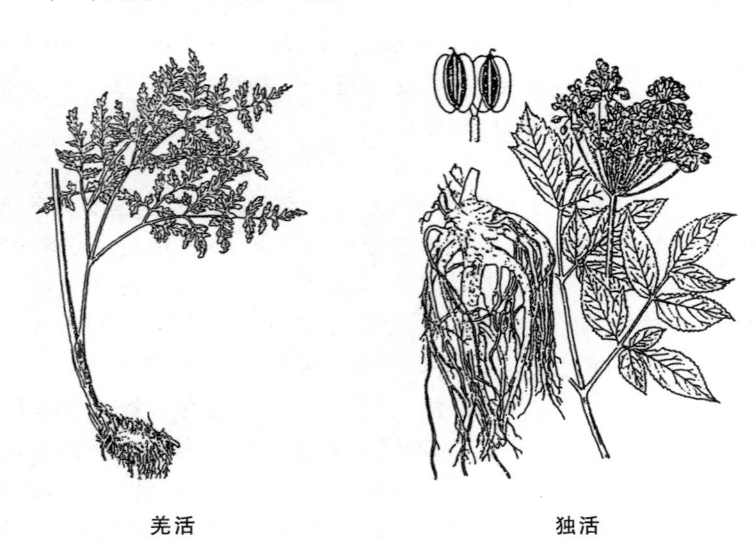

羌活　　　　独活

【伍用功能】

羌活辛、苦，温。入膀胱、肾经。本品气味雄烈，燥散性强，祛风除湿功著，辛散升浮，善于上行，为治头风头痛之要药，尤以治疗太阳头痛为佳，素有“风药燥剂、风药刚剂”之称，亦为通利关节而止痛，尤以治疗身半以上痹痛是其所长。独活辛、苦，微温。入肝、肾、膀胱经。本品辛散、苦燥而温。功能祛风散寒而除湿，又能祛风散寒而解表，尤以善治腰膝以下痹痛为其所长。防风辛、甘，微温。入膀胱、肝、脾经。本品祛除风邪是其所长，素有“风药润剂，

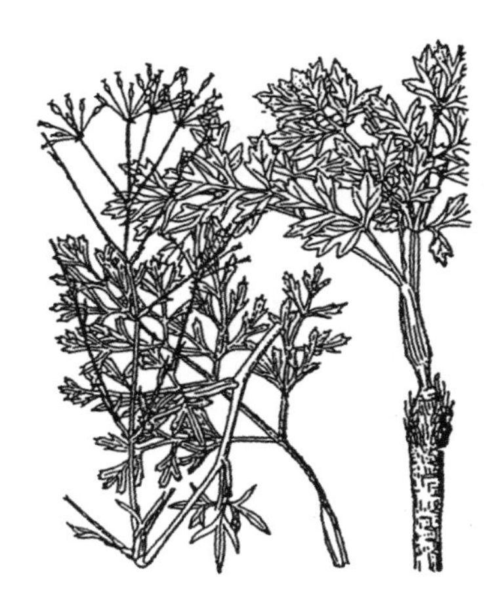

防风

风药柔剂"之称，故主诸风周身不遂，亦为散风寒湿痹之要药也。羌活、独活、防风伍用，见于《内外伤辨惑论》羌活胜湿肠。功能祛风胜湿，用于风湿在表之证。

【主治】

1. 风湿感冒，周身肌肉、关节疼痛者。

2. 风寒湿痹痛，周身肢节疼痛者。

3. 感冒、风湿性关节炎、神经性头痛、一身尽痛、无汗脉浮者。

【常用量】

羌活 6～10 克，独活 6～10 克，防风 6～10 克。

【经验】

谢海洲先生说："《内外伤辨惑论》羌活胜湿汤中，羌活、独活相须为用为主药，解表散寒除湿并重，能散周身风湿，舒利关节而宣痹止痛，防风喜祛周身之风，重在祛风而胜湿，故用为辅佐之品。三药伍用，不但能治风湿在表之证，名为胜湿，实为伤风头痛通用之方，亦为治疗风寒湿邪痹阻经络痹痛之要药。但风湿热及素体

阴虚者应慎用。"(谢海洲医学文集》节选)

【验方】

头痛通用良方

羌活6克,独活6克,防风6克,藁本6克,蔓荆子10克,白芷6克,川芎10克,全蝎3克。

主治:①风湿感冒、头重如裹,周身肌肉酸痛,肢节疼痛者。②外感风寒湿邪痹阻经络,头痛经久不愈,四肢关节周身疼痛者。③头痛每遇风寒头痛加剧者。④风湿性关节炎,每遇气候寒冷变化,四肢关节疼痛加剧者。

【医案解读】

吴×,男,49岁,工人。

患者形体肥胖,素为痰湿体质,偏头痛多年不愈,近又淋雨作业,偶感风寒湿邪,头重痛如裹,周身肌肉酸痛,四肢关节疼痛,舌淡,苔白腻,脉浮弦。

[辨证立法]

"伤于风者,上先受之""头为清阳之府""诸阳之会",外感风寒湿邪痹阻经络,清阳不升,故见头痛如裹,肌肉酸痛,四肢疼痛诸症,舌淡红苔白腻,脉浮弦,均为风湿在表之证。故以祛风散寒除湿立法。

[处方]

羌活10克,独活10克,防风6克,藁本6克,白芷10克,苍术10克,陈皮10克,蔓荆子6克,白豆蔻仁6克,藿香10克,法半夏10克,厚朴10克。水煎服,5剂。

二诊:服上方5剂后,头重痛、肌肉肢痛明显减轻,舌淡苔白腻,脉弦滑。仍有偏头痛,口淡无味,不思饮食,脘腹胀满,大便溏薄,表邪虽解,风湿尚存,湿滞中焦,故以祛风除湿、燥湿醒脾并治。

[处方]

羌活10克,独活10克,防风6克,白芷10克,苍术10克,法半夏10克,陈皮10克,川芎30克,白豆蔻仁6克,全蝎3克。水煎服，7 剂，效不更方。

三诊：服上方 7 剂后，风湿诸症及湿滞中焦诸症均已消除，唯有偏头痛时有刺痛，改以活血化瘀，祛风止痛之法。

［处方］

川芎 30 克，白芷 10 克，全蝎 5 克，水煎代茶饮，以收全功。效不更方，14 剂。

综观全案立法用药，以祛风散寒除湿为主立法，辅以燥湿运脾、化瘀止痛为治。方以羌活、独活、防风伍用为主药，以头痛通用良方（自创方）为主方化裁，实为羌活胜湿汤与平胃散变通而来。如羌活辛散上浮，善于上行，为治头风头痛，尤以治疗太阳头痛为佳；白芷善治阳明头痛；藁本善于祛风，上达巅顶为治巅顶头痛之要药；蔓荆子体轻而浮，上行而散，尤善祛风止痛；川芎主入肝胆经，辛香善升，上行头目巅顶，为治头风头痛，偏头痛（少阳头痛）之要药，虽入血分化瘀止痛，又能去一切风，调一切气，为血中之气药也。湿阻中焦，清阳不升，故以白芷、白蔻仁、藿香伍用，芳香化浊之力倍增；苍术、陈皮、法半夏相合，燥湿运脾，以除痰湿之源。防风善祛周身之风邪，尤为升举清阳之要药，与诸药相合，引诸药上达巅顶，故有事半功倍之效。久痛入络，故以川芎重用，与白芷、全蝎相合，化瘀止痛与芳香化浊并举，以收全功。

谢海洲先生在《谢海洲医学文集》中说："羌活、独活、防风伍用为主药，既是风湿痹痛之要药，亦为治疗偏正头痛必不可少之品，重在辨证组方，灵活变通，故自创方《头痛通用良方》名副其实。"

（二）威灵仙　豨莶草　海桐皮

【伍用功能】

威灵仙辛、咸，温。入膀胱经。本品辛散而通，性急喜走，能通行十二经脉，善于祛风除湿、通经活络，散寒止痛，逐饮消积是其主要功能，主诸风，而为风药之宣导喜走者是其所长。豨莶草生用性味苦寒，祛风除湿是其本功，作用甚显，又能清化湿热，以治皮肤湿痒。蒸制则转而为温，能强健筋骨，宜于痿痹瘫痪诸症。海桐皮苦、辛，平。入肝、脾、肾经。功能祛风除湿，通络止痛，尤长于治疗风湿腰腿疼痛。三药伍用，祛风除湿，相辅相成，相得益彰。

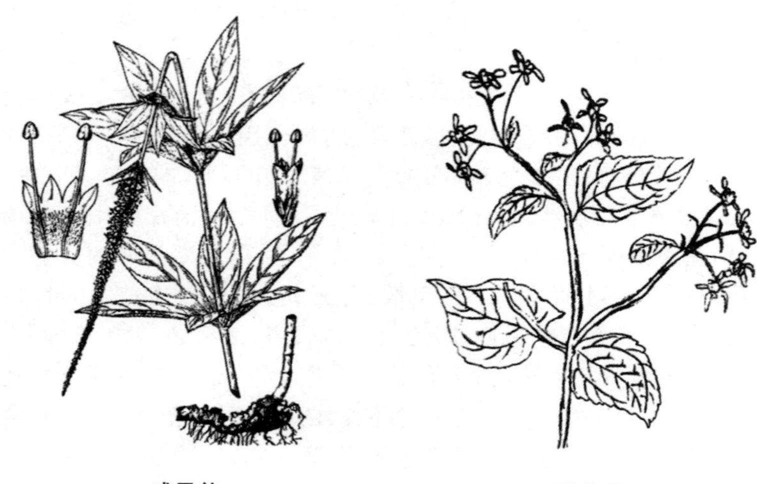

威灵仙　　豨莶草

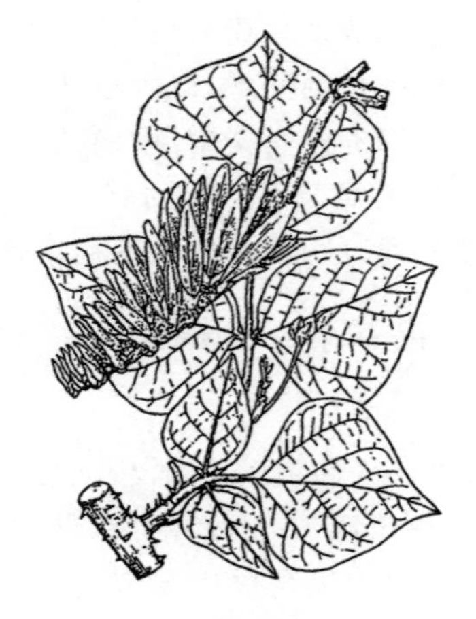

海桐皮

【主治】

1. 风湿痹痛，筋骨疼痛，四肢麻痹者。

2. 风湿痹痛，走注疼痛者。

3. 风湿痹痛，上半身疼痛显著者。

4. 风湿痹痛，下半身疼痛显著者。

5. 风湿痹痛日久而成痿痹者。

6. 半身不遂，或小儿麻痹后遗症。

【常用量】

威灵仙 10～15 克，豨莶草 10～15 克，海桐皮 10～15 克。

【经验】

谢海洲先生在《谢海洲医学文集》中说："威灵仙主要功能为祛风湿、通经络、祛湿退黄、温胃止痛。

1. 本品走散通利性强，为风药中之喜走者，可祛风湿，通经络，善治四肢麻木疼痛，尤其下肢，可用威灵仙单味研成细粉，每服 1～2.5 克，以黄酒送下，每日 2～3 次。

2. 本品祛湿，疏利肝胆。以威灵仙细粉 2.5 克与鸡蛋 1 枚混匀，以麻油煎后食用，每日 2 次，连服 3 天，忌牛肉与猪肉及酸辣食品，可治疗黄疸型肝炎属寒湿型者。

3. 威灵仙 30 克，生鸡蛋 2 个，红糖适量，共煮成蛋汤，温服，主治胃寒疼痛。又如威灵仙配伍白芍、白及、枳实可治反流性食管炎。

4. 治诸骨刺喉：本品有促进刺入咽喉诸骨消退的功效。方法为威灵仙 15 克，米醋 50 毫升，水 50 毫升，小火煮沸，再泡半日，频频含漱药液即可。"

【配伍】

威灵仙配秦艽：威灵仙性温喜走窜，治风湿寒痹之疼痛或肢体伸展不利、麻木甚至瘫痪较好；秦艽虽平偏凉，以除湿为主，故疗风湿偏热症，且湿性较重者较好。二药相伍，祛风除湿，治疗风湿疼痛，肢体不利，对下半身风湿尤为适用。

豨莶草配海桐皮：前者祛风除湿，活血通络，长于走窜，为风湿要药，善治腰膝无力，四肢痿软；后者祛风湿，通经脉，善于走上，善治上半身疼痛。二药伍用，祛风湿，通血脉，利关节，强筋骨效好，还常用于半身不遂，更多用于治疗小儿麻痹后遗症。

威灵仙、豨莶草、海桐皮伍用为主药，广泛用于多种风湿痹痛、祛风除湿之力倍增，实乃风湿之要药也。

【验方】

痹痛要方

威灵仙 15 克，豨莶草 15 克，海桐皮 15 克，羌活 10 克，独活 10 克，防风 10 克，青风藤 15 克，络石藤 15 克，海风藤 15 克。

主治：①风湿痹痛，上肢疼痛较重者。②风湿痹痛，下肢疼痛显著者。③风湿痹痛，游走不定者。④风湿痹痛，筋骨疼痛，四肢麻痹者。⑤风湿痹痛日久而成痿痹者。⑥半身不遂，或小儿麻痹后遗症者。

【医案解读】

李×，男，28 岁，工人。

患者贪凉，喜食生冷辛辣肥甘之品，夏季空调尽吹，四肢、肌肉游走性疼痛，遇风加重，舌淡，苔白腻，脉浮弦。

[辨证立法]

“风寒湿三气杂至，合而为痹也。”风为阳邪，善行数变，游走不定，患者因冷风尽吹，四肢、肌肉呈游走性疼痛，遇风加重，实为痹证中之行痹也。故以祛风胜湿为主，辅以通络止痛立法。

[处方]

威灵仙 30 克，豨莶草 15 克，海桐皮 15 克，独活 10 克，羌活 10 克，防风 10 克，僵蚕 10 克，络石藤 15 克，青风藤 15 克，海风藤 15 克，全蝎 5 克，乌梢蛇 10 克。水煎服，7 剂，效不更方。

二诊：上方连服 14 剂后，游走性疼痛基本消失，时有四肢、肌肉疼痛，遇风加重，舌淡，苔白腻，脉弦滑。上方不变，加苍术 10 克，厚朴 15 克，陈皮 10 克，水煎服，7 剂，效不更方。

三诊：上方连服 14 剂后，周身疼痛消失，唯上肢时有疼痛，改以药茶方以收全功。

[处方]

桑枝 15 克，羌活 10 克，防风 10 克，水煎代茶饮，7 剂，效不更方，以收全功。

综观全案立法用药，以祛风胜湿为主立法，以威灵仙、豨莶草、海桐皮伍用为主药，以痹痛要方（自创方）为主方，重在辨证组方，灵活变通。如“二活”相须为用，祛风散寒除湿之力倍增；重用威灵仙主诸风，而为风药之宣导善走者，防风主诸风，周身不遂，两药伍用，祛风湿之功相得益彰；络石藤、青风藤、海风藤“三藤”同用，祛风胜湿，通络止痛之功显著增强；僵蚕、全蝎、乌梢蛇“三虫”同用，祛风除湿，通络止痛，有如虎添翼之效；苍术、厚朴、陈皮伍用，燥湿健脾，芳香化湿，祛风胜湿，相辅相成，相得益彰；桑枝善于祛风通络，尤以治上肢痹痛为长；羌活善于祛风为“风药燥剂”、以治身半以上痹痛为佳；防风为“风药润剂”，善祛周身之风，三药相合，祛风胜湿，通络止痛之功相得益彰。患者行痹（风痹）诸症虽已基本消失，舌淡苔白腻，脉弦滑，足以显现湿浊尚存体内，故以苍术、厚朴、陈皮伍用，芳香化浊，燥湿健脾，燥湿行气并重，以根除生湿之源。

谢海洲先生在《谢海洲医学文集》中谈痹证临床要点中说道：“祛邪尤重除湿，治痹勿忘外感。痹证乃风寒湿邪侵袭人体，造成气血运行不畅所致，无论寒痹、热痹、风痹每每兼挟湿邪，治疗当祛风散寒除湿。然风可散，寒因温可去，惟湿浊难以速除。湿邪不仅在痹证的发生发展转归中起重要作用，而且也是痹证所以迁延不愈的重要原因之一，故当把理脾放在首位，脾健则湿无内生之源。”

患者素为痰湿之体，苍术、厚朴、陈皮伍用之妙可见一斑。

(三)桑寄生(寄生)　千年健　伸筋草

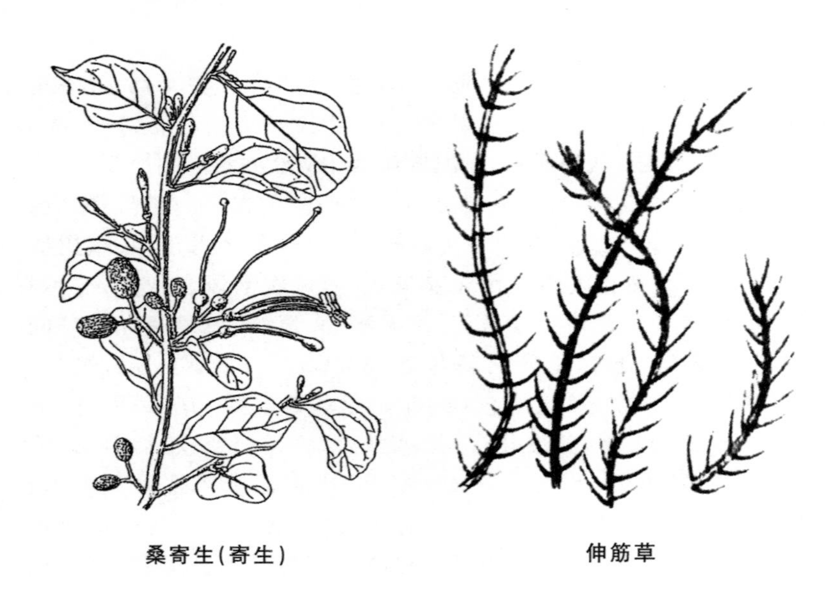

桑寄生(寄生)　　伸筋草

【伍用功能】

桑寄生苦,平。专入肝、肾经。本品具有祛除风湿、补益肝肾、强健筋骨、养血安胎、利尿降压五大功效,为治疗痹痛日久,肝肾不足而致腰膝酸软之要药。千年健苦、辛,温。专入肝肾经。本品具有祛除风湿、强健筋骨两大功效,为治疗风湿痹痛、腰酸脚软、手足拘挛麻痹之佳品。伸筋草苦、辛,温。专入肝经。本品功能祛风除湿、活血通络,尤以伸展筋脉见长,故名。二者伍用,桑寄生以补为要,祛风湿、壮筋、通经络、伸展筋脉之功相得益彰。

【主治】

1. 风湿痹痛,以腰膝酸痛,筋骨无力为主症者。
2. 风湿痹痛,以筋脉拘挛、伸展不利,或肢体麻木为主症者。
3. 风湿痹痛日久,以腰膝酸痛,肝肾不足为主症者。

4. 风湿痹痛日久，肝肾不足，或兼有高血压者。

【常用量】

桑寄生 15～30 克，千年健 10～15 克，伸筋草 10～20 克。

【经验】

谢海洲先生在《谢海洲医学文集》中说："治腰背痛，独活寄生汤(《备急千金要方》)。夫腰背痛者，皆由肾气虚弱，卧冷湿地当风所得也，方中寄生、独活、秦艽伍用，重在祛风除湿；寄生、牛膝、杜仲伍用，重在补益肝肾，强筋健骨，兼以祛风除湿。治肾虚血弱兼有风湿痹痛者，重用桑寄生、当归、鸡血藤相合，治风先治血，血行风自灭也，伍用桂枝、党参、防风，疗效更佳。风湿痹痛日久，腰膝酸痛，筋骨无力者，桑寄生、千年健、伸筋草伍用为主药，补肝肾、壮筋骨、通经络、伸展筋脉之力相辅相成，相得益彰。若重用桑寄生、续断、熟地黄，益肾养血而安胎功效显著增强；桑寄生、杜仲、夏枯草伍用，对原发性高血压有较好疗效。若风湿痹痛日久，上肢关节疼痛，伸展无力者，寄生、羌活、桑枝伍用，补肝肾、壮筋骨、祛风湿、通络道、止疼痛之功显著增强。"

【验方】

痹痛宁

桑寄生 30 克，千年健 15 克，伸筋草 15 克，独活 10 克，羌活 10 克，秦艽 10 克，桑枝 15 克，生薏苡仁 15 克，威灵仙 15 克，苍术 10 克，木瓜 10 克，徐长卿 10 克。

主治：①风湿痹痛，以腰背疼痛为主，四肢关节屈伸不利者。②风湿痹痛日久，腰膝酸痛为主症者。③风湿痹痛日久，肝肾不足，腰膝酸软无力，以上肢疼痛、关节屈伸不利为主症者。④风湿痹痛日久不愈，或兼有高血压病症者。⑤风湿痹痛日久，以腰膝酸痛为主症，兼有筋挛足痿者。

【医案解读】

张×，女，62 岁，农民。

患者原有高血压病史，服用西药已得到控制。腰膝酸痛日久不愈,不耐久立,两足软弱无力,气候变化酸痛加剧,四肢关节屈伸不利,舌淡,苔白腻,脉弦滑。

[辨证立法]

风寒湿邪杂至发为痹痛,湿邪最易阻滞气机,故腰膝酸痛日久不愈,舌淡、苔白腻、脉弦滑,湿邪偏重为患故也。肝肾不足,则不耐久立,两足软弱无力,故以祛风散寒除湿,补益肝肾并重立法。

[处方]

桑寄生 30 克,千年健 15 克,伸筋草 15 克,独活 10 克,羌活 10 克,桑枝 15 克,炒杜仲 15 克,续断(川断)15 克,狗脊 15 克,生薏苡仁 15 克,苍术 10 克,木瓜 10 克。水煎服,7 剂。

二诊:上方连服 14 剂后,腰膝痛减轻,不耐久立,两足无力,舌淡、苔白腻、脉弦滑,上方不变,加五加皮 15 克,厚朴 15 克,制豨莶草 15 克。水煎服,14 剂。效不更方。

三诊:上方连服 28 剂后,风湿痹痛诸症明显减轻,舌淡,苔白滑,以药茶方 14 剂,巩固疗效,以收全功,可另服小活络丹(丸),既病防变。

[处方]

桑寄生 15 克,千年健 15 克,伸筋草 15 克,五加皮 15 克,制豨莶草 15 克,薏苡仁 15 克,木瓜 10 克,苍术 10 克,厚朴 10 克。效不更方。

综观全案立法用药,以桑寄生、千年健、伸筋草三药伍用为主药,辨证组方,以痹痛宁(自创方)为主方化裁,重在变通。如独活、羌活、桑枝伍用,祛风除湿,通利关节之力相得益彰;苍术、苡仁、木瓜相合,重在除湿利痹,舒筋活络;五加皮、厚朴、豨莶草伍用,祛风除湿,补肝肾,强筋骨,燥湿行气之功相辅相成,相得益彰;苍术、厚朴、苡仁伍用,燥湿健脾以化生湿之源;杜仲、川断、狗脊伍用,补肝肾、强筋骨、祛风湿之力倍增。

谢海洲先生说:"痹痛祛邪尤重除湿,湿邪不除,痹痛迁延不愈,因此,在祛风湿、补肝肾、强筋骨的同时,应把理脾放在首位,脾健则湿无内生之源。"综观全案角药辨证组方,正是充分体现了健脾祛湿的思想。全案突出祛风散寒除湿、补益肝肾、舒筋活络、强健筋骨并举，尤重健脾祛湿之特点，多管齐下，相辅相成，相得益彰，痹痛日久可愈矣。

谢海洲先生在《谢海洲医学文集》中说："由风寒湿邪留滞经络引起之肢体筋脉拘挛疼痛，或经络间有痰湿、瘀血，或见背、腿内有一、二处疼痛，或麻痹日久，手足肌肉麻木不仁等症，多见于腰椎病、肩周炎等病，宜用小活络丹(丸)。若由风寒湿邪引起的肢体关节疼痛，四肢麻木，筋骨无力等症，宜追风定痛，除湿散寒，用风湿骨痛片。若痹痛日久不愈而见关节肿痛变形而成顽痹之证，应特别重视温补肝肾，强筋壮骨，往往使症状易于缓解。常用角药如熟地、补骨脂、牛膝、杜仲、川断、狗脊等。若手肿、手痛用桑枝 15 克，生薏苡仁 45 克，青风藤 20 克；若小腿痛、脚踝肿痛用熟地 20 克，白芍 20 克，木瓜 10 克等，往往取得满意效果。"

第7章　治风类

《素问·风论》曰："风者，百病之长也""风者，善行而数变"。风证的范围很广，病情变化亦很复杂，可概括为"外风"和"内风"两大类。本类中药方剂是根据外风宜散，内风宜息等原则而立法的。

(一)川芎　白芷　菊花

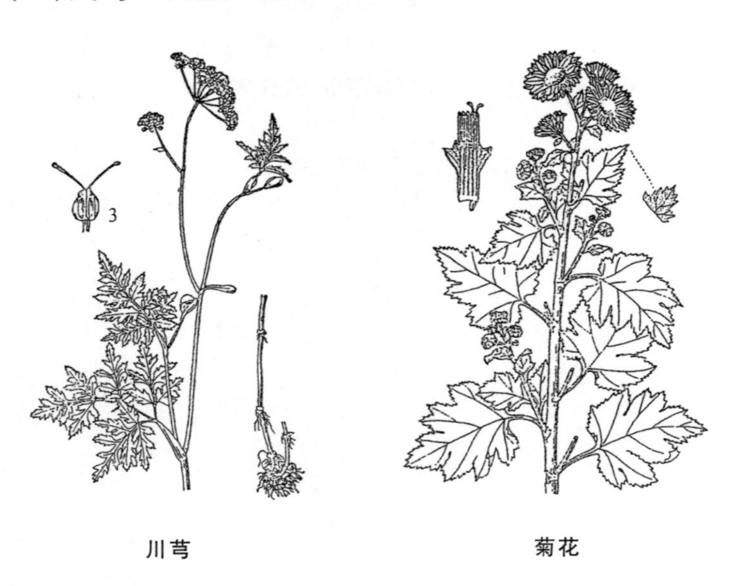

川芎　　　　菊花

白芷参见第43页图。

【伍用功能】

川芎辛温香燥，走而不守，既能行散、上行可达巅顶，又入血分，下行可达血海，为血中之气药，祛风止痛，化瘀止痛作用甚佳。白芷芳香辛散，祛风止痛，为治阳明头痛之要药。菊花甘苦寒，功能疏散风热，养肝明目，能升能降，既补又泻。三药伍用，川芎功专行气活血，祛风止痛；白芷芳香气浓，善于祛风燥湿通窍止痛；菊花既能疏散，复能清热，兼具清泄是其所长。三者合参，直达头面，祛风止痛，活血通络之功相得益彰。

【主治】

1. 面瘫(面神经麻痹)、面肌痉挛、三叉神经痛。

2. 头痛、头晕、目痛等症，证属血虚肝旺受风而致者。

【常用量】

川芎 15～30 克，白芷 6～10 克，菊花 6～10 克。

【经验】

谢海洲先生在《谢海洲医学文集》中说："川芎、白芷、菊花伍用，以川芎为君药，以其辛温升散，善于祛风止痛，尤善治少阳，厥阴头痛(两侧痛、头顶痛)；白芷善治阳明经头痛(前额痛)；菊花苦寒，既上升头目，疏散风热，引热下行，尚可监制川芎、白芷过于温燥，升散，使升中有降。三药相合，升降相因，使升散不致耗气，祛风止痛之功，相辅相成，相得益彰。川芎、白芷、菊花伍用为主药，辨证组方，临证可用于偏正头痛，或肝风上乘所致的头目晕弦等症，尤其对头风头痛等多种顽固性头痛疗效可靠。故自创方以头风头痛要方命名。"

【验方】

头风头痛要方

川芎 15 克，白芷 10 克，菊花 10 克，羌活 6 克，防风 10 克，僵蚕 10 克，蔓荆子 10 克，藁本 10 克，全蝎 3 克，蜈蚣 3 克。

主治：①头痛久治不愈，遇风加重者。②头风头痛，时痛时止，或有刺痛者。③头痛、头晕、目痛等症，证属血虚肝旺受风而致者。④面瘫(面神经麻痹)、面肌痉挛、三叉神经痛，证属风邪入络者。

【医案解读】

陈×，男，45岁，公务员。

偏头痛多年，日久不愈，逢风加重，时有刺痛，面肌遇风抽搐而痛，不敢吹空调，患者去西北高原某地出差一周，返京后偏头痛加重，西医诊断为三叉神经痛，面肌遇风抽搐而痛明显，经针灸治疗症状减轻，偏头痛、刺痛时轻时重，舌淡、苔白腻、脉弦紧。

［辨证立法］

"伤于风者，上先受之"，风邪侵袭经络，上犯巅顶而发为头痛，风邪夹湿，故舌淡、苔白腻、久痛入络，则见刺痛不已，偏头痛反复发作，而为头风头痛之症，故拟祛风除湿止痛，化瘀通络止痛并治之法。

［处方］

川芎30克，白芷10克，菊花10克，羌活10克，防风10克，苍术10克，白术10克，白附子6克，僵蚕10克，全蝎3克，蜈蚣3克，柴胡3克。水煎服，7剂。

二诊：服上方5剂后，偏头痛明显减轻，面肌抽搐而痛减轻，仍有怕风，刺痛不已，舌淡，苔薄腻，脉弦缓。宗上法不变，仍以川芎、白芷、菊花伍用为主药，以头风头痛要方（自创方）为主方化裁，续服7剂，效不更方。

［处方］

川芎30克，白芷10克，菊花10克，羌活10克，防风10克，苍术15克，白术15克，厚朴15克，白僵蚕10克，白附子6克，全蝎3克，蜈蚣3克，柴胡3克。水煎服，14剂，效不更方。

三诊：上方连服14剂后，头风头痛诸症完全消失。改以药茶方川芎茶调冲剂久服，以巩固疗效。

综观全案立法用药，始终拟祛风除湿止痛与化瘀通络止痛并举辨证立法，以川芎、白芷、菊花伍用为主药辨证组方，以头风头痛要方（自创方）为主方化裁，重在变通。如苍术、白术相须为用，燥湿健脾之力倍增。以化生湿之源；白附子燥湿化痰，善祛头面之风；三药伍用，逐寒湿，祛风止痛之功相得益彰。全蝎、蜈蚣相须为用，息风止痉，通络止痛之力倍增；白僵蚕息风解痉，燥湿化痰，温行血脉，善治湿胜之风痰；“三虫”同用，息风止痛、通络止痛之效功专力宏。

诸药相合，祛风止痛，息风止痉，燥湿化痰，通络止痛，相辅相成，相得益彰，少佐柴胡引诸药上行头面，常有事半功倍之效。

谢海洲先生说：“头痛久治不愈则为头风。头痛必用风药者，以巅顶之上，惟风药可到也。治疗头痛必用引经之药，如太阳经头痛，用羌活、藁本；少阳经头痛，用川芎、柴胡；阳明经头痛，用葛根、白芷；太阴经头痛，用半夏、苍术；少阴经头痛，用细辛；厥阴经头痛，用吴茱萸、地龙。”（《谢海洲医学文集》节选）

川芎、白芷、菊花伍用为主药，辨证组方，重在变通，善治头风头痛，面神经麻痹、面肌痉挛、三叉神经痛等多种病症，疗效可靠。

（二）天麻　钩藤　石决明

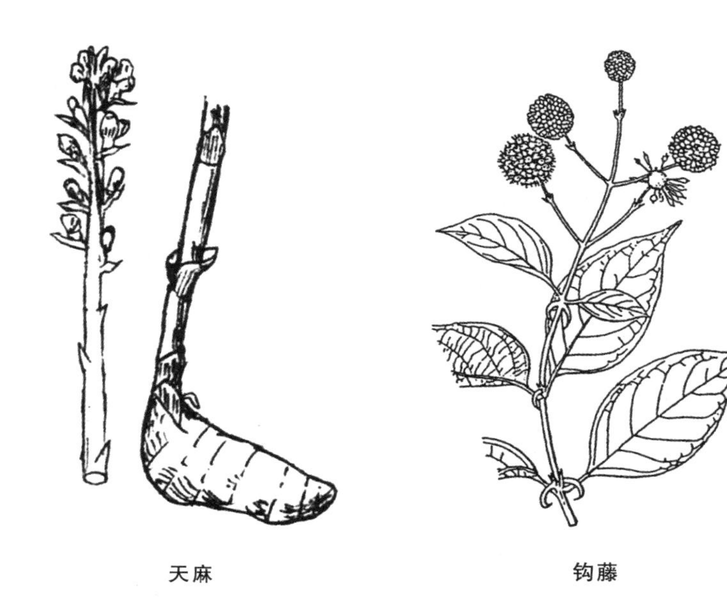

天麻　　钩藤

【伍用功能】

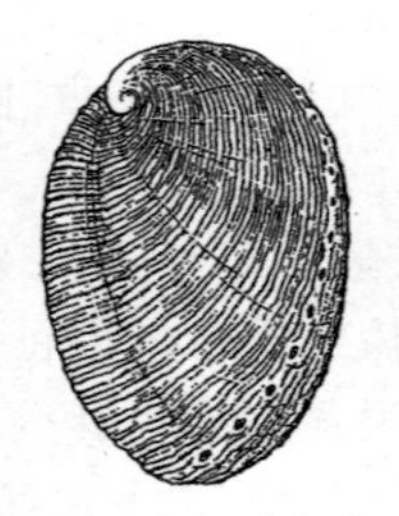

光底石决明

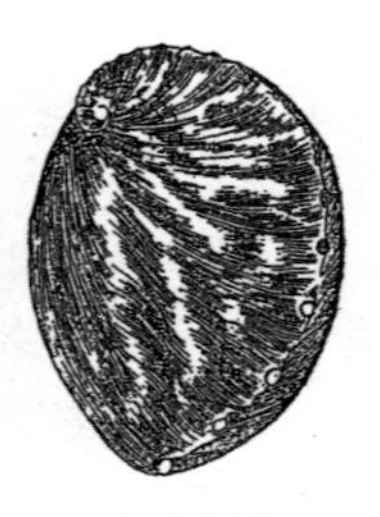

毛底石决明

石决明

天麻味甘性平，专入肝经。既能平肝，又能息风，为治肝阳上亢、肝风内动之要药，尚能通利经络而止痛，以其善治眩晕，故有“定风草”“定风神药”之称。现代药理研究：本品有镇静和抗惊厥、降血压等作用。钩藤味甘而性微寒，主入肝、心包二经。既能平肝，又能息风，为治肝阳上亢，肝风内动之要药，且能清泄肝火，尤宜于肝阳兼有肝火、肝风因于高热诸症。现代药理研究：本品有降血压、抗惊厥和明显的镇静等作用。石决明味咸性寒，专入肝经。本品具有平肝潜阳、清肝明目两大功效。生用入药则潜降之力甚强，能使肝热、肝火、肝阳迅速下降，以达平肝热、息肝风、降血压、泻风热而明目之功。三药伍用，平肝潜阳、息风止痉、清肝明目、降低血压之功，相得益彰。

【主治】

1. 眩晕、头胀痛，证属肝风内动者。

2. 肝阳上亢所致的眩晕、耳鸣、失眠者。

3. 高血压病，证属肝阳上亢者。

4. 高血压病，证属肝火上炎所致的面红目赤、口苦咽干、心烦易怒等症。

【常用量】

天麻 10～15 克；钩藤 10～15 克，煎时后下；石决明 15～30 克，打碎，生用，须先煎。

【经验】

谢海洲先生在《谢海洲医学文集》中说：“诸风掉眩，皆属于肝。天麻专入肝经，以平肝息风见长。眩晕的病理因素以风、火、痰为主，三者互相联系，‘风’‘火’皆源于肝，故平肝息风当为首要。天麻、钩藤相须为用，平肝息风之力倍增。若风痰上扰所致的眩晕、头痛、痰多等症，天麻、半夏、白术伍用，则有平肝息风化痰之功，正合古人‘无痰不作眩’之说。石决明专入肝经，为平肝潜阳、清肝明目之要药。临证我常以天麻、钩藤、石决明伍用为主药，辨证组方，重在变通，用于高血压病，证属肝阳上亢者，每获满意的疗效。”

【验方】

天麻定风汤

天麻15克，钩藤15克，石决明30克，珍珠母30克，白蒺藜15克，龙骨15克，牡蛎15克，夏枯草15克，黄芩10克，桑叶10克，菊花10克，牛膝15克。

主治：①肝阳上亢所致的头昏目眩、头胀头痛等症。②肝火上炎所致的高血压、心烦易怒、面红目赤等症。③高血压病所致的眩晕、失眠等症。④肝阳上亢所致的肝风内动眩晕、耳鸣等症。

【医案解读】

李×，男，55岁，工人。

患者原有高血压病史，服用西药后，血压暂时得以控制，仍有眩晕、耳鸣、面红、视物不清、心烦易怒、失眠、口苦、舌质红、苔黄、脉弦。

[辨证立法]

烦劳动阳，恼怒伤肝，肝阳亢逆，易于化火，上扰头目，发为眩晕、耳鸣、面红、视物不清，扰乱心神，则为失眠。舌质红、口苦、苔黄、脉弦，皆为肝阳上亢之症。故以平肝潜阳立法。

[处方]

天麻15克，钩藤15克，石决明30克，珍珠母30克，白蒺藜15克，龙骨15克，牡蛎15克，夏枯草15克，黄芩10克，野菊花10克，川牛膝15克。水煎服，7剂。效不更方。

二诊：上方连服 14 剂后，眩晕、耳鸣、目赤诸症，均有明显减轻，唯心烦不眠、口苦、血压不稳、舌红、苔薄黄、脉弦。宗上法不变，以天麻定风汤（自创方）为主方化裁，继服 7 剂，水煎服。效不更方。

三诊：上方连服 14 剂后，眩晕、耳鸣、目赤口苦诸症基本消失，唯血压不稳、痰多、胸闷，时有眩晕、头重痛、苔白腻、脉弦滑。证属肝阳挟痰浊所致，故改拟平肝潜阳，燥湿化痰立法为治。水煎服，14 剂，效不更方。

［处方］

天麻 15 克，钩藤 15 克，石决明 30 克，苍术 15 克，白术 15 克，法半夏 15 克，茯苓 15 克，厚朴 15 克，陈皮 10 克，罗布麻 10 克，夏枯草 15 克，川牛膝 15 克。水煎服，7 剂，效不更方。

另服：复方罗布麻降压片，罗布麻 10 克，夏枯草 15 克，水煎代茶饮，送服，以收全功。

综观全案立法用药，始终以平肝潜阳为大法，辅以化痰息风，健脾祛湿，正合“诸风掉眩，皆属于肝”和“无痰不作眩”之说。方以天麻、钩藤、石决明为主药，以“天麻定风汤”（自创方）为主方化裁，亦合“用药如用兵，兵不在多而在灵”之本意也。

谢海洲先生在《谢海洲医学文集》中说：“高血压病所致的眩晕，常以肝阳上亢或肝火上扰证为多，亦常见于肝阳挟痰浊或肝阳挟痰火者，角药辨证组方，重在变通。如天麻、钩藤、石决明伍用为主药，平肝潜阳、息风止痉、清肝明目、降低血压之力倍增；辅以珍珠母、白蒺藜、龙骨、牡蛎同用，相辅相成，相得益彰；夏枯草、黄芩、野菊花相合，清肝泻火，明目降压功效显著；罗布麻善治高血压病所致的眩晕、头痛，又能强心利尿，与夏枯草、川牛膝伍用，引肝火下行而解；苍术、白术、法半夏相合，燥湿、健脾以化生痰之源；茯苓、厚朴、陈皮伍用，渗湿健脾，行气除满，亦是治痰先治气，气行痰自消之意。”

谢老说：“眩晕虽常见于高血压病，常以肝阳上亢或肝火上扰证居多，但眩晕者不一定全是高血压病，临床所见亦有低血压病、低血糖病、梅尼埃综合征，其他基础病如脑供血不足等均可引发眩晕，临证必须辨病、辨证相相合，辨证组方，重在变通。用药如用兵，兵不在多而在灵，此之谓也。”

第8章　安神类

(一)生磁石　生龙骨　生牡蛎

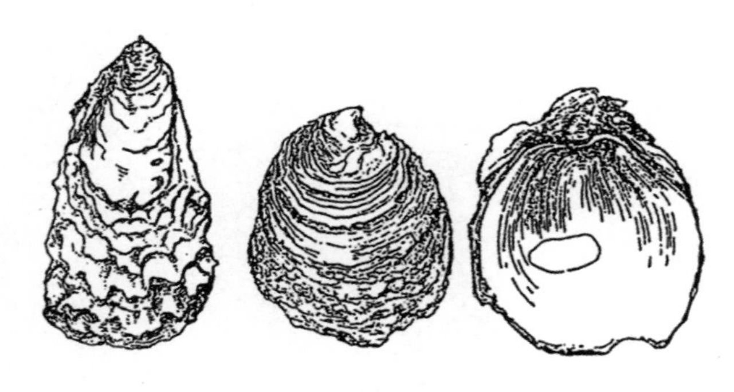

牡蛎

【伍用功能】

生磁石质重而性沉，专入肝肾，重镇而定神志，纳肾而平喘，具有平肝潜阳、聪耳明目之功。生龙骨、生牡蛎相须为用，与生磁石同用，重镇安神、平肝潜阳之功相得益彰。

【主治】

1. 肝阳上亢所致的失眠、心神不宁、烦躁不安、头晕、耳鸣等症。

2. 高血压病，证属阴虚阳亢，虚烦上扰所致的心烦不眠等症。

【常用量】

生磁石15～30克，宜先煎；生龙骨15～30克，宜先煎；生牡蛎15～30克，宜先煎。

【经验】

谢海洲先生在《谢海洲医学文集》中说:"治肝阳上亢所致的失眠、心神不宁、烦躁不安等症,或高血压病,证属阴虚阳亢所致的失眠、头晕、耳鸣、肝阳上扰等症,我常以生磁石、生龙牡相须为用为主药,辨证细方,重在变通。如心火上炎,心烦不眠者,酌加黄连、栀子、淡豆豉伍用;肝阳挟痰浊而致眩晕、失眠者,酌加半夏、神曲、陈皮伍用;偏阴虚而致失眠、口苦、咽干者,酌加黄柏、知母、生地黄伍用,滋阴降火,潜阳而神自安。正如张景岳在《景岳全书》中所说:'阴虚不受阳纳,责之于阴亏,不寐者,病在阳不关阴也。'"(《谢海洲医学文集》节选)

【验方】

重镇安神要方

生磁石(先煎)15 克,生龙骨(先煎)15 克,生牡蛎(先煎)15 克,生地黄 15 克,黄柏 10 克,肥知母 15 克,石菖蒲 10 克,远志 10 克,茯苓 15 克,白芍 15 克,炙甘草 6 克。

主治:①肝阳上亢所致的失眠、心神不宁、烦躁不安、头晕、耳鸣等症。②高血压病,证属阴虚阳亢所致的心烦不眠、心神不宁、头晕等症。③阴虚阳亢所致的心烦不眠、明显偏重者。

【医案解读】

王×,男,60 岁,公务员。

患者原有高血压病史,血压不稳,虚烦不眠,头晕、耳鸣、口干咽燥、舌质红、脉细弦。

[辨证立法]

阴虚阳亢,虚火上扰,故见头晕、耳鸣,阳不交阴则失眠,阴虚阳亢偏于阴虚,则口干咽燥,舌质红,脉细弦。故拟滋阴潜阳立法。

[处方]

生磁石(先煎)30 克,生龙骨(先煎)15 克,生牡蛎(先煎)15 克,生地黄 15 克,盐黄柏 10 克,肥知母 10 克,五味子 10 克,酸枣仁 15 克,茯神 15 克,珍珠母(先煎)15 克,水煎,7 剂。

二诊:服上方 7 剂后,虚烦不眠减轻,时有头晕、耳鸣、心悸不宁、口干少津,舌质红,脉细弦。宗上法不变,上方加柏子仁 15 克,龙齿(先煎)15 克,续服 7 剂,效不更方。

三诊:上方连服 14 剂后,睡眠明显改善,头晕减轻,时有心悸不安,舌质红,脉细数,改以滋阴降火、育阴潜阳之法,标本兼治,以收全功。

[处方]

生磁石(先煎)15 克,生龙骨(先煎)15 克,生牡蛎(先煎)15 克,珍珠母(先煎)15 克,生地黄 30 克,盐黄柏 10 克,肥知母 10 克,川牛膝 15 克,五味子 10 克,酸枣仁 15 克,柏子仁 15 克。

综观全案立法用药,始终抓住滋阴潜阳为大法,以生磁石、生龙骨、生牡蛎伍用,重镇安神为主药,辨证组方,重在变通,如酌加质重沉降的珍珠母同用,平肝潜阳之功相得益彰;生地黄、盐黄柏、肥知母相合,滋阴降火之力倍增,酌加川牛膝有引火下行之妙;五味子、酸枣仁、柏子仁伍用,宁心安神之功相辅相成,相得益彰。诸药合用,育阴潜阳,重镇安神,滋阴降火,养心安神,多法并举,标本兼治,水火相交,“阴平阳秘,精神乃治”也。

(二)柴胡　酸枣仁　五味子

柴胡参见第 4 页图。

【伍用功能】

柴胡虽具解表退热之功,然其主入肝胆,善于疏肝解郁,而为疏肝诸药之向导,是治疗肝气郁结之要药。酸枣仁味酸性平,功能养阴血,益心肝,而长于安神,尤为治疗虚烦不眠之要药。五味子五味俱备,唯酸独胜,善于收敛,性温而不燥,酸咸入肝而补肾,功能生津止渴,宁心安神,尚有降压、降酶作用。三药伍用,疏肝解郁,养阴血,安心神,治疗虚烦失眠之功相辅相成,相得益彰。

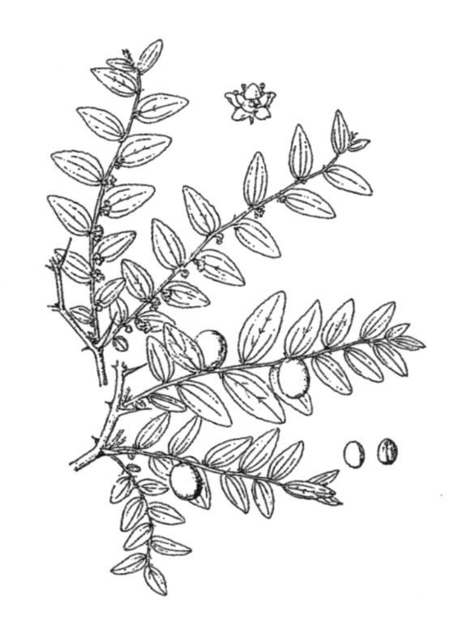

酸枣仁

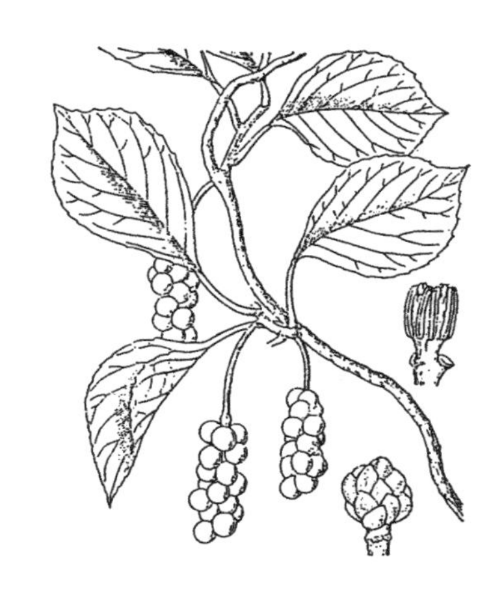

五味子

【主治】

1. 肝气郁结，心烦易怒，心神不安。

2. 肝气郁结日久，心烦不眠。

3. 肝气郁结日久，虚热内生，上扰心神而失眠。

【常用量】

柴胡 10～15 克，酸枣仁 15～30 克，五味子 10～15 克。

【经验】

谢海洲先生在《谢海洲医学文集》中说："我认为神志病的发生，在五脏之中，以肝最为重要。因为肝为刚脏，主疏泄而调情志，内寄相火，魂藏其内，体阴而用阳，阴血不足，肝体失柔，疏泄失调，久则肝阴亏损，内生虚热，阴亏阳胜，阳不入阴，则失眠多梦；肝阴不足肝阳偏亢，则头晕头痛，烦躁不眠。

我治疗神志病常宗仲景之法，喜用仲景之方。基于本病的发病主责于肝，故治疗多从肝入手。肝气郁结者，以疏肝解郁为法；肝血不足者，以养血柔肝为法；肝阴不足者，以养阴清肝为治，调肝安神为基本大法；以柴胡龙骨牡蛎汤、酸枣仁汤、百合地黄汤化裁，组成柴胡枣仁汤为基本方。”

【验方】

柴胡枣仁汤

柴胡10克，酸枣仁20克，五味子10克，合欢皮15克，白芍10克，百合20克，知母10克，生龙骨(先煎)15克，生牡蛎(先煎)15克，石菖蒲10克，远志10克，栀子10克。

主治：①肝气郁结、烦躁失眠者。②肝气郁结，气郁化火，口苦咽干，心烦易怒者。③肝郁日久，阴血亏损，内生虚热，阴亏阳性，阳不入阴，失眠多梦者。

【医案解读】

朱×，女，49岁，职员。

患者精神抑郁，胸闷善叹息，烦躁失眠，口苦、心烦易怒，两肋胀满，舌红少津，脉细弦少数。

［辨证方法］

肝郁气滞，则精神抑郁，胸闷善叹息，两肋胀痛；气郁化火，则口苦，烦躁失眠；阴血亏损，内生虚热，故舌红少津，脉细弦小数。治拟疏肝解郁，养阴清热，调肝安神为大法。方以柴胡枣仁汤为基本方化裁。

［处方］

柴胡10克，香附15克，枳壳15克，酸枣仁15克，五味子10克，白芍15克，百合20克，知母15克，石菖蒲10克，远志10克，栀子10克，合欢皮15克，生龙骨(先煎)15克，生牡蛎(先煎)15克。水煎服，7剂。

二诊：服上方7剂后，两胁胀满明显减轻，精神见好，心烦易怒减轻，每天可入睡两小时，仍有口苦咽干，舌红少津，脉细弦。宗上法不变，以柴胡枣仁汤化裁，继服7剂，效不更方。

三诊：上方连服14剂后，精神明显好转，无胸胁胀痛，每天可睡眠4～5小时，唯时有善叹息，口苦、心烦易怒减轻，舌红苔薄，脉细弦。继服 14 剂，制水丸，以收全功。

［处方］

柴胡 10 克，香附 15 克，枳壳 15 克，生地黄 15 克，百合 15 克，知母 15 克，酸枣仁 20 克，五味子 10 克，茯苓 15 克，石菖蒲 10 克，远志 10 克，盐黄柏 10 克，栀子 10 克，淡豆豉 15 克，合欢皮 15 克，生龙骨 15 克，生牡蛎 15 克，柏子仁 15 克。

另服：酸枣仁研细粉，每次 3 克，睡前服用更好。

综观全案立法用药，以调肝安神为基本大法，以柴胡、酸枣仁、五味子伍用为主药，辨证组方，重在变通。如酌加合欢皮、生龙骨、生牡蛎，解郁安神，重镇安神之力相辅相成，相得益彰；酌加生地、百合、知母，滋阴清热、宁心安神之力倍增；柴胡、香附、枳壳相合，疏肝解郁，消胀除满之功显著；石菖蒲、远志、柏子仁伍用，化痰开窍，养心安神，交通心肾功效相得益彰；栀子、淡豆豉相合，泻火除烦功著，白芍滋阴血、柔肝体，正合肝喜柔恶刚之特性。诸药合用，疏肝解郁，养阴血，安心神，亦是调肝安神之本意也。

《景岳全书·不寐》说："寐本乎阴，神其主也。神安则寐，神不安则不寐，其所以不安者，一由邪气之扰，一由营气不足耳。"

失眠病在心肾，涉及肝脾，若肝郁化火，心神不安所致失眠，谢海洲先生多从肝辨证组方，自创"柴胡枣仁汤"，临证运用，得心应手，每获良效。

第9章 理气类

(一)香附 木香 乌药

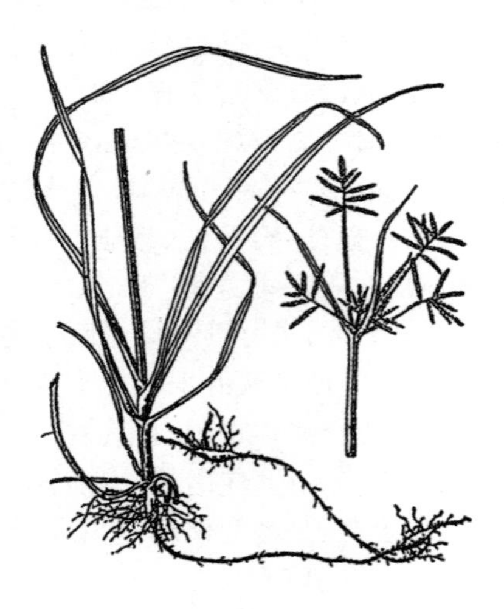

香附

【伍用功能】

香附辛、苦、甘,平。入肝、三焦经。本品既能入气分以疏肝理气,为治胁痛、肝胃不和之要药,复能入血分而活血调经,为治月经不调、经行腹痛之佳品,故前人誉之为“气病之总司,女科之主帅”,实为血中之气药也。木香苦、辛,性温,芳香浓郁,为三焦气分之要药,“为治气之总药,调诸气之要药,然三焦则又以中为最要”。乌药辛温气雄,本品辛开温通,既能通理上下诸气,又能理气散寒,行气止痛,以温下元,调下焦冷气,尤以治下腹疼痛者更佳。香附为

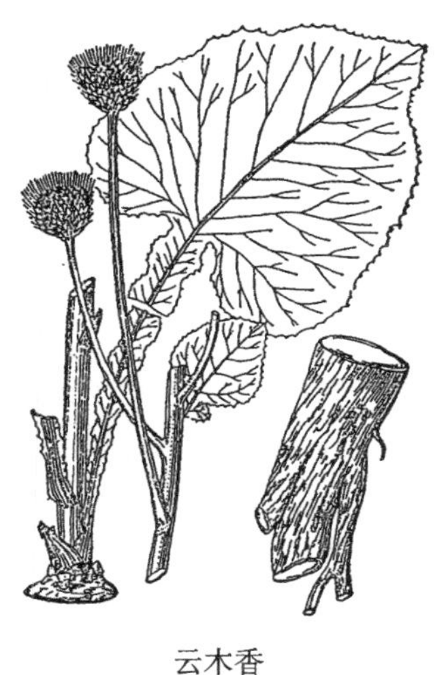
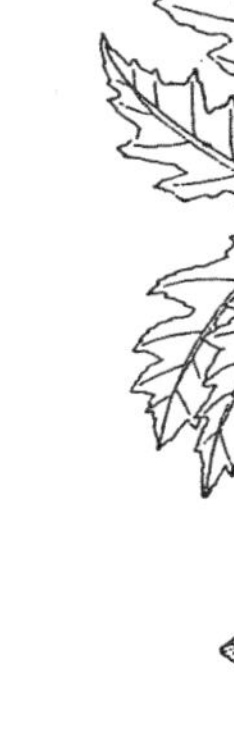

云木香　　川木香

木香

“血中之气药，偏于疏肝理气，调经止痛；木香为三焦气分之要药，然又以调理胃肠气分阻滞为主；乌药长于顺气散寒，以温通下焦为要。三药伍用，行气消胀，散寒止痛之功相得益彰”。

【主治】

1. 胸腹胀满，胁肋疼痛。

2. 心腹胀满，疼痛诸症。

3. 情志抑郁所致的头痛、腹痛等症。

4. 下腹冷痛，寒疝腹痛。

5. 痢疾里急后重者。

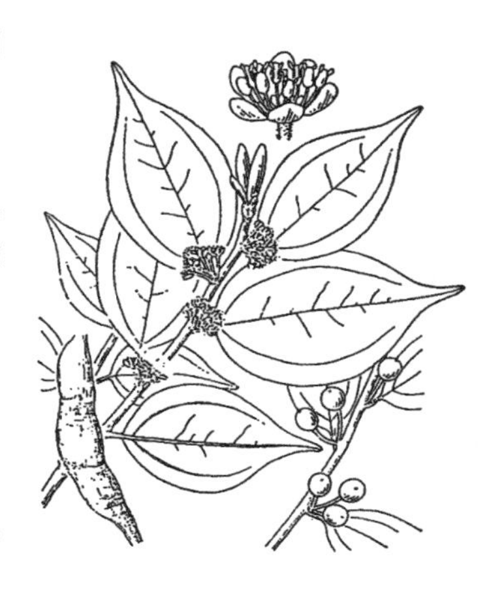

乌药

【常用量】

香附 10～15 克，木香 10～15 克，乌药 6～10 克。

【经验】

谢海洲先生在《谢海洲医学文集》中说："我认为六郁为病，当以气郁为主，如气郁偏重，以调气舒肝，善解气郁之香附为主药，辅以木香、枳壳、柴胡以舒肝理气解郁；治血郁偏重者，当以善治血郁之川芎为主药，辅以桃仁、红花、丹参等活血化瘀的药物，以增强疗效；湿郁偏重者，以芳香辛温的苍术为主药，辅以厚朴、茯苓等药物，以增强燥湿醒脾、宽中下气之功效；食郁偏重者，当以消食滞的六曲为主，并适当加入麦芽、山楂等消导之品，以增强消食导滞功效，治痰郁偏重者，当以半夏为主药，酌加瓜蒌、胆南星等以祛痰，增强治痰郁之功效；治火郁偏重者，当以泻三焦、清郁热的栀子为主药，酌加泻肺火之黄芩、泻心火之黄连、泻肝火之夏枯草等药物，清热泻火则火去郁自开。如治疗气郁诸症时，我常以香附、木香、乌药伍用为主药，辨证组方，重在变通，获得满意疗效。"

【验方】

气郁要方

香附 15 克，木香 10 克，乌药 10 克，柴胡 10 克，枳壳 15 克，郁金 15 克，元胡 10 克，川楝子 10 克，三棱 10 克，莪术 10 克，当归 10 克，白芍 10 克，甘草 6 克。

主治：①情志抑郁，胸胁胀痛。②肝郁气滞所致的头痛、小腹胀痛。③肝郁气滞所致的月经不调、痛经、经少、经色紫暗有块，甚或经闭。

【医案解读】

任××，女，39 岁，工人。

患者经行胸胁胀痛，乳房胀痛，小腹胀痛，或有冷痛，月经量少，经色紫暗有大血块，舌质紫暗，舌下静脉曲张显现，脉弦。

[辨证立法]

情志所伤则肝抑气滞，故见胸胁胀痛，小腹胀痛诸症，气滞血亦滞，血海气机不畅，经血运行瘀滞，则“不通而痛”，以致发为痛经诸症。故拟疏肝理气、活血化瘀并治之法。

[处方]

香附15克，木香10克，乌药10克，柴胡10克，枳壳15克，郁金15克，川芎15克，三棱10克，莪术10克，元胡10克，川楝子10克，水煎服，7剂，效不更方。

二诊：上方连服14剂后，胸胁胀痛、乳房胀痛明显减轻，经行量少，经色紫暗有血块，舌质紫暗，舌下静脉曲张，脉弦。宗上法不变，以气郁要方化裁，继服7剂，效不更方。

[处方]

香附15克，木香10克，乌药10克，柴胡10克，枳壳15克，郁金15克，川芎15克，制乳香6克，制没药6克，当归10克，三棱10克，莪术10克，水煎服，7剂，效不更方。

三诊：服上方7剂后，经行胸胁胀痛、乳房胀痛、小腹胀痛消失，月经量较前增多，经色暗红，无大血块，舌质暗红，脉小弦。改拟水煎为水丸，以收全功。

[处方]

香附15克，木香10克，乌药10克，柴胡10克，枳壳15克，郁金15克，川芎10克，当归10克，赤芍10克，白芍10克，甘草5克，三棱10克，莪术10克，元胡10克，川楝子10克。14剂制水丸，巩固疗效。每次6～10克，每日2次。

综观全案立法用药，以疏肝理气与活血化瘀并治立法，以气郁要方(自创方)为主方化裁，以香附、木香、乌药伍用为主药，辨证组方，重在变通。如酌加柴胡、枳壳、郁金伍用，疏肝解郁，行气消胀之功相得益彰；川芎为血中气药，上行头目，中开郁结，下入血海而调经水，能调一切气，为祛瘀止痛之要药；三棱、莪术相须为用，善治积聚诸气，与川芎相合，气血双施，活血化瘀，行气止痛之力倍增。元胡(延胡)功专止痛,为活血行气止痛要药,善治一身上下诸痛,无论气滞疼痛,血瘀疼痛,均有效验;尤其治妇人气凝血滞腹痛为佳;川楝子功能疏肝理气,善治肝气犯胃所致的脘腹胀痛、胁肋疼痛,与元胡相须为用,活血行气止痛之功相得益彰。制乳香、制没药相须为用,功专活血止痛,尤其善治心腹疼痛与经行腹痛,与元胡相合,活血行气止痛之力倍增。当归为妇科圣药,既能补血,又能活血,尤善活血调经;赤芍凉血活血,长于散瘀,白芍养血平肝长于敛阴,"二芍"与当归同用,养肝血,滋肝阴,柔肝体,活血散瘀,使以甘草相合,缓急止痛之功辅相成,相得益彰。诸药合用,气郁得解,肝郁气滞血瘀诸痛皆除。正如谢海洲先生所说:"气滞血瘀所致的痛经,素多抑郁为病,复伤情志,肝郁则气滞,气滞则血瘀,血海气机不利,胞宫气血运行不畅,以致发为痛经,治应气血兼施,通则不痛也。"(《谢海洲医学文集》节选)

(二)旋覆花　代赭石　半夏

半夏参见第 15 页图。

【伍用功能】

旋覆花苦、辛、咸,微温。入肺、脾、胃、大肠经。本品虽属花类,然性属沉降,善于降胃气而止呕噫,以治噫气呕吐;又能化痰饮,降肺气治痰多咳喘;尚能下气散结,宣通壅滞,消胸上痰结,利气下行之药也。代赭石苦、寒。入肝、心包经。本品质重沉降,善于降逆下气而止呕噫,又能降肺气而定喘嗽;尚能清肝火,平肝阳,而治肝阳上亢所致的眩晕耳鸣等症。半夏为治各种痰症之要药,既善于燥湿

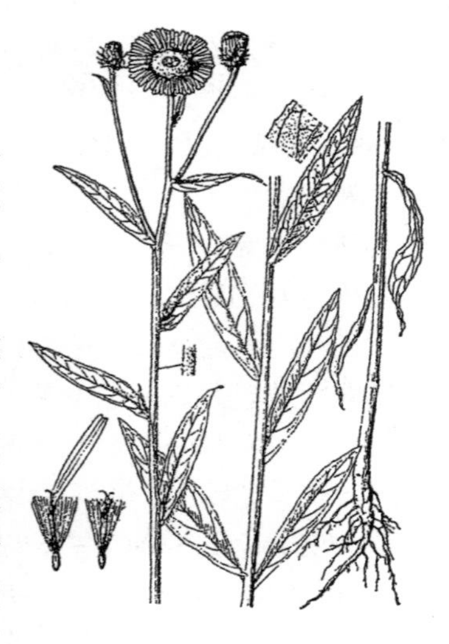

旋覆花

化痰，尤为属寒有湿者所必用，又长于降逆止呕，消痞散结。三药伍用，降胃气而止呕噫，降肺气而定喘嗽，消痞散结之功相辅相成，相得益彰。

【主治】

1. 痰湿内阻所致的恶心呕吐、嗳气频频。

2. 胃脘疼痛，心下痞满等症。

3. 食管梗阻，幽门不全梗阻等病症。

4. 咳嗽痰喘，支气管哮喘等病症。

5. 眩晕耳鸣(高血压、梅尼埃综合征)。

【常用量】

旋覆花(布包煎服)6～10 克，代赭石(打碎先煎)10～30 克，半夏 6～10 克。

【经验】

谢海洲先生在《谢海洲医学文集》中说："旋覆花、代赭石、半夏三药均能降逆气而止呕噫，而旋覆花功专下气而消蓄结之痰水；代赭石功专沉降送气，清除肝火；半夏则善于燥湿化痰，和胃降逆而止呕。此外，半夏反乌头，不可配伍应用。旋覆花、半夏作汤，调代赭石末，治顽疾结于胸膈，或涎沫上涌者最佳，挟虚者加人参甚效。"

【验方】

旋覆代赭加味汤

旋覆花(布包煎服)10 克，代赭石(打碎先煎)15 克，半夏 10 克，竹茹 10 克，炙枇杷叶 10 克，茯苓 15 克，陈皮 10 克，炙甘草 10 克，生姜 10 克。

主治：①顽固性呕吐。②眩晕呕吐。③慢性胃炎所致的嗳气、呕逆等症。④梅尼埃病。⑤幽门不完全梗阻所致的嗳气，呕逆等症。

【医案解读】

沈××，女，42 岁，工人。

患者形体肥胖，素为痰湿体质，痰多易咯，近半个月来，感觉天旋地转，愿意闭耳躺着，头晕，左侧耳鸣，恶心呕吐，面红，舌淡，苔白嵌，脉弦。西医诊断为梅尼埃病。

［辨证立法］

肝阳挟痰浊所致眩晕、耳鸣、肝气犯胃上逆，则恶心呕吐。面红，苔白腻，脉弦，均为肝阳挟痰浊所致，故拟平肝潜阳，降逆化痰立法。

［处方］

旋覆花（布包煎服）10 克，代赭石（打碎先煎）15 克，竹沥半夏 10 克，竹茹 10 克，炙枇杷叶 15 克，茯苓 15 克，白术 15 克，天麻 15 克，陈皮 10 克。水煎服，7 剂。

二诊：服上方 7 剂后，眩晕、耳鸣均有明显好转，恶心呕吐减轻，仍有痰多，舌淡，苔白腻，脉小弦。宗上法不变，上方加厚朴 15 克，枳实 15 克，苍术 15 克，水煎服，7 剂，效不更方。

三诊：上方连服 14 剂后，眩晕、耳鸣、恶心、呕吐全消，舌淡、苔薄白、脉缓。以香砂养胃丸收功。每次 10 克，每日 2～3 次。

综观全案立法用药，以平肝降逆化痰为大法，以旋覆花、代赭石、半夏伍用为主药，辨证组方，重在变通。如半夏、竹茹、炙枇杷叶伍用，燥湿化痰、和胃降逆止呕之力倍增；半夏、白术、天麻相合，实为《医学心悟》半夏白术天麻汤化痰息风，健脾法湿之意；厚朴、苍术、枳实伍用，燥湿醒脾，行气宽中之功相辅相成，相得益彰；半夏、陈皮、茯苓伍用，燥湿化痰，理气和中之功显著。

诸药合用，以旋覆代赭加味汤（经验方）为主方化裁，方中有方，复方组合，共收平肝降逆化痰之功。

第 10 章 活血化瘀类

(一)凌霄花 刘寄奴 王不留行子

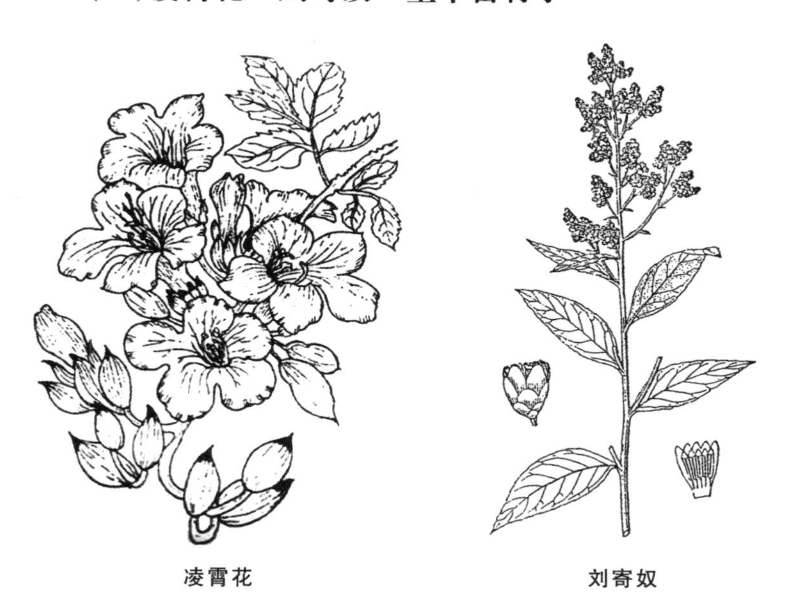

凌霄花　　刘寄奴

【伍用功能】

凌霄花辛,微寒。入肝、心包经。本品辛散,功专活血破瘀通经,又能消癥散结;刘寄奴苦、温。入心、脾经。本品善于破瘀通经止痛,又能消化食积;王不留行子苦,平。入肝胃经。本品性善走窜,善于通利血脉,为祛瘀通经,通下乳汁之要药。俗有“穿山甲,王不留,妇人服了乳长流”之语,可见其性行而不住也。三药伍用,破瘀通经,消肿止痛之力倍增。

【主治】

1. 血滞经闭，痛经，产后瘀痛。

2. 癥瘕结块，如妇人胞中结块，刺痛拒按者。

3. 妇人不孕症，证属胞宫血脉瘀滞者。

4. 外伤后瘀血肿痛，如脑外伤后遗症等。

【常用量】

凌霄花 10～15 克，刘寄奴 10～30 克，王不留行子 10～15 克。

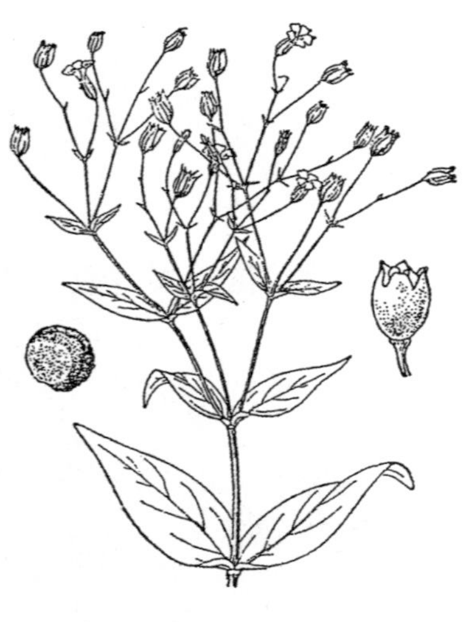

王不留行

【经验】

谢海洲先生在《谢海洲医学文集》中说："对于那些血瘀经闭的女子，首先应当问清年龄，因为'七七天癸竭，地道不通'。但年龄也不是绝对的，不可一概而论。我曾治愈一位年龄 58 周岁的女子，月经一直正常，近三个月来，月经突然未至，观其面色有黄褐斑，因情志所伤，精神抑郁，烦躁易怒，舌质紫暗，舌下有明显静脉曲张，切其脉沉涩，为瘀滞之象。按血瘀经闭辨证组方，必须重用破瘀通经之品，如刘寄奴为破血要药，故能使瘀者破而即通也。常与凌霄花、王不留行(留行子)、三棱、莪术、水蛭、土鳖虫等同用，若加川牛膝引血下行，则有画龙点睛之妙。"

【验方】

祛瘀通经要方

凌霄花 10 克，刘寄奴 15 克，留行子 15 克，鸡血藤 30 克，川芎 15 克，丹参 15 克，桃仁 10 克，土鳖虫 10 克，水蛭 5 克，川牛膝 10 克。

主治：①瘀血阻滞所致的经少、痛经、经闭等症。②产后瘀痛。

③妇人胞中结块、刺痛拒按者。④血瘀型不孕症。⑤外伤后遗症，如脑外伤等。

【医案解读】

沈××，女，48 岁，公务员。

患者 45 岁之后，月经有血块，经色紫暗，有痛经史，因情志所伤，近两月来经闭，精神不畅，舌质紫暗，舌下有明显静脉曲张，切其脉沉涩，为血瘀阻滞之象。

[辨证立法]

患者性格内向，本为气郁体质。气以宣通为顺，气机抑郁，不能行血，冲任不通，则经闭不行。故拟理气活血，破瘀通经立法。

[处方]

凌霄花 15 克，刘寄奴 15 克，王不留行（留行子）15 克，三棱 10 克，莪术 10 克，香附 15 克，川芎 15 克，鸡血藤 25 克，丹参 15 克，桃仁 10 克，红花 10 克，川楝子 10 克。水煎服，7 剂，效不更方。

二诊：上方连服 14 剂后，精神好转，叹息则舒，时有胸胀胁痛，每日能睡 4～5 小时，有少量白带，小腹刺痛，心烦易怒，舌质紫暗，舌下有静脉曲张，脉细弦。水煎服，7 剂，效不更方。

三诊：上方连服 14 剂后，胸肋胀痛减轻，有白带，月经似有似无，仅有见红而未下，舌质紫暗，舌下静脉曲张减轻，脉细弦。宗治法不变，以祛瘀通经要方（自创方）化裁，继服 7 剂。

[处方]

凌霄花 15 克，刘寄奴 15 克，留行子 15 克，柴胡 10 克，香附 15 克，川芎 30 克，三棱 15 克，莪术 15 克，元胡 15 克，川楝子 15 克，当归 10 克，鸡血藤 30 克，乌药 15 克，水蛭 5 克，土鳖虫 10 克，川牛膝 15 克，炙乳香 6 克，炙没药 6 克。水煎服，7 剂，效不更方。

四诊：上方连服 14 剂后，月经量少，经色紫暗，有血块，大小不等。胸胁胀痛明显减轻，舌质紫暗不显，舌下静脉曲张减轻，精神明显好转，脉细弦。宗治法不变，上方制水丸，14 剂，以收全功。

每次 10 克，日服 2 次。

综观全案立法用药，以凌霄花、刘寄奴、留行子伍用为主药，辨证组方，重在变通。如柴胡为疏肝解郁之要药，善于疏肝理气，为诸气入肝之向导，香附为气郁之主药，既为“气病之总司”，又为“女科之主帅”；川芎为血郁之主药，善行血中之气，尤为妇科调经之要药，祛瘀止痛功著。三药伍用，理气活血，祛瘀止痛之功相得益彰。三棱、莪术相须为用，功专破血祛瘀，行气止痛，化积消块；元胡为活血行气止痛之要药，善行血中气滞，气中血滞。三药伍用，破血祛瘀，行气消积之力倍增。炙乳香、炙没药相须为用，为内外妇伤诸科之要药，尤善活血祛瘀止痛，破癥积宿血；鸡血藤既能活血调经，又能养血通络，尤善祛瘀血，生新血，流利经脉。三药相合，祛瘀止痛，破癥积宿血，祛瘀生新之功相得益彰。水蛭、土鳖虫破瘀通经消癥之要药。二药相须为用，破血消癥之力倍增。川牛膝善于活血祛瘀，引血下行。三药相合，破血逐瘀，通经消癥，引血下行之力相辅相成，疗效倍增。

诸药合用，气血兼治，重用破瘀通经，化积消块之品，攻邪兼顾扶正，以当归、鸡血藤相须为用，养血活血，祛瘀生新，故有出奇制胜之效。

正如谢海洲先生在《谢海洲医学文集》中所说：“本例患者属情志所伤气滞血瘀证，故以柴胡、香附相须为用，疏肝解郁，理气治血为向导；元胡、川楝子、乌药相合，疏肝理气，行气活血化瘀止痛之功相得益彰；三棱、莪术相须为用，与川芎相合，既行血中之气滞，又行气中之血瘀，行气活血，破瘀消积之功卓著；丹参、桃仁、红花伍用，活血祛瘀之力倍增；水蛭、土鳖虫相须为用，与川牛膝相合，破血逐瘀，引血下行之功相得益彰；我的自创方以凌霄花、刘寄奴、留行子伍用为主药，重在破瘀通经，故名祛瘀通经要方。

闭经是月经病中较为严重的疾病之一，临证应有辨虚实两端，虚者多因肝肾不足，气血两虚，阴虚血燥；实者多为气滞血瘀，痰湿阻滞所致。攻邪不忘扶正，或以攻补兼施，因势利导，辨证组方，重在变通，用药如用兵，兵不在多而在灵，此之谓也。”

(二)苏木　土鳖虫　水蛭

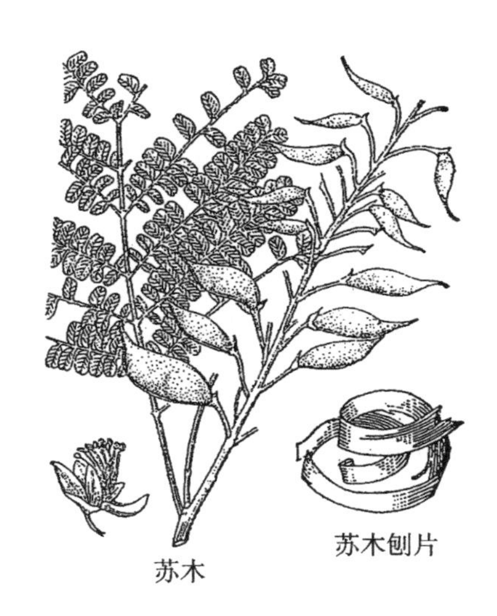

苏木

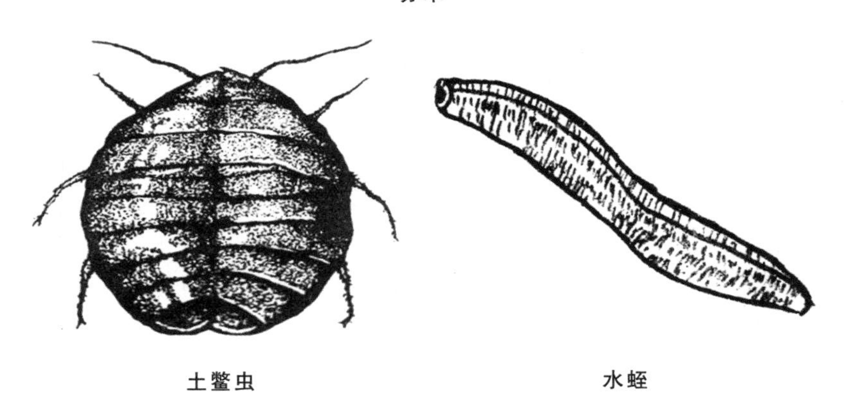

土鳖虫　　　　水蛭

【伍用功能】

苏木甘、咸，平。入心、肝、脾经。本品专入血分，功能行散，具有活血祛瘀、通经疗伤的功效，对于血滞经闭、产后瘀痛、跌打损伤、瘀滞作痛均有显著疗效。《本草纲目》：“少用则和血，多用则破血。”土鳖虫咸，寒，有小毒。专入肝经。本品咸寒，入血软坚，为破血逐瘀、通经消癥的要药。水蛭咸、苦，平，有毒。入肝、膀胱经。本品善治血滞经闭、癥瘕结块及外伤疼痛等症。三药伍用，活血祛瘀，通经疗伤之功相得益彰。

【主治】

1. 血滞经闭、气滞血瘀经少、痛经。
2. 产后瘀血作痛者。
3. 跌打损伤后遗症，瘀血疼痛不止者。
4. 肿瘤结块坚硬，疼痛拒按者。

【常用量】

苏木 6～10 克，土鳖虫 6～10 克，水蛭 3～5 克。

【经验】

谢海洲先生在《谢海洲医学文集》中指出：“颅脑损伤后遗症的主要病机为瘀血停积、络脉闭阻、脑髓受伤、内脏不和所致。可见瘀血是本病的主要病机，诚如《内经》所说：‘有所堕坠，恶血留内’‘血实者宜决之’。活血祛瘀为治疗本病的首要治法。本病多有头痛如刺，痛处固定，舌质暗或有瘀点、瘀斑、脉涩不利等瘀血见症。但其瘀血之成急而猛，与一般内伤杂证不同，故非破瘀消积之品，不能收效。余组方常用苏木、刘寄奴、水蛭、土鳖虫、鬼箭羽、鸡血藤、豨莶草、川芎、赤芍、泽兰、三棱、莪术等药物。

本病的治疗，总不离活血祛瘀之法，但须根据病程，证情而有所增减变通。一般病之早期以本法为主；病久血虚精亏，则不可一味攻伐，化瘀之药当酌情减少，并适当增入补虚之品；若瘀血积久，也有寒热之变，又当酌加温经散寒或清热凉血之品，前者加桂枝、姜黄,后者加丹皮、紫草。”

【验方】

破瘀消积要方

苏木15克,刘寄奴15克,土鳖虫10克,水蛭5克,鬼箭羽15克,鸡血藤25克,豨莶草15克,川芎15克,赤芍15克,泽兰15克,三棱15克,莪术15克。

主治:①颅脑损伤后遗症,瘀血内阻,头痛如刺者。②脑梗日久,瘀血不化者。③瘀血阻滞所致的痛经或经闭者。④妇女产后瘀血内停不化,痛如针刺者。

【医案解读】

孙××,男,45岁,工人。

一月前,曾因脑外伤住院治疗,出院后,仍有头痛如刺,失眠、健忘、头晕等症,舌质紫暗,有瘀斑,舌下静脉明显曲张等瘀血阻滞之象,脉沉涩。

[辨证立法]

颅脑损伤后,瘀血阻滞,故头痛如刺;瘀血停积,上蒙清窍,神志不能安藏,则失眠、健忘,清阳不升则见头晕等症。瘀血内停早期,故拟“血实者宜决之”治之。

[处方]

苏木15克,土鳖虫10克,水蛭5克,刘寄奴15克,鸡血藤25克,鬼箭羽15克,川芎30克,豨莶草15克,徐长卿15克,三棱15克,莪术15克,泽兰15克。水煎服,7剂,效不更方。

二诊:上方连服14剂后,头痛如刺显效。能入睡4～5小时,但多梦,头晕如故,健忘减轻,舌质紫暗,有瘀斑,舌下静脉曲张,脉沉涩。宗治法不变,拟破瘀消积要方(自创方)化裁,14剂,水煎服。

[处方]

苏木15克,土鳖虫10克,水蛭5克,刘寄奴15克,鸡血藤25克,鬼箭羽15克,川芎30克,豨莶草15克,徐长卿15克,三棱15

克，莪术 15 克，泽兰 15 克。水煎服，7 剂，效不更方。

三诊：上方连服 14 剂后，头痛如刺显效。能入睡 4～5 小时，但多梦，头晕如故，健忘减轻，舌质紫暗，有瘀斑，舌下静脉曲张，脉沉涩。宗治法不变，拟破瘀消积要方（自创方）化裁，14 剂，水煎服。

［处方］

苏木 15 克，土鳖虫 10 克，水蛭 5 克，刘寄奴 15 克，鸡血藤 30 克，鬼箭羽 15 克，豨莶草 15 克，川芎 30 克，赤芍 15 克，泽兰 15 克，三棱 15 克，莪术 15 克，水煎服，7 剂，效不更方。

四诊：上方连服 14 剂后，头痛如刺减轻，失眠改善，头晕减轻，能入睡 5～6 小时，精神好转，舌质紫暗，舌下静脉曲张减轻，脉沉涩。

［处方］

上方不变，加郁金 15 克，元胡 15 克，徐长卿 15 克。14 剂，制水丸，每服 10 克，日服 2 次。效不更方，以收全功。

综观全案立法用药，以“实者决之”为本病的首要治法，重用破瘀消积之品，以苏木、土鳖虫、水蛭伍用为主药，以破瘀消积要方（自创方）为主方化裁，辨证组方，重在变通。如刘寄奴善于祛瘀通经疗伤，与三棱、莪术伍用，破瘀消积之力倍增；鸡血藤祛瘀血，生新血，通利经脉，与鬼箭羽、豨莶草同用，祛瘀生新，通利经脉，强筋健骨之功相得益彰；重用川芎可上达巅顶，为血郁之主药，瘀血头痛之首药，为血中之气药，与赤芍、泽兰伍用，破瘀通经止痛之力显著增强；徐长卿善于通络止痛，尤其对跌打损伤疼痛诸症显效，对中枢有显著的镇静、镇痛作用，又能增加冠脉血流量，与破瘀消积诸药相合，通络止痛之力倍增。

谢海洲先生在《谢海洲医学文集》中论颅脑损伤后遗症临床六法中指出：“一般病之早期以活血化瘀为首要，病久血虚精亏，辅以补肾荣脑法、配合活血化瘀开窍，潜阳息风，安神定志，益气养血诸法，临床实践证明中医治疗该病是有一些疗效的。”（《谢海洲医学

文集》节选)

附 自创方类

(一)化瘀通络汤(《谢海洲医学文集》)

【药物组成】

苏木 15 克,刘寄奴 10 克,鬼箭羽 10 克,泽兰 10 克,鸡血藤 30 克,川芎 5 克,土鳖虫 5 克,豨莶草 15 克,石菖蒲 5 克,赤芍 15 克,专治颅脑损伤的瘀血证,因其能化瘀通路,故名。

【主要功效】

活血化瘀,通络开窍。

【适应证】

头部创伤致颅脑损伤后遗症初期,症见头痛或偏头痛,痛有定处,其痛如刺,头晕,记忆力减退,一侧或双侧手足麻木,或语言障碍等,舌质紫暗或有紫斑,脉弦细或沉涩。

【方解】

本方适用于瘀阻脉络型,以苏木、刘寄奴、鬼箭羽、赤芍、川芎、土鳖虫活血化瘀;鸡血藤、豨莶草、石菖蒲通络开窍,缓解麻木。诸药合用,共奏活血化瘀,通络开窍之功,以达瘀去络通,恢复元神之目的。

【配伍】

若痰瘀阻窍,语言不利,加生蒲黄、羚羊角、麝香,重用石菖蒲;风痰阻络,加僵蚕、地龙、竹沥、胆南星、天麻、钩藤;痰浊中阻,加法半夏、橘红、茯苓、泽泻、白术、荷叶;风阳上扰,加天麻、钩藤、石决明、珍珠母;气血不足,加黄芪、当归;心神不宁,失眠多梦,加夜交藤、莲子心、合欢皮、酸枣仁、茯神;髓海空虚,加黑芝麻、黑桑椹、胡桃肉。

(二)补肾荣脑汤(《谢海洲医学文集》)

【药物组成】

当归 10 克,黑桑椹 30 克,黑芝麻 30 克,生地黄 15 克,熟地黄

15 克，龙眼肉 15 克，胡桃肉 15 克，制何首乌 15 克，枸杞子 10 克，补骨脂 10 克，女贞子 15 克，因其以治颅脑损伤后遗症有补肾荣脑之功，故名。

【主要功效】

滋养阴血，补肾填精。

【适应证】

头部创伤，颅脑损伤后遗症，瘀血已化，痛有定处，其痛如刺等症已消失，但仍伴头晕、头痛、头沉、记忆力减退者。

【方解】

本方以当归、生地黄、熟地黄滋阴养血；黑桑椹、黑芝麻、胡桃肉、制何首乌、枸杞子、女贞子、补骨脂、龙眼肉补肾健脑，恢复记忆。诸药合用，共奏滋阴养血，补肾填精，增强记忆，恢复大脑功能的作用。

【配伍】

若津亏口干，加天花粉、天冬、麦冬；肾阳虚，加肉桂、附子；记忆力差，重用黑桑椹、黑芝麻、龙眼肉、胡桃肉。此外，尚可适当食用葡萄干、橄榄、枇杷果、荔枝、杨梅、蜜桃、大枣、花生米等益智增力食品，以助恢复。

【应用体会】

脑者，元神之府，质属清灵，今因外伤受挫，必有气血瘀阻闭塞之损，络脉散乱之象。血溢脉外，蒙蔽清窍，髓海空虚，脑失所养，致诸症蜂起，甚则瘫痪，神识昏蒙，二便失禁，目不识人。后遗症属慢性痼疾，关键在脑，外界暴力损及脑髓，伤及脉络，脑髓虚损，络脉瘀阻，头晕、头痛、偏瘫失语，诸症迭生。论治仍应从整体观念出发，脑病不独治脑，着重辨证，又不可忽视辨病，权衡得当，方能得心应手。余拟两方，随共辨证，孰多孰少，斟酌应用，或单方或全方，或稍加变化，以期一举中的。

【验案举例】

陈×，男，13 岁，脑外伤术后，已脱离危险期。来诊时，头痛如劈，语言謇涩，睡眠不宁，易惊易醒，时有恶心干呕、纳差，瘫软无力，不能步履，须人背负。

观其面色皖白，表情呆滞，神痴不语，气息微弱，舌淡苔滑，舌尖微红，边有瘀斑，脉沉细稍滑略数。证属肝肾不足，脑髓空虚，兼有气滞血瘀。主补益肝肾，髓荣脑，佐活血化瘀法。投补肾荣脑汤加祛瘀通络之品，守方不易，偶随兼症稍加进退，调治 10 个月而愈。

(三)补肾活血汤(《谢海洲医学文集》)

【药物组成】

刘寄奴 15 克，苏木 10 克，赤、白芍各 15 克，黑桑椹 15 克，熟地黄 15 克，川芎 9 克，黑芝麻 20 克，胡桃肉 15 克。

【主要功效】

补肾益精，活血化瘀。

【适应证】

神经系统疾病所致的下肢瘫痪。本方主要用于肾虚夹有瘀血而见足痿无力，腰脊酸软，肌肉消脱，舌暗或有瘀点瘀斑，脉细涩等症。

【方解】

方中刘寄奴、苏木、川芎为一组活血化瘀、行滞通经的药物，能使瘀去新生，又可防止补肾益精药物黏腻滞碍；白芍、黑桑椹、熟地黄、黑芝麻、胡桃肉是一组补肾益精的药物，功于养血荣脉，填精补髓，与活血药同用，更能强筋壮骨。

【应用体会】

本方所治病证乃中医所谓“痿证”。我在学习前人经验的基础上，结合自己数十年的临床体会，对痿证的治疗，特别是对于脑外伤和脊髓外伤所形成的痿证，初步形成了独特体系。如脑外伤所致的痿证，初期用活血化瘀(桃红四物汤)；中期补肾益精，活血化瘀并用(补肾活血汤)；后期则以补肾荣脑为主(健骨补脑汤：紫河车、龙眼肉、黑桑椹、熟地黄、太子参、赤白芍、丹参、当归、郁金、石菖蒲、茯苓、远志、生蒲黄)。对于脊髓所致的痿证则以补肾通督(药用羊脊髓、鹿茸、雄羊肾、海马、土鳖虫、三七、赤芍、羌活、葛根)补肾益精,活血化瘀贯彻始终。

(四)角药代表方——三黑荣脑汤(《谢海洲医学文集》)

【药物组成】

黑桑椹30克,黑大豆30克,黑芝麻30克,黄芪15克,党参10克,熟地15克,菟丝子15克,枸杞子15克,全蝎10克,地龙10克,水蛭6克,地鳖虫6克,柴胡6克,羌活6克,陈皮6克,谷芽30克,麦芽30克。

【主要功效】

补肾健脾,益精荣脑,化瘀通络。

【适应证】

脑萎缩,老年性痴呆等慢性脑病。

【方解】

脑主元神,为"精明之府""髓之海",是人体生命活动的中枢、精神意识的主宰。《灵枢·本神篇》云:"两精相搏谓之神",言阴精与阳气的转化输注是脑发挥正常生理功能的根本保证。精气旺则脑纯灵,精气衰则脑杂钝。根据"虚者补之""损者益之"的原则,方中黑桑椹专入肝肾,功能滋阴血;补肝肾,润肠燥,乌发明目;黑大豆益精补髓,补湿健肾;黑芝麻滋肾阴、养肝血、润五脏。三药伍用,补精血,荣脑髓之功相得益彰,故以"三黑"荣脑汤命名。熟地黄专入肝肾二经,功能滋阴血,补肝肾,尤为填补肾精之要药;枸杞子补精血,善能壮精明目,为平补阴阳之要药;菟丝子能入肝肾脾三经,补肾益精,养肝明目,温脾助胃之药也,补而不峻,温而不燥。三药伍用,填精补髓之力倍增。党参健脾益气生血、主健运中气,鼓舞清阳,而无刚燥之弊;黄芪温运升发脾阳,能补五脏诸虚,"为补气诸药之最。"参芪相须为用,少佐柴胡相合,益气升阳有事半功倍之效。全蝎专入肝经,穿筋透骨,善祛血中之风而解痉,攻毒散结;水蛭破血祛瘀,药力缓和而持久,土鳖虫善破瘀通经,入血软坚。"三虫"伍用，破血祛瘀，息风解痉，软坚散结之功相得益彰。地龙胜善走窜通络，息风解痉，与"三虫"同用，自创"四虫饮"，息风止痛，祛瘀通络，利痹止痛之力倍增。谷芽、麦芽、陈皮相合，健脾消食，理气和胃。与参芪伍用，补中兼疏，与"三黑"同用，能消食助运；与熟地、枸杞子、菟丝子相合，则无腻膈之弊。羌活气味雄烈，辛散升泻，善于上行，与少量柴胡伍用寓意深刻，一则升阳达巅入脑，使清阳之气贯注于脑，以壮髓海；二则醒脾助肾，以促化源，《脾胃论・脾胃盛衰论》曰："三元真气衰惫皆由脾胃先虚而气不上行所致也。"脾胃为后天之本，气血生化之源，气机升降之枢，脾气上升，有助于五脏之气旺盛，气血津精化生有源，充分保证了脏腑功能活动所需的精微物质；三则阳升气旺，可化痰瘀，气帅血行，气能行津，脑气充盛则气化畅利，既可防止津血凝滞成为痰瘀之害，又能消散少量痰瘀之浊，此法有祛杂到纯，以补为通之意。依"结者散之，留者攻之"之法则，有化瘀浊，散结聚、通窍隧、畅络脉以修复病变脑组织，开窍醒脑的作用，实为治疗本病的关键。

【配伍】

若神志散乱，睡眠不安，梦呓苦笑者，酌加琥珀、远志、莲子心、淡竹叶等以清心醒脑；语言障碍、迟缓不利者，加石菖蒲、郁金以通窍解语；神情淡漠、行为呆滞，记忆障碍者，加苏合香末入丸，可芳香开窍，提神醒脑；痰瘀浊邪动风，肢体颤抖，行动困难者，每参以天麻、生牡蛎、白蒺藜等息风之品；有中风病史，颜面晦暗，肌肤甲错，乱梦纷纭，舌暗瘀紫者，可加茺蔚子、丹参、桃仁、红花、鸡血藤等以增强化瘀通脉之功。补肾可用五子衍宗丸或右归丸，或左归丸，以平衡阴阳，益精填髓，健肾荣脑。祛风药可选用防风、藁本、白芷、升麻、苍耳子、辛夷花等一两味以助气升阳，共奏健运脾肾，生发清阳之功，从而使脑得以充分荣养和修复。

【验案举例】

赵×，女，52 岁。

1991年10月25日初诊。患者自1989年底感到双下肢软弱无力，步履不稳，渐到记忆衰退，口齿含糊，言不达意，表情呆滞。于1990年2月10日在某医院做颅脑CT检查，报告：双侧额、颞部蛛网膜下腔增宽，提示脑叶萎缩。目光呆滞，沉默少言，记忆衰退，思维模糊，定向力差，眩晕欲仆，大便秘结，小便黄赤，唇燥口臭，食欲不振，呃声时作。舌质暗红，苔黄腻，脉沉实。证属三焦湿热，气机郁滞，精气方虚，痰瘀交结。神府失用。治先予清利三焦，调畅气机，后再予补虚化浊，通窍醒脑。以枳实导滞丸，每次9克，每日2次，白开水送服。

两周后，便秘、尿赤、口臭呃气、苔黄腻均消，食欲增加，故可改服汤剂。药用生黄芪18克，菟丝子18克，熟地18克，谷芽18克，天麻9克，石菖蒲9克，苍耳子9克，枸杞子9克，全蝎9克，地龙9克，怀牛膝9克，黑大豆30克，黑芝麻30克，黑桑椹30克，柴胡66克，水蛭6克，地鳖虫6克，鹿角胶（烊化）6克，龟甲胶（烊化）6克，青皮6克，陈皮6克，水煎服，每日1剂。服药40剂后，眩晕大减，近期记忆明显恢复，下肢力量增加，可以自行短距离行走。惟神痴目呆缓解不显，故以上方加苏合香末0.6克，制成蜜丸（每丸重9克），每次1丸，每日3次，白开水送服。

半年后复诊，诸症均明显好转，生活基本自理，嘱继续服药治疗，以求全功。

第 11 章　补虚扶正类

(一)党参　白术　山药

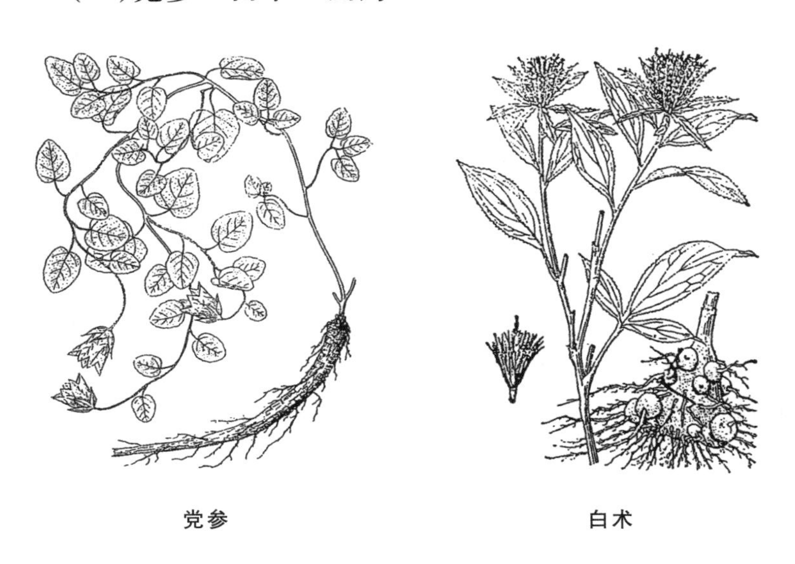

党参　　　　白术

【伍用功能】

党参甘,平。入脾、肺经。本品具有补脾益肺、扶正祛邪作用,为补气要药。主补中益气,和脾胃。《本草正义》曰:“力能补脾胃,润肺生津,健运中气,健运而不燥,滋胃阴而不湿,润肺而不犯寒冷,养血而不偏滋腻,鼓舞清阳,振动中气,而无刚燥之弊。”药理:本品有强壮作用,能抗疲劳、抗高温,能增加红细胞、血红蛋白。白术甘苦而温,专入脾胃,生品入药,取其健脾之功而少燥气,炒后入药,是为增强燥湿之力。本品甘温补中,苦温燥湿,既能补脾益气,治脾胃虚弱，消化不良，食少吐泻，体倦无力等症；又能燥湿利水，治脾不健运，水湿内停、痰饮水肿，尚能固表止汗、安胎，其功效虽多，无不与健脾息息相关。山药性味甘平，能入脾、肺、肾三经，上能养肺，中能补脾，下则益肾而涩精缩尿。本品药性平和，补而不滞，为平补之佳品。《本草求真》曰："气虽温而却平，为补脾肺之阴，是以能润皮毛、长肌肉，不似黄芪性温能补脾阳，白术苔燥能补脾阳也。且其性涩，能治遗精不禁，其味甘兼咸，又能益精强阴，故六味地黄丸用此以佐地黄。然性虽阴而滞不甚，故能渗湿以止泻。"山药又名怀山药，生用功偏养肺益肾；炒用功偏补脾止泻、止带。药理研究，本品有降血糖作用。三药伍用，健脾益气止泻，养肺固肾之功相得益彰。

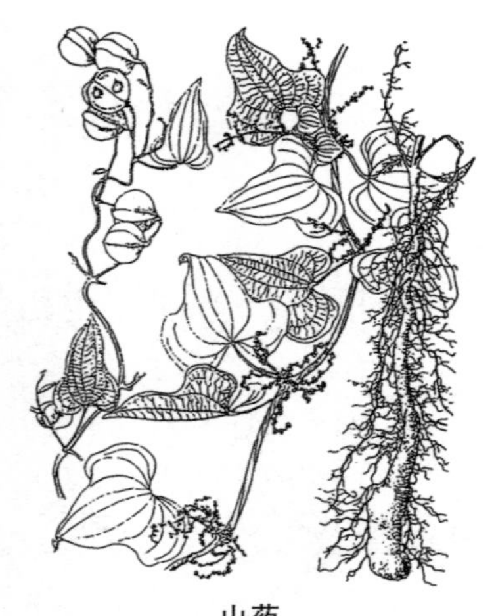

山药

【主治】

1. 脾虚食少便溏，气虚倦怠乏力等症。

2. 脾虚湿盛所致的泄泻、带下之症。

3. 妊娠胎动不安，证属脾肾两虚者。

【常用量】

党参 10～15 克，白术 10～15 克，山药 15～30 克。

【经验】

谢海洲先生在《谢海洲医学文集》中说："脾胃为后天之本，气血生化之源，气机升降之枢，脾气升发，有助于五脏之气旺盛，气血津精生化有源，充分保证了脏府（脑府）功能活动所需的精微物质，《脾胃论·脾胃盛衰论》云：'三元真气衰惫皆由脾胃先虚而气不上行所致也’。临证常以党参为君，白术为臣，山药为佐，三药伍用，重在健脾益气止泻，亦有养肺固肾之功，可用于以脾虚为主的多种慢性疾病，重在变通也。”

【验方】

健脾益气要方

党参 10 克，炒白术 15 克，炒山药 15 克，白茯苓 15 克，炒苡仁 15 克，炒白扁豆 15 克，炒芡实 15 克，莲子肉 10 克，桔梗 10 克，陈皮 10 克，木香 10 克，炙甘草 10 克。

主治：①脾胃气虚所致的饮食减少，食后胃脘不舒，大便时溏时泻，甚至完谷不化。②脾胃虚弱所致的消化不良，体虚日下的小儿营养不良疾患。③妇女脾虚湿重，带下色白清稀，面色皖白，食少、便溏、倦怠无力，面目浮肿，或两足浮肿，或经行泄泻。④本方既能健脾益气，又能益肺气不足，故对于脾肺气虚之肺结核，慢性支气管炎，症见咳嗽痰多，疲倦乏力，食欲不振，或兼大便溏泄者，亦有较好的疗效。⑤对妇女肝郁犯脾，以致脾藏失职之月经先后无定期，经色淡红，倦怠懒言，纳差、便溏，舌淡苔白腻，脉缓无力者，亦有较好的疗效。

【医案解读】

孔××，女，38 岁，农民。

形体肥胖，面色皖白，食少，便溏，倦怠乏力，面目浮肿，两足下午肿胀，经行泄泻，舌淡，苔白腻，脉细缓。

［辨证立法］

脾胃气虚，受纳健运功能障碍，胃肠传化失常，故饮食减少，大便溏泄；脾虚不能化生精微，水湿，气血来源不足，形体失养，则倦怠乏力，面色皖白；脾不化湿，故面目浮肿，两足肿胀，经行泄泻，舌淡，苔白腻，脉细缓，均为脾虚湿盛之象，故拟健脾益气，渗湿止泻立法为治。

［处方］

党参 15 克，炒白术 15 克，炒山药 15 克，炒薏苡仁 15 克，炒白扁豆15克,炒芡实15克,白茯苓15克,车前子(布包)15克,陈皮10克,木香10克,水煎服,7剂,效不更方。

二诊:上方连服14剂后,面目浮肿,两足肿胀明显减轻,唯大便不成形,舌淡苔白稍腻,脉缓而无力。宗治法不变,上方加生黄芪30克,焦麦芽15克,焦山楂15克,六曲15克,水煎服,7剂,效不更方。

三诊:上方连服14剂后,脾虚诸症基本消失,仅有纳少,食后腹胀,故改以中成药参苓白术丸(《太平惠民和剂局方》)与香砂六君子丸(《名医方论》)同用,常服,以收全功。

综观全案立法用药,党参、白术、山药伍用为主药,以健脾益气要方(自创方)为主方化裁,辨证组方,重在变通。如炒薏苡仁、炒白扁豆、炒芡实同用,与主药相合,健脾益气,渗湿止泻之功相辅相成,相得益彰;重用生黄芪与主药相合,增强健脾益气,升发温运脾阳之功;茯苓、车前子与主药相合,增强渗湿健脾之效;焦麦芽、焦山楂、六曲伍用,健脾消食助运之力倍增。陈皮、木香伍用,补中兼疏,久服无弊也。诸药合用,正是健脾益气、渗湿止泻立法之本意。

谢海洲先生说:"我的健脾益气要方(自创方)就是由参苓白术散(《太平惠民和剂局方》)化裁而来,补气之力较四君子汤更为雄厚,且渗湿和保肺之功效显著,对于脾胃虚弱、消化不良的老人,体虚日久的小儿营养不良者,尤为适宜。对于多种慢性疾病所致脾胃虚弱者,具有补中兼疏之功,久服无弊矣。"(《谢海洲医学文集》节选)

(二)炙黄芪　党参　当归

党参参见93页图。

【伍用功能】

黄芪性味甘,温。入脾、肺经。本品色黄入脾,色白入肺,为升阳补气之圣药。生品入药,具有升发之性,多用于固表止汗,如表虚易于感冒者,常与防风、白术同用,表虚自汗者,常与浮小麦、麻

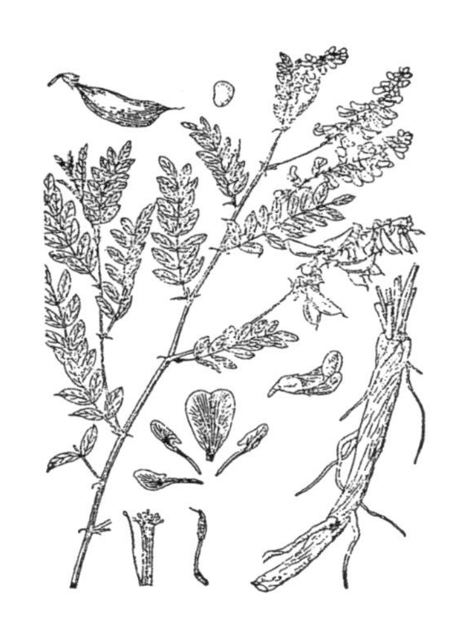

黄芪

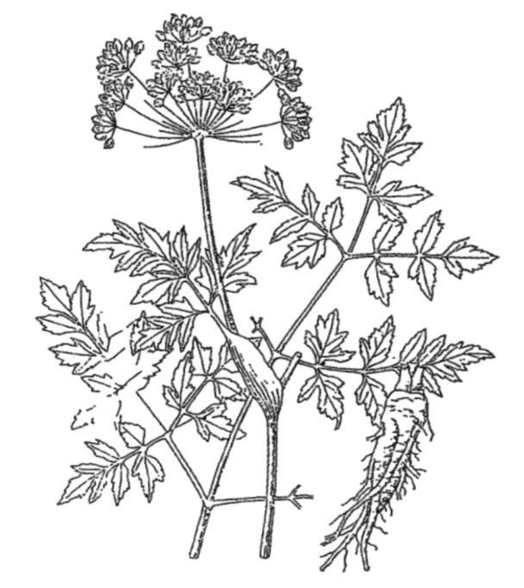

当归

黄根伍用，以其质轻升浮，具有升阳举陷之功，常用于治疗中气下陷所致的脏器下垂诸症，亦可用于疮疡内陷，或久溃不敛等症，故又为治疗疮疡之要药。炙品入药，可补中气，益元气、壮脾阳、利水消肿，生血生肌，常用于治疗气虚衰弱诸症，气血不足诸症等。故《本草求真》云："入肺补气，入表实卫，为补气诸药之最。"党参偏于阴而补中，黄芪偏于阳而固表，二者相须为用，一里一表，一阴一阳，益气之力更宏。当归辛甘而湿，既能补血，又能活血，为血中之气药，治疗血病的要药。本品入肝、心、脾三经，功能补血，又能润肠通便，辛香温行，善入血分，尤善活血调经，为妇科常用要药。故《本草正义》曰："味甘而重，专能补血，其气轻而辛，故又能行血，补中有动，行中有补，诚血中之气药，亦血中之圣药也。"黄芪、党参、当归伍用，补气生血，气血并补之功相得益彰。

【主治】

1. 久病虚弱，气血不足诸症。

2. 血虚眩晕、心悸，面色萎黄，经少经闭等。

3. 劳倦内伤，血虚气弱。

4. 妇女产后血虚发热、头痛。

5. 疮疡溃后，久不愈合者。

【常用量】

黄芪 10～30 克，党参 10～15 克，当归 6～10 克。

【经验】

谢海洲先生在《谢海洲医学文集》中说："黄芪、党参、当归伍用功效，重在健脾益气，补血养心。气血亏虚为其病理基础，故《难经》曰：'损其心者，调其营卫。'张景岳亦说：'凡人以劳倦思虑太过者，必致血液耗亡，神魂无主……只宜培养气血，血气复则诸证自退。'"

【验方】

补气生血汤

炙黄芪 30 克，党参 15 克，当归 6 克，炒白术 15 克，炒山药 15 克，茯苓 15 克，龙眼肉 10 克，酸枣仁 10 克，远志 10 克，木香 5 克，炙甘草 5 克，大枣 5 枚，生姜 5 克。

主治：①劳伤心脾所致的体倦乏力，食少，便溏，面色萎黄。②心悸怔忡，失眠健忘，或多梦易惊。③妇女月经超前，量多色淡，或淋漓不止。④妇女产时产后失血过多，继之身有微热，自汗，恶露量少，舌淡，苔薄，脉虚数。

【医案解读】

杜××，女，42 岁，工人。

患者系高龄产妇，产后失血过多，头晕目眩，心悸失眠，身有微热，自汗不止，恶露量少，色淡质稀，腹痛绵绵，舌淡，苔薄，脉虚数。

[辨证立法]

因产后失血过多而气津两伤，阴不敛阳，虚阳外浮，故身有微热自汗；血虚清窍失养，则头晕目眩；血不养心，则心悸失眠；血虚，胞宫、胞脉失养，故恶露量少，色淡质稀，腹痛绵绵；舌淡、苔薄、脉虚数，均为血虚之象。故拟补气生血、气血双补为主立法，兼以清解虚热为治。

［处方］

炙黄芪 30 克，党参 15 克，当归 10 克，龙眼肉 10 克，酸枣仁 10 克，远志 10 克，白薇 10 克，地骨皮 15 克，牡丹皮 10 克。水煎服，7 剂，效不更方。

二诊：上方连服 14 剂后，身热已退，自汗减轻，尚有头晕目眩，心悸失眠，腹痛绵绵，舌淡，苔薄，脉虚缓。拟补气生血汤（自创方）化裁，水煎服 7 剂，效不更方。

［处方］

炙黄芪 30 克，党参 15 克，当归 10 克，炒白术 15 克，炒山药 15 克，茯苓 15 克，龙眼肉 10 克，酸枣仁 15 克，远志 10 克，白芍 15 克，炙甘草 10 克，大枣 5 枚。水煎服，7 剂，效不更方。

三诊：上方连服 14 剂后，身不热，无自汗，腹不痛，头晕目眩及心悸失眠均有明显改善，舌淡红，苔薄，脉细缓，故拟补气生血方（自创方）14 剂，制水丸，续服，以收全功。

综观全案立法用药，以黄芪、党参、当归伍用为主药，以补气生血汤（自创方）为主方化裁，重在变通。如重用炙黄芪数倍于当归，以有形之血，不能自生，生于无形之气故也，亦即阳生阴长之谓耳；炒白术、炒山药、茯苓伍用，重在健脾益气，以资气血生化之源；白薇、地骨皮、牡丹皮相合，清退虚热之力倍增；龙眼肉、酸枣仁、远志伍用，滋阴血、养心脾、宁心养血安神之功相得益彰；白芍、大枣、炙甘草相合，滋阴养血，柔肝缓急止痛之力明显增强；更妙之处在于补气生血方中使以木香同用，以疏畅气机，使补气之品补而不滞，久服无弊也。

诚如《成方便读》所云："当归补血汤，炙黄芪一两，酒洗当归二钱……有形之血不能速生，无形之气，所当急固，故以黄芪大补肺脾元气而能固外者为君，当归益血和营，二味合之，便能阳生阴长，使伤残之血，亦各归其经以自固耳，非区区补血滋腻之药，斯可同日而语也。"

谢海洲先生说："我的自创方'补气生血汤'，实为《内外伤辨惑论》当归补血汤加味而成。其中参芪相须为用,重用炙黄芪当归,补气生血之力倍增,故名补气生血汤。”(《谢海洲医学文集》节选)

(三)枸杞子　沙苑子　菟丝子

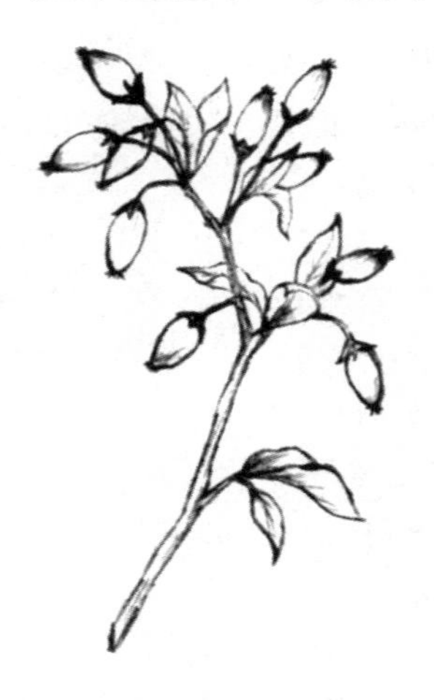

枸杞子

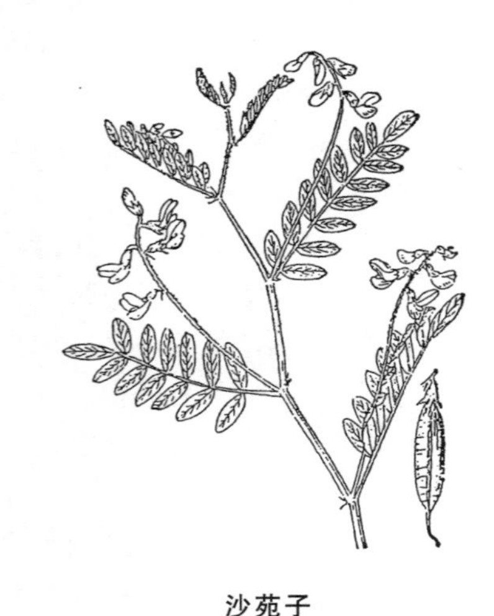

沙苑子

【伍用功能】

枸杞子味甘,性平。入肝、肾经。本品体柔多液,为滋补肝肾、益精养血之佳品,功能补阴壮水,滋水涵木,色赤入走血分,善补肾益精,养肝明目。沙苑子味甘,性温。入肝、肾经。本品质体柔润,功能滋补肝肾,补肾固精,益精明目,为补肾阴、封填精髓之品。菟丝子味辛、甘,性平。

菟丝子

入肝、肾、脾三经。本品既能助阳，又能益阴，不燥不腻，为平补肝、肾、脾三经之良药，尚有补脾止泻、固精、缩尿、明目之功。三药伍用，补肾益精，养肝明目，益阴助阳，平补肝肾之功相得益彰。

【主治】

1. 肝肾不足所致的须发早白，腰膝酸软，视物昏花等未老先衰之证。

2. 肾精不足所致的精子量少，早泄等症。

3. 肾虚所致的精关不固、滑精、尿频、尿后淋沥不尽等症。

4. 肝肾两亏，冲任虚损所致的月经过多等症。

【常用量】

枸杞子 10～15 克，沙苑子 10～15 克，菟丝子 10～15 克。

【经验】

谢海洲先生在《谢海洲医学文集》中说："我的自创方'补脑益肾冲剂'由菟丝子、沙苑子、枸杞子、茺蔚子、五味子五味中药组成。依补之以味，调之以气之说，方以《证治准绳》五子衍宗丸为基本方加减而成。药性温和，男女老幼长期服用无副作用，补而不燥，滋而不腻，与参芪有异曲同工之妙，而无其弊，可谓益寿延年之良方。"

组方原理：肝肾不足又称肝肾阴虚，指肝阴和肾阴俱虚的病变。肾主髓主脑，然肝阴和肾阴相互资生，乙癸同源，肝肾精血并补故有补益肝肾功效。

适应证：肝肾不足之腰膝酸软，视物昏花，须发早白，真元不足的男子精子缺乏，不育，久劳或久病后之神经衰弱，心悸、健忘失眠、遗精，气虚乏力等症。

用法用量：打细粉为末，每次 1 袋，每袋重 9 克，每日 2～3 次，温开水送服。

【验方】

益荣脑补肾良方

枸杞子 10 克，沙苑子 10 克，菟丝子 10 克，金樱子 10 克，五味子 10 克，芡实 15 克，山茱萸 10 克，覆盆子 10 克，女贞子 10 克。

主治：①肾精亏损所致的精关不固，滑精、尿频、尿后淋沥不尽等症。②肾精亏损所致的精子量少、早泄、阳痿、不育等症。③肝肾不足所致的腰膝酸软、须发早白、视物昏花等未老先衰之证。④肝肾两亏，冲任虚损所致的月经过多等症。⑤久劳或久病之后之神经衰弱、心悸、健忘、失眠等症。

【医案解读】

吕××，男，38 岁，工人。

患者少年即染上手淫恶习，爱吐唾沫，又嗜烟酒，腰膝酸软，滑精，每周 2～3 次，甚至不敢入睡，舌淡，苔少津，脉细缓。

［辨证立法］

患者手淫过度，又喜吐唾沫，唾为肾之液，日久肾精亏损，精关不固，无梦而遗，甚则昼日流精，精液流稀，或有小便夹精，腰膝酸软，小便淋沥不尽，舌质淡，苔少津，脉细缓，均为肾精亏损，肾气虚弱，肾气不固所致。故拟补肾固精，滋补肝肾立法。

［处方］

枸杞子 10 克，沙苑子 15 克，菟丝子 15 克，金樱子 15 克，芡实 15 克，山茱萸 15 克，五味子 10 克，覆盆子 10 克，莲子肉 10 克，煅龙骨 15 克，煅牡蛎 15 克，莲须 5 克。水煎服，7 剂，效不更方。

二诊：上方连服 14 剂后，遗精明显减少，无小便夹精，精神好转，舌质淡，苔薄白，脉细缓。宗治法不变，上方加减，7 剂，效不更方。

［处方］

沙苑子（炒）15 克，煅龙骨 15 克，煅牡蛎 15 克，金樱子 15 克，芡实 15 克，莲子肉 10 克，莲须 5 克，五味子 10 克，覆盆子 10 克，炒山药 15 克，菟丝子 10 克，山茱萸 15 克，水煎服，7 剂，效不更方。

三诊：上方连服 14 剂后，无滑精，腰膝酸软明显减轻，唯尿后余沥不净，舌质淡红，苔薄，脉缓而无力，改拟益精荣脏补肾良方（自创方）14 剂制水丸，每次 9 克，每日 3 次，以收全功。

综观全案立法用药。以沙苑子、菟丝子、枸杞子伍用为主药，其中重用沙苑子为君，为泄精虚劳之要药，最能固精，辅以菟丝子、枸杞子相合，封填精髓、固精、缩尿、固摄之功相得益彰；金樱子、芡实、山茱萸同用，固精、缩尿之力倍增；五味子、覆盆子、莲子伍用，补肾健脾、固精、缩尿之功相得益彰；煅龙骨、煅牡蛎、莲须同用，固肾涩精之力显著增强；炒山药、菟丝子、山茱萸伍用，健脾益肾，涩精缩尿之功相辅相成，相得益彰。

诸药合用，健脾以资气血津精生化之源，填精益髓，以滋先天之本，肾精封藏有固，固肾涩精治其标，实为治本为主，辅以治标，标本兼顾，故有出奇制胜之功。

诚如张秉成在《成方便读》中所云："夫遗精一证，不过分其有火无火，虚实两端而已。其有梦者，责相火之强，当清心肝之火，病可自已。无梦者，全属肾虚不固，又当专用补涩，以固其脱。既属虚滑之证，则无火可清，无淤可导，故以沙苑子补摄肾精，益其不足，牡蛎固下潜阳，龙骨安神平木，二味皆有涩可固脱之能；芡实益脾而止浊，莲肉入肾以交心，复用其须者，专赖其止涩之功，而为治虚滑遗精者设也。"

谢海洲先生在《谢海洲医学文集》中说："遗精虽属肾病，但与心肝脾相关。临证首当辨清虚实两端，实证多见于心肝火旺或湿热下注扰动精室；虚证常见于阴虚火旺，相火妄动，亦多见于肾气不固，前者多为梦遗，后者多为滑精自遗。且在病理演变过程中往往出现阴虚火旺，阴虚湿热等虚实夹杂证候，医者不可不辨矣。"

(四)生地黄　熟地黄　山药

山药参见第 94 页图。

【伍用功能】

鲜地黄，古代文献称为生地黄，而现今称干地黄为生地黄。本品又名干生地、大生地，味甘、苦，性凉。入心、肝、肾经。功专滋阴清热，养血润燥，凉血止血，生津止渴，常用于治疗温病发热，舌绛口渴，阴虚发热，热性病后期，低热不退，消渴、血热妄行之出血诸症及月经不调，胎动不安、阴伤津秘等症。熟地又称熟地黄，味甘，性微温。入心、肝、肾经。本品为补血生精、滋阴补肾、滋阴退热之要药，常用于治疗血虚所引起的萎黄、眩晕、心悸、怔忡、失眠、月经不调、崩漏等症，以及肝肾阴虚所引起的骨蒸潮热、盗汗、头昏、耳鸣、遗精、消渴诸症。山药为平补之佳品，上能养肺，中能补脾，下则益肾而涩精缩尿。三药伍用，相互促进，其功益彰，共奏滋阴补肾，益精填髓，补血生血，养阴凉血，清热退热，脾肾双补之功。

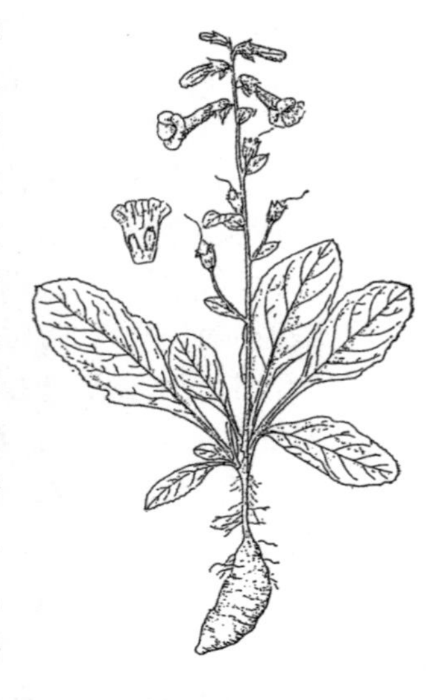

怀庆地黄

【主治】

1. 热性病之伤阴，低热不退诸症。

2. 阴虚血亏，骨蒸潮热等症。

3. 精亏血少所致的眩晕、心悸、失眠、月经不调、月经稀少，或崩漏等症。

4. 糖尿病表现为中消者。

5. 胎漏下血等症。

【常用量】

生地黄 10～15 克，熟地黄 10～15 克，山药 10～15 克。

【经验】

谢海洲先生在《谢海洲医学文集》中说："生地滋阴凉血，养阴生津；熟地补血生精，益精髓，生血脉，聪耳明目；山药补中益气，滋精固肾，又能益肾强。三药并用，滋阴补肾，益精填髓，补血生血，养阴凉血，清热退热，脾肾双补之功相辅相成，相得益彰。”

【验方】

加味地黄汤

生地黄 15 克，熟地黄 15 克，山药 15 克，山茱萸 10 克，龟甲胶（烊化）6 克，鳖甲胶（烊化）6 克，茯苓 15 克，泽泻 10 克，牡丹皮 10 克，地骨皮 10 克，青蒿 6 克，白薇 6 克。

主治：①热性病后余热伤阴，口干舌燥，低热不退等症。②手术后阴虚血亏，骨蒸潮热、盗汗等症。③久病或多种慢性消耗性疾病以致阴虚血亏之虚劳者。④大失血之后精亏血少所致的眩晕、心悸、失眠、月经不调，经少或崩漏等症。⑤糖尿病表现为中消者。

【医案解读】

徐×，男，45 岁，工人。

患者素为阴虚体质，又嗜烟酒及辛辣油腻之品，长期手足心热，虚烦不安，面颧红赤，唇红而干，低热，盗汗，梦遗，腰膝酸软，头晕目眩，耳鸣，听力减退，舌红，少苔而干，脉细数。

［辨证立法］

肾藏精，主水。虚火上炎，以致颧赤、唇红而干，手足心热，虚烦不安；阴不潜阳，则低热、盗汗；肾之阴精亏损，上不能濡养脑髓，故头晕目眩、耳鸣、下不能充养腰膝，而为腰膝酸软；相火妄动，肾失固摄，则为梦遗，舌红、少苔而干，均为肾阴虚火旺伤津，脉细数，为阴虚内热之象。故拟滋阴补肾，清退虚热为主，佐以固涩肾精为治。

［处方］

生地黄 15 克，熟地黄 15 克，山药 15 克，山茱萸 10 克，龟甲胶（烊化）6 克，鳖甲胶（烊化）6 克，银柴胡 10 克，地骨皮 10 克，白薇 10 克，青蒿 6 克，黄柏 10 克，知母 10 克，煅龙骨 30 克，煅牡蛎 30 克，金樱子 15 克，水煎服，7 剂，效不更方。

二诊：上方连服 14 剂后，低热、盗汗明显减轻，梦遗减少，唯午后颧红而热，眩晕耳鸣减轻，仍有腰膝酸软，时有梦遗，舌红、少津，脉细数。宗治法不变，上方加沙苑子 15 克，莲须 5 克，水煎服，14 剂，效不更方。

三诊：上方连服 2 剂后，阴虚火旺诸症均已消失，仅有腰膝酸软乏力，舌淡红，苔薄润，脉细弦不数。故以加味地黄汤（自创方）为主方，改汤剂为水丸，14 剂，以收全功。

每次 9 克，每日 2 次，另辅以大补阴丸（《丹溪心法》）备服。

综观全案立法用药，以生地黄、熟地黄、山药伍用为主药，以滋阴补肾、益精填髓治其本，清退虚热治其标，以加味地黄汤（自创方）为主方化裁，标本兼治，重在变通。

正如谢海洲先生在《谢海洲医学文集》中所说："我的经验方加味地黄汤（自创方）实由六味地黄丸（《小儿药证直诀》）衍化而来，重在变通。六味地黄丸的病机是肾阴亏虚，阴虚火旺。其治法是用滋阴壮水之法，以制约阳亢火盛之意，所以本方的立法是滋阴补肾，故重用熟地黄甘温滋肾填精为主药，辅以山茱萸滋阴养血，酸温收敛，山药甘平滋润，补脾固肾，三药相合，三补治其本；加味地黄汤（自创方）加生地黄滋阴清热，养血润燥，龟甲胶、鳖甲胶相须为用，滋补肾阴、潜阳作用更强，此三补之品并用，既治其本，亦治其标。六味地黄丸中用茯苓、泽泻、牡丹皮伍用，以泻三阴虚火湿浊之有余治其标；加味地黄汤（自创方）加地骨皮、青蒿、白薇同用，清退湿热之力倍增。"方中黄柏、知母与熟地、龟甲相合，即大补阴丸（《丹溪心法》）滋阴填精，滋水以制火，滋阴降火功效显著。诸药合用，滋阴补肾，益精填髓治其本，辅以清退虚热，标本兼治，正合辨证立法之本意。

（五）沙参　麦冬　天冬

【伍用功能】

沙参味甘，微寒。入肺、胃经。本品具有滋养肺胃之阴、清肺胃之热之功，而以养阴为主，乃为清补之品，常用于热病伤阴，肺胃阴虚之证。一般认为南沙参偏于清肺祛痰，养胃生津作用较弱；北

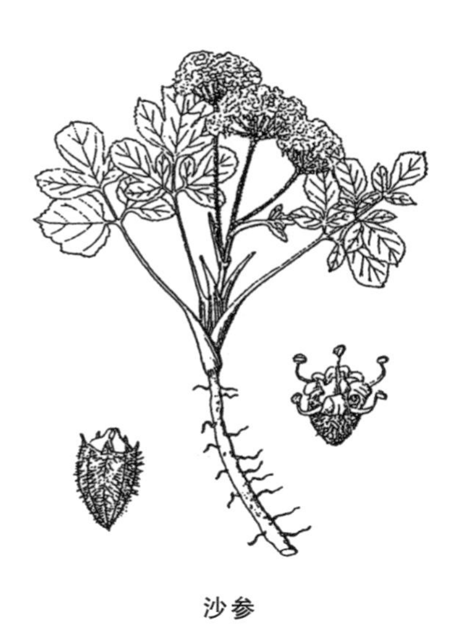

沙参

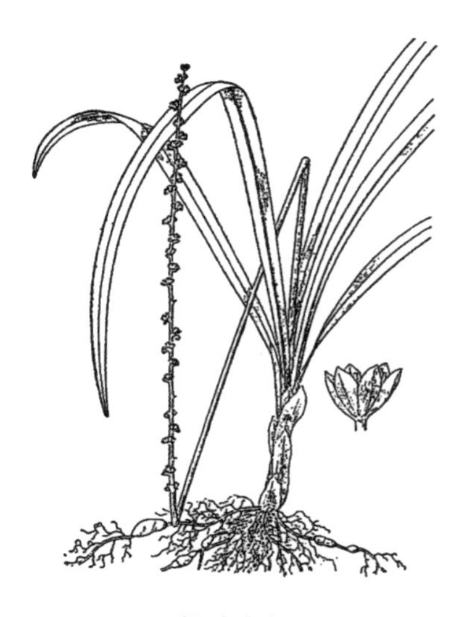

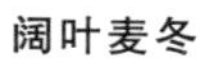

阔叶麦冬

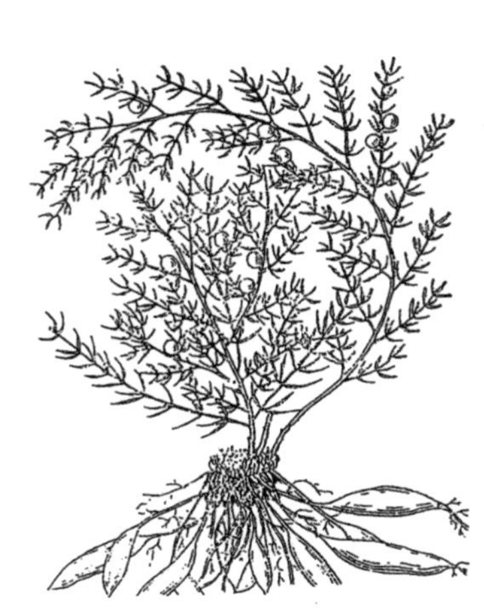

天冬

沙参养胃生津作用较佳。

如《本草从新》云："(北沙参)专补肺阴，清肺火，治久咳肺痿。"《饮片新参》云："养肺胃阴，治劳咳痰血。"故养阴生津常用北沙参，亦常以南、北沙参同用。麦冬又称麦门冬，味甘而微苦寒，能入肺、胃、心三经，亦为甘寒清润之品，清润肺阴则治干咳有热，清养胃阴则治津少口渴，且又入心经，具有清养心阴之效，并能润肠通便。两药相须伍用，可治阴虚有热，烦躁失眠之症及胃热津枯便秘者，如益胃汤(《温病条辨》)。天冬又称天门冬，亦甘寒清润之品，主入肺、肾两经，故既可用于上焦，以清肺热而养肺阴，又可用于下焦，能滋肾养阴，且可润燥滑肠。二冬相须伍用，出自清·《张氏医通》二冬膏，用于治疗肺胃燥热，咳嗽少痰，咽喉燥症。沙参、麦冬、天冬三药伍用，上能清心润肺止咳，中能养胃生津，下能滋肾养阴，润燥滑肠，清肺、心、胃、肾之虚热，滋阴润燥，甘寒清润，其功益彰，亦有金水相生，畅利三焦之妙用。

【主治】

1. 阴虚发热，津少口干、口渴，津亏便秘者。

2. 肺阴虚所致的干咳少痰等症。

3. 慢性气管炎，证属肺燥阴虚者。

4. 心阴不足所引起的心烦不安，甚至心悸、失眠等症。

【常用量】

沙参 10～15 克，麦冬 6～10 克，天冬 6～10 克。

【经验】

谢海洲先生在《谢海洲医学文集》中说："我的自创方'养阴清肺汤'就是以沙参、麦冬、天冬三味伍用为主药，重在滋阴润肺止咳、中养胃阴而生津，下滋肾阴而润燥，金水相生，畅利三焦，辅以川贝母、炙枇杷叶、鱼腥草相合，润肺止咳，清肺化痰之功相得益彰"。

【验方】

养阴清肺汤(《谢海洲医学文集》)

沙参 15 克，麦冬 10 克，天冬 10 克，川贝母粉(冲服)2 克，炙枇杷叶 10 克，鱼腥草 10 克。

主治：①肺阴虚所致的干咳少痰，或痰少而黏、难咯等症。②慢性支气管炎，证属肺燥阴虚者。

【医案解读】

尚××，男，52 岁，工人。

患者原有肺结核病史，钙化，痊愈后，又嗜烟酒及辛辣之品，干咳，痰少色黄而黏难咯，或时有痰中夹血，午后颜红，五心烦热，夜间盗汗，日渐消瘦，神疲，口干咽燥，舌红少苔而干，脉细数。

［辨证立法］

肺阴亏虚，虚火内灼，肺失润降，则干咳；虚火灼津，故痰少色黄而黏难咯，热伤血络，可见痰中夹血。津液不能濡润上承，则口干咽燥；阴虚火旺，故五心烦热，午后颜红，夜间盗汗；阴虚精亏，不能充养，故形瘦神疲；舌红少苔而干，脉象细数，皆为阴虚内热伤津、虚热之征象。故以滋阴润肺止咳为主，辅以胃肺化痰立法为治。

［处方］

沙参 15 克，麦冬 10 克，天冬 10 克，川贝母粉（冲服）2 克，炙百合 15 克，炙百部 10 克，炙枇杷叶 10 克，鱼腥草 10 克，海蛤粉（冲服）3 克，功劳叶 15 克，银柴胡 10 克，地骨皮 10 克，水煎服，7 剂，效不更方。

二诊：上方连服 14 剂后，干咳明显减轻，痰少色白，午后颧红，手足心热及盗汗减轻，舌红，口干，少津，脉细小数。宗上方加减，水煎服，7 剂，效不更方。

［处方］

沙参 15 克，麦冬 10 克，天冬 10 克，川贝粉（冲服）2 克，炙百合 15 克，炙百部 10 克，功劳叶 15 克，鳖甲（先煎）15 克，青蒿 6 克，天花粉 15 克，银柴胡 10 克，地骨皮 10 克。水煎服，7 剂，效不更方。

三诊：上方连服 14 剂后，肺阴虚火旺诸症基本消失，唯时有盗汗，舌红苔薄，脉细缓。故改汤剂为水丸，14 剂，以收全功。

［处方］

沙参 15 克，麦冬 15 克，天冬 15 克，功劳叶 15 克，炙百合 15 克，炙百部 10 克，鳖甲 15 克，青蒿 6 克，白薇 10 克，银柴胡 10 克，乌梅 10 克，五倍子 10 克。14 剂，效不更方。①水丸每次 9 克，每日 2 次。②另服大补阴丸(《丹溪心法》)。③川贝粉 2 克，生梨 1 个，洗净，不去皮，切开，去核，将川贝粉放入空心梨中蒸熟，喝汤吃梨，每日 1 个，功能润肺化痰。④医嘱：戒烟酒及辛辣油腻之品。

综观全案立法用药，以沙参、麦冬、天冬伍用为主药，以养阴清肺汤(《谢海洲医学文集》)为主方化裁，辨证组方，重在变通。如炙枇杷叶、鱼腥草、海蛤粉相合，清肺化痰止咳功专力宏；川贝母、炙百合、炙百部伍用，尤为肺痨咳嗽之要药；功劳叶专入肺经，为滋阴清热、治骨蒸潮热、肺结核咯血之要药，与银柴胡、地骨皮同用，清退虚热之功相得益彰；青蒿、鳖甲伍用，出自吴鞠通《温病条辨》青蒿鳖甲汤，“此方有先入后出之妙，青蒿不能直入阴分，有鳖甲领之入也，鳖甲不能独出阳分，有青蒿领之出也”。白薇善入血分，长于清解，透血分之邪于外，三药相合，清透虚热之功显著增强。天花粉主入肺经，功专清肺热，润肺燥，又入胃经，清泄胃热，善于生津解渴，与沙参、麦冬、天冬伍用，见于《沈氏尊生书》滋燥饮，主治肺燥咳嗽，口燥作渴。乌梅、五倍子相须为用，敛肺止咳、止汗之力倍增。

诸药合用，正如《丹溪心法・痨瘵》指出本病有“主乎阴虚”的病机特点，并明确了滋阴降火为治疗大法。谢海洲先生在《谢海洲医学文集》中说：“沙参、麦冬、天冬伍用为主药，辨证组方，既病防变，重在变通，就会收到满意的疗效。”

患者原有肺结核病史，虽已痊愈，仍须预防复发，重视摄生，饮食不宜辛辣肥甘之品，戒烟酒、禁房事、怡情志、不悲忧，悲伤肺故也。如能配合太极等体育运动，增强体质，亦为治本之道，既病防变也。

谢海洲先生说：“患者原有肺结核病史，以咳嗽、咯血、潮热、盗汗及身体逐渐消瘦为主要临床特征。本病的劳损在肺，故名肺痨。

中医认为本病系感染痨虫所致的一种传染性慢性虚弱疾患，与西医学中的肺结核相类同。本病虽有‘主乎阴虚’的病机特点，并明确提出滋阴降火为治疗大法，但临床往往可见虚中夹实的表现，如阴虚常夹有痰热；脾肺气虚者常夹有痰浊；咯血者常夹有血瘀等。

临证用药尤当辨证组方，重在变通，如本病火旺源于阴虚，用药当以甘寒养阴为主；病在恢复期治则是补虚培元，扶正尤须重视培土生金法。

在辨证的基础上尤须结合辨病论治，如西药的抗痨药物，中药抗痨杀虫的药物如百部、功劳叶、白及等角药较为常用。

我常以药茶方巩固疗效，如仙鹤草 30 克，鱼腥草 30 克，功劳叶 15 克，水煎代茶饮，具有久服无弊，疗效可靠之特点。”(《谢海洲医学文集》节选)

(六)肉苁蓉　巴戟天　仙灵脾

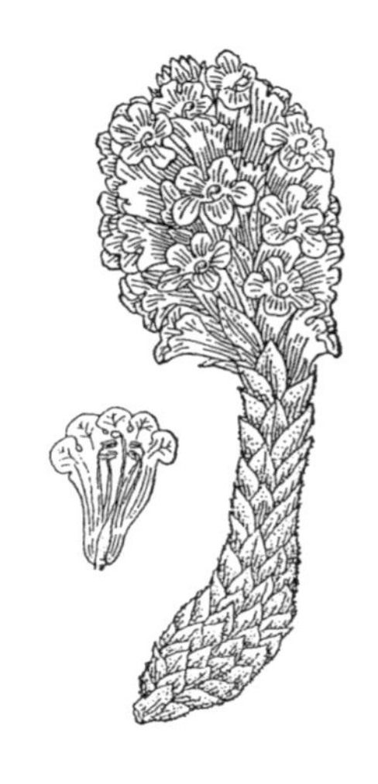

肉苁蓉

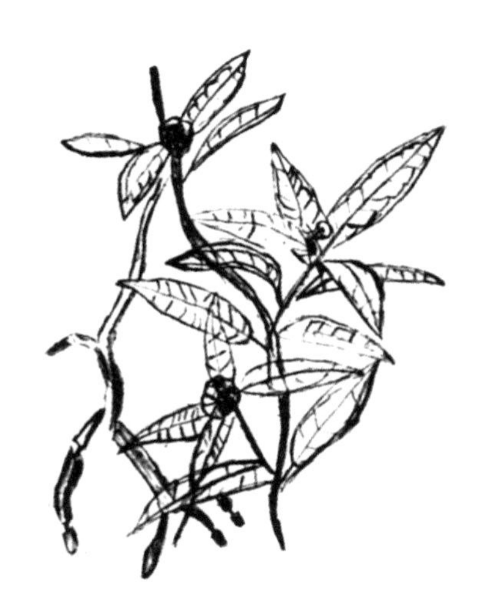

巴戟天

【伍用功能】

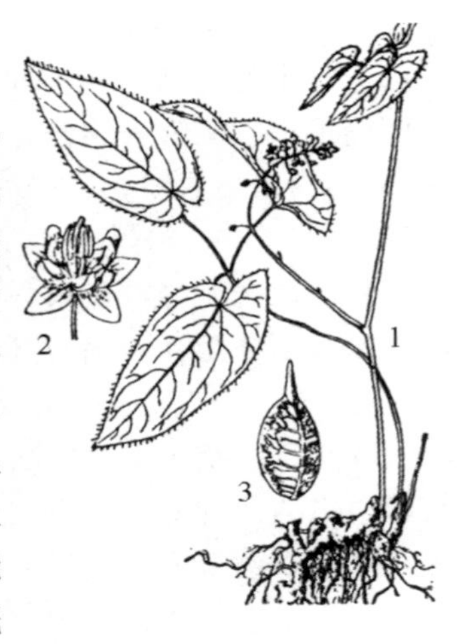

仙灵脾

肉苁蓉甘咸而温，主入肾经。功能补肾助阳，善补精血，温而不燥，补而不峻，故有苁蓉之名，又名大芸，既补肾阳，又益精血，乃补阳益阴之佳品。且又入大肠经，温润而通便，常用于肾虚阳痿，精血衰少，肠燥便秘等症。巴戟天辛甘微温，专入肾经。补肾助阳、温而不燥，补而不滞，辛温能散，则祛寒湿，常用于肾虚阳痿及下肢痹痛。仙灵脾又名淫羊藿，功能温肾壮阳，尤宜于阳痿、遗精等症，既善补命门而助肾阳，以其性味辛温，又可用于风湿痹痛偏于寒湿者。《本草纲目》云："性温不寒，能益精气，其阳不足者宜之。"

药理：提示有激素样作用，有降压作用，能增加冠脉流量等作用。

三药伍用，既能补肾助阳，又益精血，补而不滞，尚能祛除寒湿，温润通便。

【主治】

1. 命门火衰，肾阳不足所致的阳痿、遗精等症。

2. 肾阳不足，精血衰少所致的早泄、阳痿、尿频、不孕不育等症。

3. 年迈或病后阳衰津少，肠燥便秘之证。

4. 肾阳虚而兼有寒湿痹痛，或筋骨痿弱者。

5. 高血压病，证属阳虚畏寒、肢冷、腰膝软弱无力等症。

【常用量】

肉苁蓉 10～15 克，巴戟天 6～10 克，仙灵脾 10～15 克。

【经验】

谢海洲先生在《谢海洲医学文集》中说："阳痿病的原因颇多，中医治疗是针对病因病机，而不是采用单方单药，即所谓辨证论治。即使是命门火衰、肾阳不足所致的阳痿，亦应宗‘善补阳者必阴中求阳’的原则而组方。如《景岳全书》右归饮，张景岳说‘此益火之剂也’，就是说本方能温补命门之火。方中以熟地黄甘温滋肾填精为主药；以山茱萸、枸杞养肝血，合主药以滋养肝肾；以山药、炙甘草补中健脾，以资气血生化之源；以杜仲补肝肾、壮筋骨；仅以少量肉桂、附子温阳散寒，合主药以温阳化气，取其微微生火之意也，也即益火之源。我的自创方‘龟鹿地黄汤’依张景岳右归饮‘阴中求阳’之意，临床用于肾阳不足，精血亏虚之证颇为满意。”

【验方】

龟鹿地黄汤(《谢海洲医学文集》)

熟地黄 15 克，龟甲胶（烊化）6 克，鹿角胶（烊化）6 克，肉苁蓉 10 克，巴戟天 10 克，仙灵脾 10 克，山药 15 克，山茱萸 10 克，芡实 15 克，茯苓 15 克，泽泻 10 克，丹皮 10 克。

主治：①肾阳不足，精血亏虚，阳痿、早泄、形寒肢冷，滑精、尿频等症。②命门火衰，宫寒不孕。或精子量少、死精不育等症。③年迈或病后阳衰津少，肠燥便秘等症。④肾阳虚而兼有寒湿痹痛，或筋骨痿软无力者。

【医案解读】

宋××，男，45 岁，工人。

患者原有遗精、早泄病史，以后逐渐阳痿，面色㿠白，精神不振，头晕目眩、耳鸣、畏寒肢冷，夏天仍穿冬衣，舌淡白，脉沉细。

[辨证立法]

精气亏虚，命门火衰而致阳痿，畏寒肢冷；肾精亏虚，不能充养脑海、脑府，故见头晕目眩、耳鸣、面色㿠白；舌淡白，脉沉细，皆为肾阳亏虚之征。故以温补肾阳，益精填髓立法。

[处方]

肉苁蓉 15 克，巴戟天 10 克，仙灵脾 15 克，熟地黄 15 克，龟甲胶（烊化）6 克，鹿角胶（烊化）6 克，山药 15 克，山茱萸 15 克，炒芡实 15 克，茯苓 15 克，泽泻 10 克，丹皮 10 克，桂枝 10 克，炙甘草 6 克。水煎服，7 剂，效不更方。

二诊：上方连服 14 剂后，畏寒肢冷好转，故宗上方加枸杞 15 克，仙茅 6 克，益精壮阳，续服 7 剂，效不更方。

三诊：上方连服 14 剂后，畏寒肢冷有明显减轻，精神见好，以上方加肉桂 3 克，续服 7 剂，效不更方。

[处方]

肉苁蓉 15 克，巴戟天 15 克，仙灵脾 15 克，熟地黄 15 克，龟甲胶（烊化）6 克，鹿角胶（烊化）6 克，山药 15 克，山茱萸 15 克，炒芡实 15 克，茯苓 15 克，泽泻 10 克，丹皮 10 克，桂枝 10 克，炙甘草 10 克，枸杞 15 克，仙茅 6 克，肉桂 3 克。水煎服，7 剂，效不更方。

四诊：上方连服 14 剂后，已无畏寒肢冷，夏天已去冬衣，阳痿诸症均已明显好转，舌淡红，苔薄润，脉细缓。龟鹿地黄汤（自创方）改汤剂为水丸，14 剂。效不更方，以收全功。

综观全案立法用药，宗“阴中求阳”之则，以肉苁蓉、巴戟天、仙灵脾为主药，以龟鹿地黄汤（自创方）为主方化裁，重在变通。如重用熟地补肾益精，尤为填补肾精之要药；龟甲胶、鹿角胶两味血肉有情之品同用，取其生精益髓，养血益阳，强健筋骨之力倍增；三药伍用，正合“阴中求阳”之旨，与肉苁蓉、巴戟天、仙灵脾相合，益精养血，滋阴助阳之功相得益彰。枸杞为益精血，补肝肾、平补阴阳之要药，仙茅温肾壮阳，少佐肉桂同用，取其微微生火之意，三药伍用，益精血，补肾阳，温养命门之力显著增强。桂枝、炙甘草同用，辛甘化阳，少佐肉桂相合，亦有微微生火之意。山药、山茱萸、芡实伍用，取其脾肾并补之功，茯苓、泽泻、丹皮相合，寓泻于补，则无腻膈之弊也。诸药合用，阴中求阳，既能温补命门之火，益精血、壮元阳，寓泻于补，又无久服腻膈之弊。

诚如《景岳全书·阳痿》所云：“火衰者十居七八，火盛者仅有之耳。”本案是其例。

谢海洲先生在《谢海洲医学文集》说：“近年来，有人采用蜈蚣、炙甘草作为兴阳药应用，虽能取一时之效，但不是所有的阳痿病都能达到治愈。这是因为蜈蚣只能疏通经络，针对阳事不举，给予一定的兴奋作用，但只能暂用，不可久服。炙甘草也是取其含有类假脱氧皮质酮成分的作用。从免疫角度解释，甘草本身有促进抗体产生作用，是一种激素和免疫抑制解毒剂。其后这张处方又增添了当归、白芍两味药，新中成药名为'亢痿灵'，添这两味药是取其能补养阴血，阴生阳长之意，这是可以理解的，但并非是通治之方，也不能认为是治阳痿的唯一方子。

综上所述，中医必须针对病因，辨证施治，才能取得满意的疗效。此外，适当对待性生活，节欲、节劳，以保持青春常在。

此外，还须重视食疗，即饮食养生，戒烟酒，不食辛辣性热易上火的食品，只宜平补之品，如乌鸡、海参之类，不可滥用壮阳药物，如补之太过，反伤其阴也。"

（七）人参　麦冬　五味子

麦冬参见 107 页图。

五味子参见 69 页图。

【伍用功能】

人参甘、微苦，平。入脾、肺、心三经。本品既具大补元气之功，可挽气虚暴脱之危；又有补肺益脾之效，以治素体虚弱之证；更能扶正祛邪，以治气虚邪实诸症，急救缓图，无不相宜。且能养心安神，以治神志不安；尚可用治消渴，亦有良效。麦冬甘寒，养阴润肺，益胃生津，伍人参则大生津气；五味子酸温，能敛肺生津而聚耗散之气以敛汗，伍麦冬则酸甘

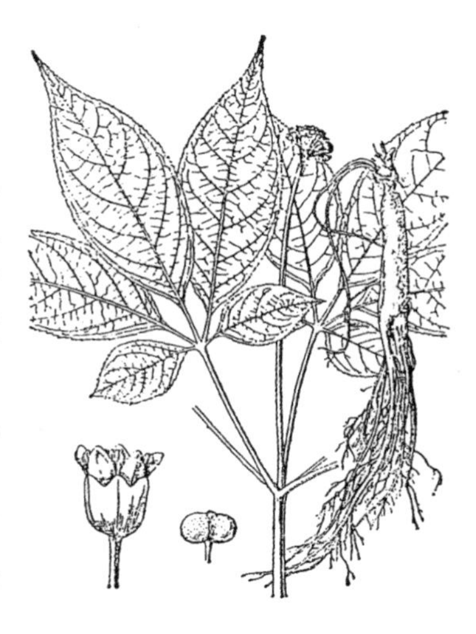

人参

生化阴液，两药共辅人参则两救气阴。三药伍用，一补、一清、一敛，而具益气养阴，生津止渴，敛阴止汗之功，使气复津回，汗止而阴存。正所谓“存得一分阴液，更有一分生机也。”

【主治】

1. 气阴不足所致的多汗、咽干口燥、口渴、气短懒言、形体倦惰等症。

2. 暑热伤人之后，津气两伤，亦即肺之气阴两伤，津气不足上承诸症。

3. 久咳不已，亦耗气伤津，损伤肺之气阴，而出现干咳、短气、自汗等症。

4. 大手术后，或癌症术后，或放、化疗之后，出现气阴两伤诸症，正不胜邪者。

【常用量】

人参(先煎)6～10 克，麦冬 15 克，五味子 6 克。

【经验】

谢海洲先生在《谢海洲医学文集》中说：“人参、麦冬、五味子伍用，出自《内外伤辨惑论·暑伤胃气论》生脉散。如用于热病后，气虚津伤之证，以西洋参易人参为好，西洋参甘，微苦而凉，长于益肺阴清虚火，生津止渴，不似人参其性偏温。西洋参性凉而补，故欲用人参而不受人参之温补者，皆可以此代之。

如用于大手术后，或癌症术后，或放、化疗之后，患者元气大伤，出现气阴两虚证，正不胜邪者，还是以人参大补元气为佳。因为人参更能扶正祛邪，以治气虚邪实诸症。

人参生用性偏于凉，主要用于一般气虚或气阴不足者；如制为红参则性偏温，用于大补元气，以调补气阳不足者为宜。用药如用兵，兵不在多而在精，此之谓也。”

【验方】

补虚扶正方(《谢海洲医学文集》)

生晒参 10 克，麦冬 15 克，五味子 6 克，生黄芪 15 克，女贞子

15 克，旱莲草 15 克，绞股蓝 15 克，黄精 15 克，仙鹤草 15 克，龟甲胶（烊化）6 克，鳖甲胶（烊化）6 克，阿胶（烊化）6 克。

主治：①大手术后，或癌症术后，或放、化疗之后，患者元气大伤，出现气阴两虚诸症者。②大手术后，或癌症术后，或放、化疗之后，出现气血两虚诸症者。③大手术后，或癌症术后，或放、化疗之后，身体虚弱，即所谓“弱不禁风”，容易感冒者。④大病之后，出现白细胞减少、贫血，或毛发脱落较甚者。⑤大病之后，出现白发明显增多，或老年斑明显增多，或出现易疲劳及免疫功能下降，未老先衰诸症者。

【医案解读】

金××，女，49 岁，职员。

患者宫颈癌术后，放、化疗 3 个疗程之后，体质明显下降，日渐消瘦，畏风自汗，常易感冒，面色皖白，气短懒言，时冷时热，干咳无力，口干舌燥，夜间低热、盗汗，大便干燥，头昏神疲，腰膝酸软，舌淡少苔而干，脉细小数。西医诊断：白细胞减少，轻度贫血。

[辨证立法]

患者术后及放、化疗 3 个疗程之后，元气大伤，五脏气虚，肌肤失荣，则面色皖白；肺为气之主，气虚宗气不足，则气短懒言；肺气虚则肃降无权，故咳嗽无力，肺卫不固，营卫失调，则畏风自汗，时冷时热，易于感冒；清气不升，则头昏神疲。五脏阴液亏损，肾为阴液之根，肺胃阴伤，则津液不能上承，生津润燥，故口干舌燥；津液不能下行，濡润大肠，故大便干燥；肾之阴精亏虚，上不能濡养脑髓，则头昏神疲，亦为清阳不升之故；下不能充养腰膝，则腰膝酸软；阴虚生内热，阴不潜阳，故夜间低热、盗汗；舌淡少苔而干，脉细小数，皆为气阴两虚之象。故以大补元气、生津养阴，气阴双补立法，辅以敛阴止汗为治。

[处方]

生晒参（先煎）10 克，麦冬 15 克，五味子 10 克，生黄芪 15 克，女贞子 15 克，仙鹤草 15 克，浮小麦 15 克，龟甲胶（烊化）6 克，鳖甲胶(烊化)6 克,阿胶(烊化)6 克,黄精 15 克,水煎服,7 剂,效不更方。

二诊:上方连服 14 剂后,畏风自汗,时冷时热明显减轻,夜间时有低热、盗汗,仍有口干舌燥、便秘等症,舌淡少津,脉细小数。宗治法不变,上方加天花粉 15 克,石斛 15 克,玉竹 15 克,水煎服,续服 7 剂,效不更方。

三诊:上方连服 14 剂后,自汗、盗汗、低热均无,口干舌燥明显见轻,头昏神疲、腰膝酸软好转,仅时有干咳,大便 2 日一行,稍干,舌淡苔润,脉细缓不数。宗治法不变,上方加生地 15 克,玄参 15 克,天冬 15 克,水煎服,7 剂,效不更方。

四诊:上方连服 14 剂后,大便畅通,每日一行,气阴两虚诸症,均已基本消除,精神亦明显好转,舌淡红,苔薄润,脉细缓,宗既病防变之则,以补虚扶正方(自创方)为主方,易汤剂为水丸,续服 14 剂,以收全功。

综观全案立法用药,以生晒参、麦冬、五味子伍用为主药,以补虚扶正方(自创方)为主方化裁,辨证组方,重在变通。如生黄芪、女贞子、仙鹤草伍用,重在益气固表,养阴补虚而止汗。其中黄芪能通过增强免疫功能显示其抗癌作用;女贞子气味俱阴,为入肾除热补精之要品,具有增强机体免疫功能的作用,对化疗或放疗所致的白细胞减少有升高作用,并有止咳、抗菌、抗癌等作用;仙鹤草为止血、补虚止汗之要药,尤其对肿瘤细胞有抑制作用,对白细胞减少等症有良效。五味子、仙鹤草、浮小麦同用,补虚止汗之力倍增;龟甲胶、鳖甲胶、阿胶三胶均为血肉有情之品,龟甲胶通心肾以滋阴潜阳;鳖甲胶走肝益肾以除热;阿胶补血止血,滋阴润肺而止咳,能升高白细胞,有升高红细胞和血红蛋白作用,并有抗疲劳、提高机体免疫功能及抗癌等作用。三胶同用,滋阴补肾,清热养血润肺止咳,补虚扶正祛邪之功相得益彰。然三胶均有滋腻之弊,故辅黄精宽中益气佐之,亦有补肾益精、润肺养阴之功。天花粉清热生津之功独胜,石斛、玉竹相须为用，质柔而润，具有养阴而不恋邪之特点，三药相合，滋阴清热，生津润燥之力倍增；生地、玄参、天冬伍用，滋阴清热，生津润燥，有“增水行舟”之意。

诸药合用，共奏大补元气，生津润燥，气阴双补，敛阴止汗之功。

谢海洲先生在《谢海洲医学文集》中说：“我的自创方‘补虚扶正方’，实由《内外伤辨惑论》生脉散加味化裁而来。《内经》说‘精气夺则虚’。又说：‘五脏方藏精者也，不可伤，伤则失守而阴虚。’故方中重用血肉有情之品，三胶同用，以填补真阴，但三胶均有滋腻之弊，临证宜酌加砂仁、木香、陈皮之类理气和胃，补中兼疏，正所谓辨证组方，重在变通，用药如用兵，兵不在多而在灵，此之谓也。”

第 12 章 解毒散结抗癌类

(一)半枝莲 半边莲 仙鹤草

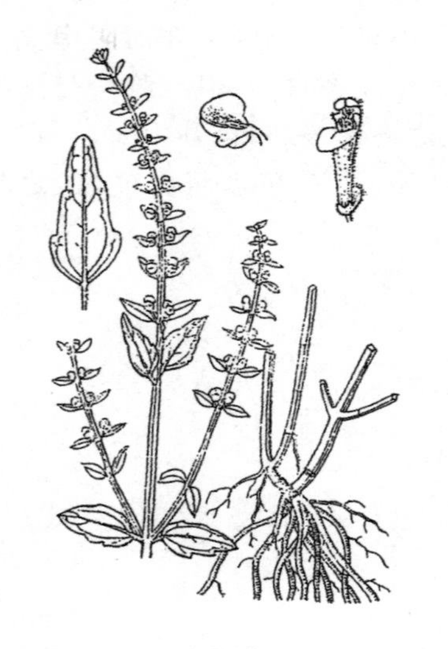

半枝莲

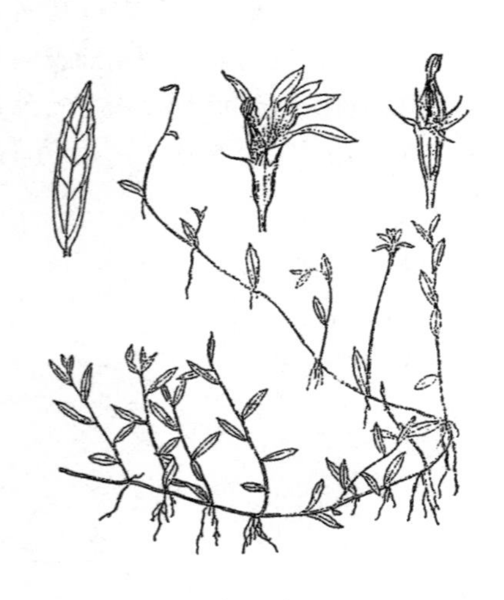

半边莲

【伍用功能】

半枝莲味辛、微苦,性寒。入肺、胃、肝经。本品既能清热解毒消痈,又能化瘀消肿,止血定痛,尚能清热利湿,常用于热毒疮痈,咽喉肿痛,跌打损伤,肝脾肿大、肺癌、胃癌、肝癌、直肠癌等恶性肿瘤。药理:有抗癌作用,对急性粒细胞型白血病有抑制白细胞作用,尚有抗菌、止咳祛痰等作用。半边莲味辛,性寒。入心、小肠、肺经。本品既能清热解毒消痈,用于疮痈肿毒,毒蛇咬伤、跌打损伤等症；又能利水消肿，用于治疗大腹水肿、面足水肿等症。仙鹤草又名脱力草，其味苦涩性平。入肺、肝、脾三经。本品为补虚强壮祛邪要药，既能止血、止汗、止痢，又能增强细胞抵抗力，降低血糖，尚有降血脂、抗炎等作用，尤其对肿瘤细胞有抑制作用，而且对正常细胞有促进增殖之效，对多种恶性肿瘤均有较好疗效。三药伍用，半枝莲以化痰散结为主，半边莲以利水消肿为要，仙鹤草补虚强壮，抗癌之功兼备。三者相合，清热解毒，化痰逐瘀散结，益气养荣之功相得益彰。

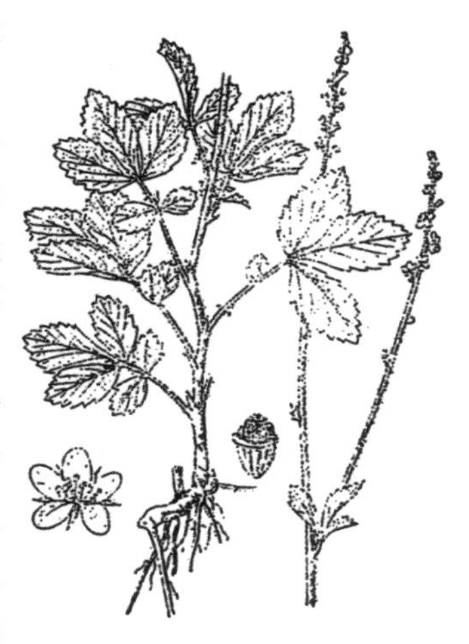

仙鹤草

【主治】

1. 肺癌、肝癌、胃癌、直肠癌、淋巴瘤等多种癌症，证属血瘀、痰湿为患者。

2. 癌性胸腔、心包积液者。

3. 肝脾肿大、吐血、衄血、血淋、肝硬化腹水、湿热为患、小便不利等症。

【常用量】

半枝莲 15～30 克，半边莲 15～30 克，仙鹤草 15～30 克。

【经验】

谢海洲先生在《谢海洲医学文集》中说：“我的自创方以半枝莲、半边莲、仙鹤草三味伍用为主药，故以‘两半仙鹤饮’命名，调方以化痰祛瘀解毒为主，辅以益气养血，扶正抗癌，获得满意的疗效。”

【验方】

“两半仙鹤饮”(《**谢海洲医学文集**》)

半枝莲 15 克，半边莲 15 克，仙鹤草 30 克，浙贝母 15 克，瓜蒌

20 克，生牡蛎（先煎）30 克，玄参 15 克，连翘 15 克，夏枯草 15 克，益母草 15 克，鸡血藤 25 克，忍冬藤 15 克，郁金 15 克，川楝子 10 克，合欢皮 15 克，炒枣仁 20 克，柏子仁 15 克。

主治：①痰瘀互结，毒聚正衰所致的多种肿瘤，如淋巴瘤、甲状腺瘤等恶性肿瘤。②肝郁痰凝，痰瘀互结所致的瘿病，如甲状腺瘤、甲状腺炎等甲状腺肿大之类的疾病。

【医案解读】

孙某，女，36 岁，北京市市民。

患者 10 年前，因恼怒悲伤后发病，在北京某医院确诊为“淋巴瘤”。初诊为 1997 年 6 月 26 日。症见颈部右侧，肿块如拳，顶突根深，质地坚硬，边界不清，推之不移，表面不甚光滑，按之隐痛，肤色紫暗，身体明显瘦削，毛发不泽，面色暗滞，下半身凉，纳眠不馨，舌质淡红边有瘀斑，苔白腻，脉沉细弱。

[辨证立法]

患者长期忿郁脑怒，肝气失于条达，肝郁气滞，继而导致津液失于布散，凝聚成痰，或气郁化火灼津。痰气郁火互结，导致血行失畅，则血郁成瘀，终致气滞、痰浊、郁火、血瘀互结为患。

辨证：肝郁痰凝，痰瘀互结，毒聚正衰。

治法：疏肝理气，化痰逐瘀，解毒散结，扶正祛邪。

[处方]

半枝莲 15 克，半边莲 15 克，仙鹤草 30 克，郁金 15 克，川楝子 10 克，瓜蒌 20 克，浙贝母 15 克，生牡蛎（先煎）30 克，连翘 15 克，夏枯草 15 克，忍冬藤 15 克，鸡血藤 25 克，合欢皮 15 克，炒枣仁 20 克，夜交藤 15 克。水煎服，如无不适，可继服多剂。

二诊：上方连服 28 剂后，药后舒适，肿块未增，亦未见消，邪正相持，已是有效之征。而后 3 次来诊，守法调方略作加减，每日 1 剂。

六诊：1997 年 11 月 25 日。肿块渐消，质地变化不显，按之痛减，肿块皮肤较前红活，纳增，睡眠好转，精神见好，体质有复。唯有多汗，咽部有痰，舌质淡白，脉沉弱。观其舌脉诸症，已现邪却正复之象，故调方以化痰祛瘀解毒为主，辅以益气养血，扶正祛邪。

［处方］

天竺黄 12 克，白芥子 12 克，浙贝母 15 克，生牡蛎（先煎）25 克，夏枯草 15 克，连翘 15 克，仙鹤草 30 克，益母草 15 克，黄芪 30 克，半枝莲 15 克，败酱草 15 克，白花蛇舌草（蛇舌草）15 克，龙葵 15 克，白英（蜀羊泉）15 克，白芍 15 克，赤芍 15 克，三棱 6 克，莪术 6 克，血竭 6 克，玄参 15 克。水煎服，每日 1 剂。

七诊：1997 年 12 月 25 日，病人全身状况及局部稳中有复，舌淡红，脉沉缓。嘱病人效不更方，坚持服药，坚定信心，“咬定青山不放松，一切均在信心中”。患者生命延续十年以上，获出奇制胜之效。

综观全案立法用药，以半枝莲、半边莲、仙鹤草三味伍用为主药，辨证组方，以痰瘀并治、解毒散结、扶正抗癌为主线，以“两半仙鹤饮”（自创方）为主方化裁，重在变通。如郁金、川楝子、瓜蒌伍用，疏肝解郁，理气化痰功著；浙贝母、生牡蛎、连翘相合，化痰散结，软坚散结，解毒散结相得益彰；夏枯草、忍冬藤、鸡血藤伍用，清肝火，散郁结，养血通络之功相辅相成；合欢皮、炒枣仁、夜交藤同用，解郁安神，养心安神，活血化瘀，养血通络之功相得益彰；白芥子利气豁痰，消肿散结，天竺黄清热豁痰利窍，玄参善入血分，能散周身痰结热痈，三药伍用，清热豁痰，消肿散结之力倍增；三棱、莪术、血竭相合，破血祛瘀，行气消积之功显著；败酱草清热解毒，“主破多年瘀血”，蛇舌草清热解毒、利湿、散瘀，善治多种癌症，赤芍清热凉血，散瘀抗癌，三味相合，清热解毒，利湿散瘀抗癌之功相得益彰；益母草行血养血，祛瘀生新，黄芪益气扶阳，善补五脏诸虚，白芍养血敛阴，柔肝缓急，三药伍用，益气养血，祛瘀生新，补虚扶正抗癌之力显著增强；龙葵清热解毒，活血消肿化痰抗癌，白英清热解毒，利湿消肿，活血抗癌，二味相合，清热解毒，痰瘀并治，消肿抗癌之力倍增，与仙鹤草同用，既增强抗癌之功，又无攻邪日久伤正之弊。诸药合用,正合以化痰祛瘀,解毒散结为主,辅以益气养血,扶正抗癌立法之本意。

谢海洲先生在《谢海洲医学文集》中曾按云:“淋巴瘤系原发于淋巴结或淋巴组织的恶性肿瘤,临床以无痛性,进行性淋巴结肿大为主要表现,西医以化疗、放疗、手术治疗为主,但效果不理想,预后极差,较高质量生存十年以上者更属少见。此病属中医学‘失荣’范畴,认为颈部肿块,坚硬如石,身体消瘦,面容憔悴,失去荣华者,称为‘失荣’。本例患者,由于郁怒伤肝,思虑伤脾,痰瘀于少阳、阳明之经,日久化毒,气血耗损,内夺于荣,如《外科正宗》所说:‘其心或因六欲不遂,损伤中气,郁火相凝,隧痰失道停结而成,其患多生肩以上,初起微肿,皮色不变,日久渐大,坚硬如石,推之不移,按之不动,半载一年,方生阴痛,气血渐衰,形容瘦削’。故治以黄芪、仙鹤草、白芍益气养血扶正,寓消于补;郁金、川楝子疏肝理气;玄参、牡蛎、浙贝母伍用,合天竺黄、白芥子清热滋阴,化痰散结,使阴复热除,痰化结散,肝火郁结、痰火结聚者尤宜,其中牡蛎兼备化痰软坚之功,甚为合手;三棱、莪术、血竭、赤芍、益母草、忍冬藤均入血分,消瘀血、通经络,其中忍冬藤兼清热解毒,内托通络之效,诸药合用,使瘀去痰无依附,痰去毒无所生;连翘、龙葵、蛇舌草、半枝莲、白英、败酱草诸药合用,清热解毒散结抗癌之力倍增。

前后之方,综合分析,治有标本缓急之则,疗有郁痰瘀毒之药,故而力遏恶病发展,且有所恢复,确属不幸中之万幸,亦医者不理想中之理想矣。”

(二)山慈姑　石见穿　七叶一枝花

【伍用功能】

山慈姑辛,寒。入肝、胃经。本品味辛气寒,善能清热解毒,消痈散结,常用于疮疡肿毒,瘰疬结核,取其解毒散结之功,多用于胃癌、食管癌、乳腺癌、鼻咽癌、肺癌、淋巴肉瘤、宫颈癌等癌症。石见穿性味苦、辛,平。入肺、脾经。本品善能化痰散结,又能清热利

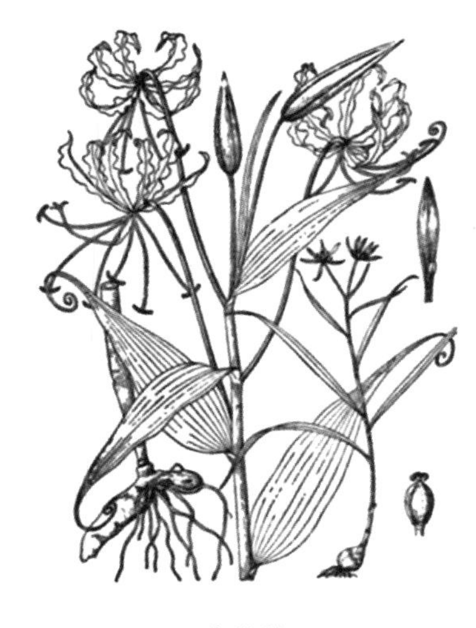

山慈姑

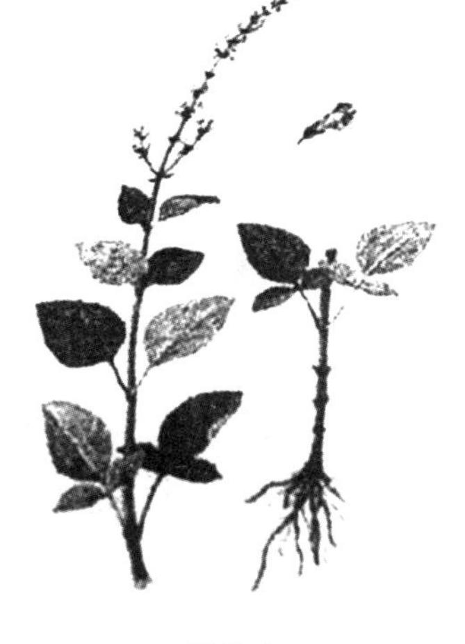

石见穿

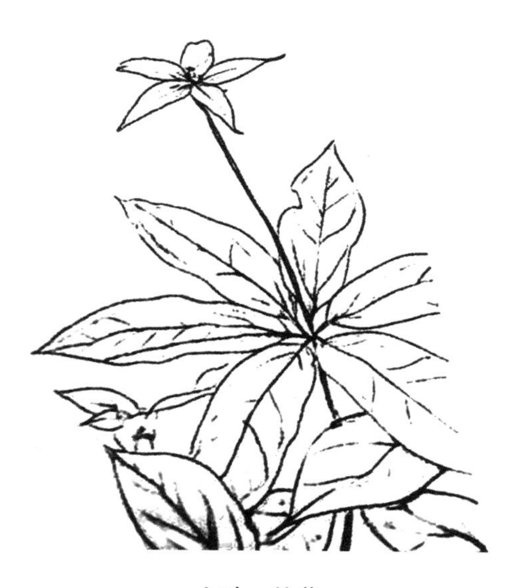

七叶一枝花

湿，常用于噎膈、瘰疬、痰饮、痈肿、赤白带下等。临床多用于食管癌、肺癌、乳腺癌、肝癌、脑肿瘤等多种癌症。七叶一枝花别名蚤休，又名重楼。本品味苦，微寒，有小毒。入肝经。功专清热解毒消痈，为治疮疡肿毒之要药。临床常用于治疗食管癌、胃癌、肺癌、乳腺癌、脑肿瘤等多种癌症。三药伍用，清热解毒，消痈散结，化痰散结，清热利湿，取其解毒散结之功，用于治疗多种癌症，功效益彰。

【主治】

1. 一切疮疡肿毒，无名肿毒等病症。

2. 噎膈、瘰疬为病，证属气、痰、瘀互结者。

3. 食道癌、胃癌、肺癌、乳腺癌等多种癌瘤。证属气、痰、瘀三者之结，或热毒炽盛，湿热为患者。

【常用量】

山慈姑 10～15 克，石见穿 10～15 克，蚤休 6～10 克。

【经验】

谢海洲先生在《谢海洲医学文集》中说："我的自创方启膈通幽汤，就是以山慈姑、石见穿、蚤休伍用为主药，辨证组方，重在变通，临床用于贲门癌等多种癌症，均获得满意的疗效。"

【验方】

启膈通幽汤（《谢海洲医学文集》）

山慈姑 15 克，石见穿 15 克，蚤休 10 克，天葵子 15 克，龙葵 15 克，土贝母 15 克，黄药子 15 克，蛇舌草 15 克，八月札 10 克，郁金 15 克，王不留行 10 克，苏子 6 克。

主治：①噎膈，瘰疬等病，证属气、痰、瘀互结者。②食管癌、胃癌、肺癌、乳腺癌等癌症，证属气、痰、瘀互结，或热毒炽盛，湿热为患者。

【医案解读】

赵某，男，59 岁，北京市工人。

1996 年 1 月，在北京某医院做食管镜检查：食管下段距门齿

35cm 处可见食管右侧壁有大约 0.2cm 突出隆起物，表面水肿苍白，被覆白色假膜，碰之易出血。小弯侧一肿物呈菜花状隆起，表面糜烂充血，有黄色分泌物，触之易出血，病变长约 5.6cm。镜检诊断：胃腺癌。

临床表现：吞咽困难，咽物滞涩而痛，伴有呕吐，只能吃流食，食少腹胀，脘痛堵闷，肩背胸常痛，面色无华，舌体胖嫩，苔水滑，脉沉弦。

辨证立法：湿热蕴结，痰瘀交阻，结毒盘踞，碍涩幽膈，邪盛正衰。治拟清热解毒，化痰散结，祛瘀通络，启膈通幽立法。

[处方]

山慈姑 15 克，石见穿 15 克，蚤休 10 克，天葵子 15 克，龙葵 15 克，土贝母 15 克，王不留行 10 克，郁金 15 克，桃仁 10 克，桔梗 10 克，枳实 10 克，苏子 6 克。水煎服，7 剂，如无不适，可继服多剂。

二诊：上方连服 28 剂后。无不适之感，食少腹胀与脘痛堵闷减轻，肩背胸骨时有疼痛，舌胖嫩，苔水滑，脉沉弦。宗治法不变，上方化裁，续服，水煎服，每日 1 剂。

[处方]

山慈姑 15 克，石见穿 15 克，蚤休 10 克，土贝母、川贝母、黄药子、王不留行各 10 克，郁金 15 克，桃仁 10 克，天葵子 15 克，龙葵 15 克，炙乳香 6 克，炙没药 6 克，连翘 15 克，八月札 10 克，玄参 15 克，丹参 15 克，北沙参 15 克，麦冬 10 克，天冬 10 克，水煎服，每日 1 剂。

另增服西黄丸，每日 1.5 克，分 2 次服。

三诊：上方连服 28 剂后，无呕吐，食少腹胀与脘痛堵闷均明显减轻，肩背胸骨时有隐痛，舌淡肿，苔薄少津，脉沉小弦，宗上方化裁，酌加养阴扶正抗癌之品，水煎服，每日 1 剂。

[处方]

北沙参 15 克，麦冬 10 克，天冬 10 克，黄精 15 克，石斛 10 克，玉竹 10 克，八月札 15 克，神曲 15 克，木香 10 克，水煎服，每日

1剂。

四诊：上方连服2个月后，吞咽稍利，精神渐好，饮食稍增，唯感气短乏力，舌淡胖嫩，脉缓细无力。

宗上方化裁，酌加扶正培本之品。

[处方]

山慈姑10克，石见穿10克，蚤休6克，龙葵10克，蛇舌草10克，黄药子10克，北沙参15克，生苡仁15克，黄精15克，黄芪15克，党参15克，当归10克，水煎服，每日1剂。

另增服紫硇砂10克，每日1克，分2次服。小金丹（《外科全生集》方）每服1粒，日2次。

五诊：服上方3个月后，全身症状基本消除，唯咽下稍感不顺，精神明显见好，舌淡胖，脉细缓，宗扶正祛邪之则，改拟药茶，长期服用。

[处方]

山慈姑5克，石见穿15克，黄药子15克，水煎代茶，每日1剂。

另增西黄丸（《外科全生集》）方，每日1.5克，分2次服。参苓白术丸，每次9克，每日2～3次。

六诊：汤丸并服1个月后，吞咽顺畅，精神转佳，饮食、二便如常，已能半日工作，舌淡红，苔薄润，脉缓。仍宗上方，汤丸并用，解毒抗癌，益气扶正，以巩固疗效。

全部疗程1年余，共服汤药150剂，临床症状全部消失，经北京某医院食管镜复检，示：病灶消除，符合痊愈标准。3年后追访，体健如常。

综观全案立法用药，以山慈姑、石见穿、蚤休伍用为主药，以解毒散结抗癌为主线，辅以扶正培本，以自创方启膈通幽汤为主方化裁，辨证组方，重在变通。如本病系气、痰、瘀交阻、湿热蕴结、气滞血瘀，结毒盘踞，化为癌毒为患，方中桔梗系开提肺气之药，辛开苦降，化痰利咽，与枳实伍用，取其通肺利膈下气也；与苏子同用，取其祛痰下气之功。三药相合，载诸药上浮，“能引苦泄峻下之剂，至于至高之分成功，俾清气既得上升，则浊气自可下降，降气之说根于是。”此正是先生用药之妙也。土贝母、川贝母、黄药子伍用，化痰软坚散结，解毒抗癌之力倍增；王不留行、郁金、桃仁相合，活血祛瘀通经之功相得益彰；天葵子、龙葵、石见穿伍用，化痰散结，活血消肿，清热解毒功效显著；炙乳香、炙没药相须为用，行气活血祛瘀之力倍增，与连翘相合，清热解毒，消肿散结之功增强；八月札、神曲、木香伍用，理气和胃助运之力倍增；黄精为气阴双补之要药；与石斛、玉竹相合，宽中益气，养胃生津之功相得益彰；北沙参、麦冬、天冬伍用，有金水相生之意；黄芪、党参、当归同用，补气生血，以充养气血生化之源。

诸药合用，共奏化痰散结，清热解毒，祛瘀通络，启膈通幽，扶正祛邪之功。

谢海洲先生在《谢海洲医学文集》中按："本病属中医噎膈范畴，乃湿郁痰阻，湿热蕴结，气滞血瘀，终成噎膈瘀阻，毒邪盘踞，化为癌瘤，以致邪盛正衰，故本案始终坚守攻邪不忘扶正，攻邪即清热解毒，活血化瘀，消痰化湿，软坚散结等法；扶正即采用益气健脾，滋阴补血，充养气血生化之源，以期启膈通幽，安内攘外，正复邪祛，从而达到癌症治愈之目的。”

百病皆始于气，气行痰自消，气行则血活，先生首从调气入手，此正是用药如用兵，兵不在多而在灵，此之谓也。

(三)功劳叶　女贞子　炙黄芪

黄芪见第 97 页图。

【伍用功能】

功劳叶又名十大功劳，味微苦、甘，性平。入肺、肾经。为清凉滋补之要药。功能补中脏，养精神，退虚热，功专抗肺痨(类似肺结核)，长于治疗虚劳内热。药理研究提示；对肿瘤细胞有抑制活性的作用。女贞子气味俱阴，为入肾除热补精之要品，有养肝明目、乌须黑发之功。药理研究提示：有抗肿瘤作用。炙黄芪为补中气，

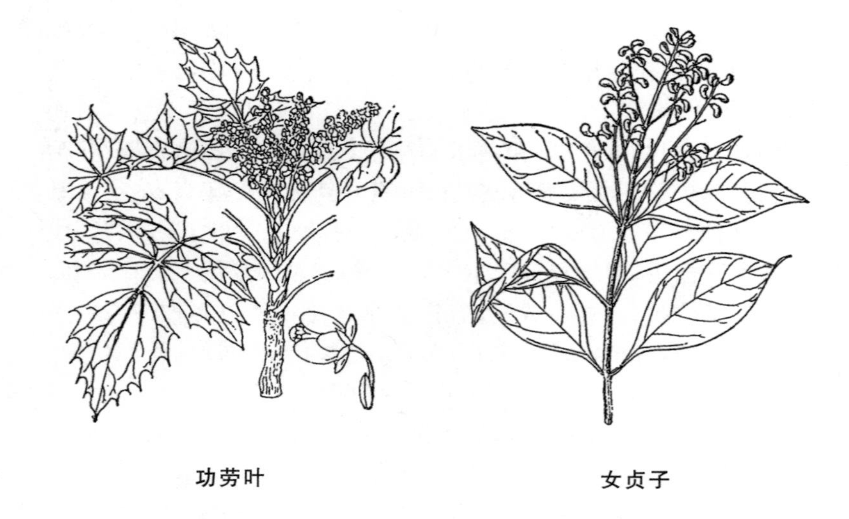

益元气，温三焦，壮脾阳之要药。药理研究提示：其抗癌作用是通过增强免疫功能而起作用的。三药伍用，气阴双补，益中脏，补肝肾，增强免疫功能，扶正祛邪之功相得益彰。

【主治】

1. 肺痨（类似肺结核）证属气阴两虚者。

2. 各种疾病引起的虚损，证属气阴两虚者。

3. 肿瘤证属正虚邪盛者。

4. 癌症手术后，或放、化疗后引起白细胞下降等不良反应，免疫功能下降者。

【常用量】

功劳叶 10～15 克，女贞子 10～15 克，炙黄芪 15～30 克。

【经验】

谢海洲先生在《谢海洲医学文集》中说："我的自创方'贞芪加味汤'，以功劳叶、女贞子、炙黄芪伍用为主药，其中重用炙黄芪，功能补中气，益元气，壮脾阳，以资气血生化之源，增强机体免疫功能，三药伍用，气阴双补，扶正祛邪之功相得益彰。此方对多种疾病所致的虚损(虚劳),证属气阴两虚者,疗效可靠。对于肿瘤不宜手术者,或癌症术后,或放、化疗后,白细胞下降,免疫功能低下者,均有较好的疗效。”

【验方】

贞芪加味汤(《谢海洲医学文集》)

功劳叶 15 克,女贞子 15 克,炙黄芪 30 克,黄精 15 克,炒白术 10 克,党参 10 克,山药 15 克,茯苓 10 克,炙甘草 10 克,大枣 5 枚,白芍 10 克,木香 10 克。

【医案解读】

陈××,男,59 岁,北京职工。

2000 年 2 月 5 日,右上腹疼痛向右肩背放射,曾有胆结石病史,突发右上腹痛 3 天,入北京市某医院治疗,腹痛缓解,剖腹探查,术中证实“胆囊癌”。于 3 月 31 日出院,回家休息。

应友人所托探诊:患者面色萎黄憔悴,形体消瘦,体重不足 40 公斤,卧床不起,不能食,舌淡,脉细涩。

[辨证立法]

与患者交谈时发现,其气短懒言,不善言语,心理负担沉重,故不能受,不愿下床,于是首先从心理“攻关”“放下包袱开动机器”后,仅以食疗方黄芪 15 克,黄精 15 克,大枣 5 枚,黑米 30 克共煮粥 5 天。一周后再次探访,患者精神明显好转,已能下床走动,饮食日增,仍以食疗方黑米粥为主食,另增药茶方:女贞子 15 克,炙黄芪 30 克,功劳叶 15 克,水煎代茶饮,7 剂。

第 3 次探诊:患者精神忽然开朗,善谈吐,已能在室内走动,能干轻微家务,仅有神疲纳少,动则汗出,咽干口燥,小便短少,大便细软,舌淡红少津,脉细弱,证属气阴两虚,故拟“黄芪加味汤”(自创方)化裁论治。

[处方]

功劳叶 15 克,女贞子 15 克,炙黄芪 15 克,黄精 15 克,炒山药 15 克,炒芡实 15 克,党参 15 克,白术 10 克,茯苓 15 克,车前子 10

克，桔梗10克，炙甘草10克，木香10克，白芍10克，龙眼肉10克，水煎服，5剂，效不更方。

第4次探诊：患者精神倍增，已能干一些轻微家务劳动，无自汗出，饮食日增，二便正常，舌淡红，苔薄润，脉细缓，体重已增至55公斤，很愿外出活动，劝其再度室内练功，以防感冒。

[处方]

以“贞芪加味汤”（自创方）制水丸，14剂，巩固疗效。

综观全案立法用药，首先从“话疗”“放下包袱，开动机器”为先导，以食疗方黄芪、黄精、大枣粥“探路”入手，以资气血生化之源，培补后天之本；以女贞子、炙黄芪、功劳叶伍用药茶方气阴双补，扶正祛邪；黄精、山药、黄实伍用，补脾、养肺、益肾补精之功相得益彰，气阴双补之力倍增；参芪相须为用，与炒山药相合，健脾益气之力显著增强；白术健脾燥湿，茯苓渗湿健脾，车前子利小便而实大便，三药伍用，健脾化湿，泌别清浊，相辅相成，相得益彰；桔梗开宣肺气，通利胸膈，与甘草伍用以利咽喉，与诸药相合，载诸药上行，有引经为使之用；白芍、炙甘草、龙眼肉伍用，酸甘化阴，益气养血，功效益彰。木香乃三焦气分之要药，善能升降诸气，于补药之中伍用，则有补中兼疏，久服无壅膈之弊也。

诸药合用，气阴双补，扶正祛邪之功相得益彰。患者坚持服药一年，某医院复查痊愈。

谢海洲先生在《谢海洲医学文集》中说：“有人说癌症是绝症，是不治之症，我说，这不能一概而论。也有人说，癌症有三分之一是吓死的，三分之一是治死的，三分之一是自然死亡的，我说，这话有一定道理。就以此案胆囊癌治愈为例，我把‘治疗’放在首位，只有‘放下包袱，开动机器’，才能更好地发挥中药、食疗的有效作用，有人说此案胆囊癌治愈例，就是一例奇迹，我说非也。我和这位患者结为莫逆之交，他再三表示救命之恩，我真诚地表示说，是你战胜了自我，这才创造了生命的奇迹。

一年后，复诊痊愈，我曾问过这位朋友，当时你不下床，不能食，是如何想的？他笑着说，‘我是揣着明白装糊涂’，死不认账，这才增强了我战胜疾病的信心。

此案胆囊癌治愈例，‘话疗’对于癌症患者‘放下包袱，开动机器’感悟至深”。

第 13 章　角药单验方类(《谢海洲医学文集》)

(一)生黄芪　桔梗　生甘草

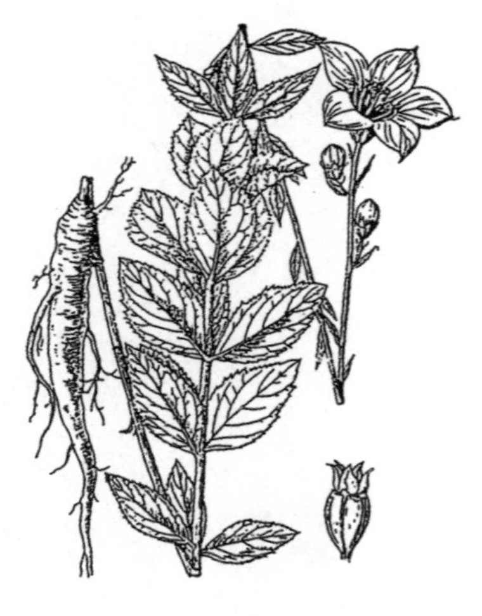

桔梗

黄芪参见第 97 页图,甘草参见第 2 页图。

【伍用功能】

黄芪甘温,温分肉,实腠理,通调血脉,益气补血,生肌长肉,化腐托脓为主;桔梗行散化滞排脓为要;生甘草解毒为佐。三药相合,益气补血,生肌长肉,排毒敛疮之功相得益彰。

【主治】

疮疡成脓不溃,或溃后久不收口,证属气血两虚者。

【常用量】

生黄芪 15～30 克;桔梗 6～10 克;生甘草 6～10 克。

【经验】

生黄芪、桔梗配生甘草伍用,为谢海洲先生经验所得,治疗疮疡久治不愈者确有实效。谢海洲先生在《谢海洲医学文集》中说:“黄芪补气升阳,固表止汗,托疮生肌,能提高机体抗病能力,生黄芪、桔梗配生甘草伍用,治疗痈疽疮疡,由于气血不足,内陷不起,脓成不溃,或溃后脓出清稀,久不收口者,常配当归、川芎、皂角刺;亦可配伍熟地黄、当归、川芎;或者配伍党参、鹿角胶(烊化),少佐肉桂同用,辨证组方,多获良效。”用药如用兵,兵不在多而在精,此之谓也。

(二)当归　丹参　王不留行

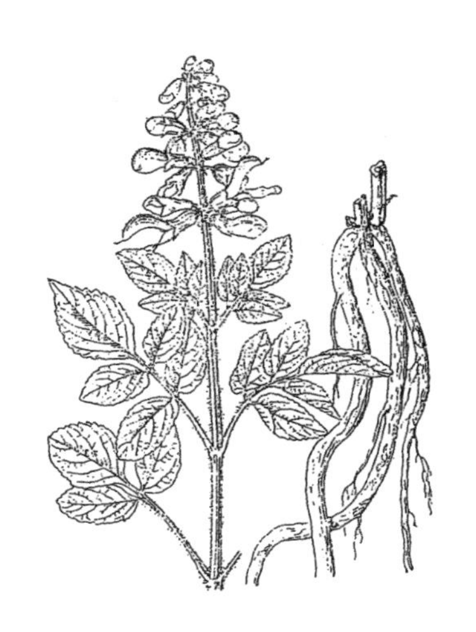

丹参

当归参见第 97 页。

王不留行参见第 80 页。

【伍用功能】

当归、丹参活血化瘀,祛瘀生新,消癥除瘕;王不留行走而不守,通利血脉,化瘀散肿,催生下乳,《本草新编》云:“其性甚急,下行而不上行者也。”三药合用,均入肝经血分,消癥散瘕,行血通利之功益彰。

【主治】

①老年人前列腺增生,排尿不畅,淋漓不净,小腹拘急等症;②妇人血瘀经闭;③妇人不孕症,证属胞宫血脉瘀滞者。

【常用量】

当归 6～10 克,丹参 15～30 克,王不留行 6～10 克,布包煎服。

【经验】

当归、丹参、王不留行伍用,为谢海洲先生临证经验所得。先生在《谢海洲医学文集》中说:“当归、丹参、王不留行伍用,善治妇人经闭,血瘀经闭者,常配桃仁、红花、川芎;气滞血瘀者,常配三棱、莪术、鸡血藤伍用。若治前列腺增生,宜与萆薢、益智仁、乌药相合;若用于急性前列腺炎,宜与瞿麦、萹蓄、生麦芽同用,或与八正散加生麦芽 30 克同用更佳。

(三)车前子　车前草　六一散

【伍用功能】

车前子甘寒滑利,性专降泄,既能利水通淋,渗湿止泻,清肝明目,降低血压,清泄湿热,又能清肃肝肺,化痰止咳,而尤长于行有形之水液;车前草偏于利无形之湿热,清热解毒,兼能凉血止血,可治血尿诸症;六一散(《宣明论方》)方:滑石 180 克,甘草 30 克,研末冲服,每次 10 克,功能清暑利湿,用于治疗暑热烦渴,小便不利,三焦湿热,小便淋痛等症。三药相合,清热利湿,通淋利尿,清热去暑,凉血止血解毒之功相得益彰。

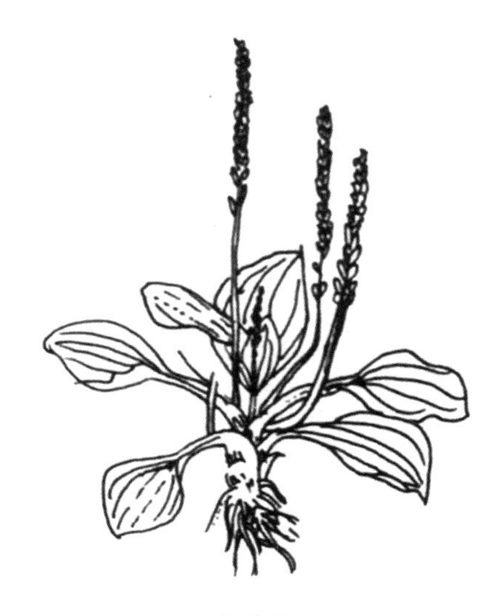

车前草

【主治】

①暑热泻痢;②小便短少,小便不利甚则癃闭,小便带血甚则血尿,以及浮肿者(急性肾炎、慢性肾炎、肾盂肾炎、膀胱炎)均可使用;③石淋(尿路结石);④痛风。⑤湿热黄疸以及皮肤湿毒等症。

【常用量】

车前子 6～10 克,布包煎服;车前草 10～30 克;六一散 10～12 克,布包煎服。

【经验】

车前子、车前草、六一散伍用,系谢老治疗泌尿系统疾患的经验良方。谢海洲先生在《谢海洲医学文集》中说:"用于治疗尿路结石,宜与海浮石、海金沙、金钱草、鸡内金相合;治痛风者,常与萆薢、土茯苓同用,亦可单以车前草 30 克,水煎代茶饮,辨证组方,疗效更佳。"

(四)紫花地丁　黄花地丁　车前草

车前草参见第137页图。
黄花地丁(又名蒲公英)参见第146页图。

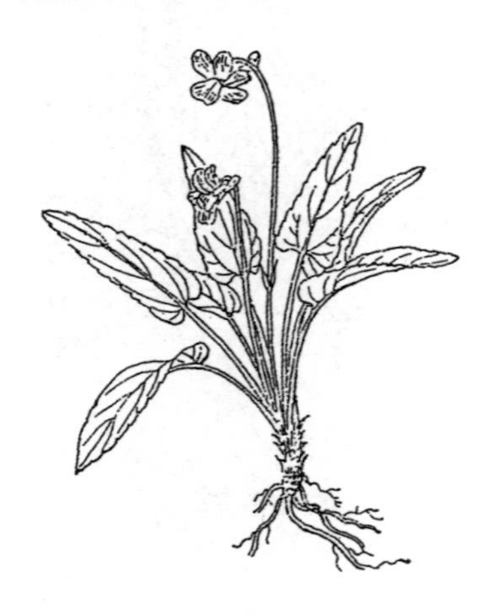

紫花地丁

【伍用功能】

紫花地丁又名地丁草(地丁),功专清热解毒,为治疗热毒疮痈之要药,《本草正义》说:“然辛凉散肿,长于退热,惟血热壅滞,红肿焮发之外疡宜之。”《本草纲目》云:“主治一切痈疽发背,疔肿瘰疬,无名肿毒,恶疮。”黄花地丁又名蒲公英,以其开黄花而得名。功能清热解毒、散结消痈,近年来应用范围益广,尤其对胃炎、消化性溃疡及幽门螺旋杆菌呈阳性者,颇见功效,以其泻阳明之火,灭其菌是也。车前草功似车前子,且长于凉血止血,清热解毒。三药伍用,清热解毒,凉血止血,消痈散结之功相得益彰。

【主治】

①疔疮肿毒,乳痈、丹毒等红肿焮痛之症;②肠痈(类似急性阑

尾炎)诸症;③尿路感染诸症;④一切化脓性炎症、非化脓性炎症均可使用;⑤胃、十二指肠溃疡,糜烂型胃炎证属热毒内蕴者。

【常用量】

地丁草10~30克,蒲公英10~30克,车前草10~30克。

【经验】

谢海洲先生在《谢海洲医学文集》中说:“地丁草、蒲公英、车前草伍用,善治一切化脓炎症,但用量宜大,30~60克均可。若治尿路感染,宜与六一散、旱莲草、血余炭相合,其效更佳。若治腮腺炎红肿热痛者,酌加金银花10克,连翘15克,大青叶10克,板蓝根10克,柴胡6克,升麻6克,3剂病消一半,6剂疾病即告愈。”

(五)金银花 连翘 板蓝根

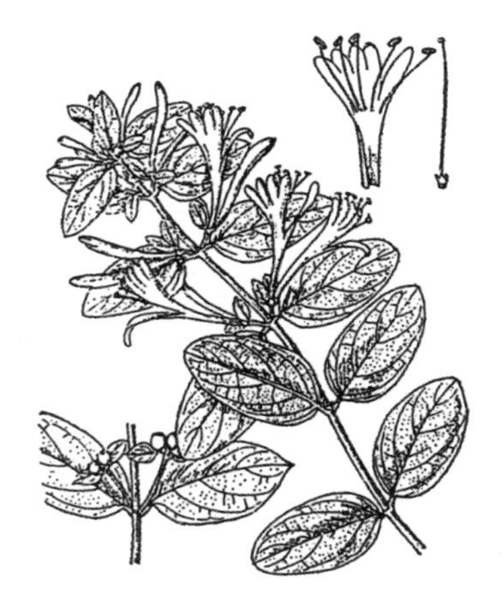

金银花

【伍用功能】

金银花又名忍冬花,质体轻扬,气味芳香,既能清气分之热,又能解血分之毒;连翘轻清上浮,善走上焦,以泻心火,破血结,散气聚,消痈肿。《珍珠囊》曰:“连翘作用有三:泻心经客热一也,去上焦诸热二也,为疮家圣药三也。”《用药法象》称:“散诸经血结,十二经

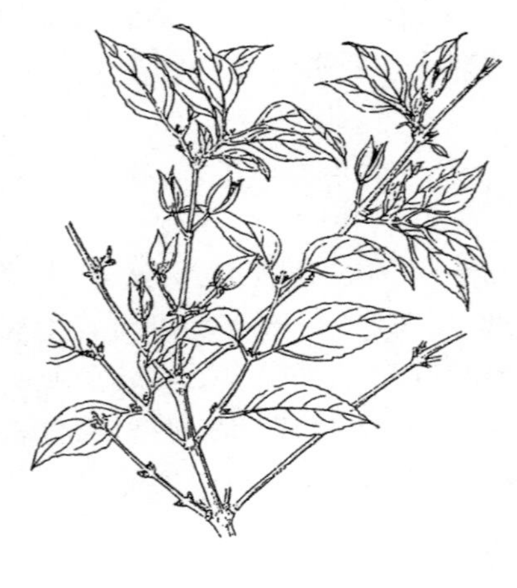

连翘

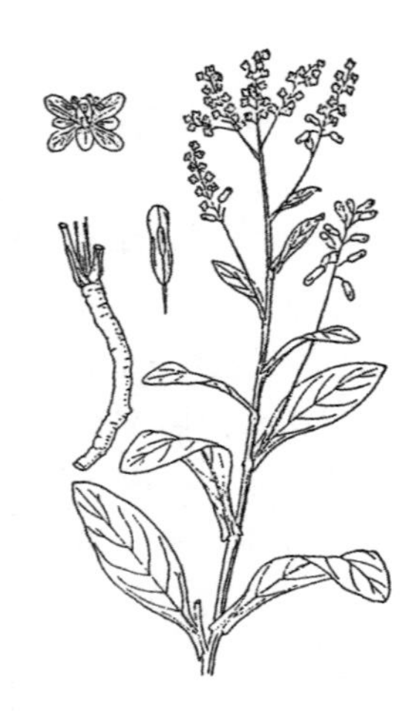

板蓝根

疮药中不可无此，结者散之之义也。”板蓝根功似大青叶，既能清热凉血，又能清热解毒，但其叶主散，其根主降，此又同中之异耳。金银花、连翘、板蓝根伍用，轻清升浮宣散，清热凉血，清热解毒之力显著增强，尚能疏通气血，宣导十二经脉气滞血凝，消肿散结之功益彰。

【主治】

①四时感冒，证属风热病毒者；②温热病初起，表证未解，里热又盛诸症；③风热所致的头痛、目痛、牙痛、鼻渊，以及口舌生疮，咽喉肿痛等症；④风热痒疹；⑤疮痈肿毒证属“阳证”者（脉管炎可用）。

【常用量】

金银花 10～15 克，连翘 10～15 克，板蓝根 10～30 克。

【经验】

谢海洲先生在《谢海洲医学文集》中说：“银花、连翘相须为用，出自《温病条辨》银翘散，用于治疗温病初起诸症。现在临床多用于治疗多种热性传染病之初起诸症，若用于治疗疮疡肿毒、脉管炎诸症，用量宜大，各用 15～30 克均可，常与地丁草、蒲公英、浙贝母相合。用于治疗外感风热,症见发热不退,咽喉肿痛,颌下淋巴结肿痛等症,多获良效。”

(六)知母 黄柏 肉桂

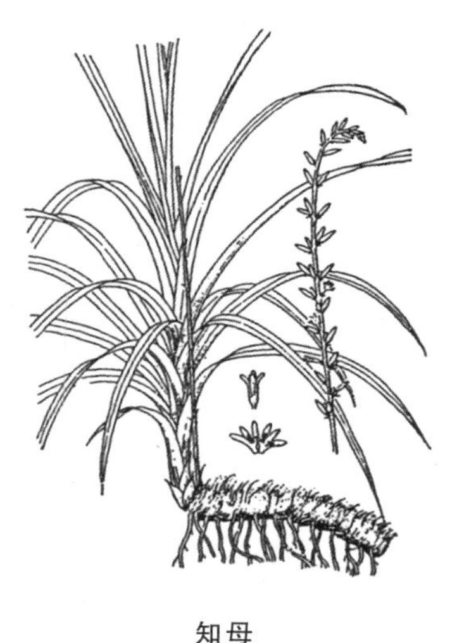

知母

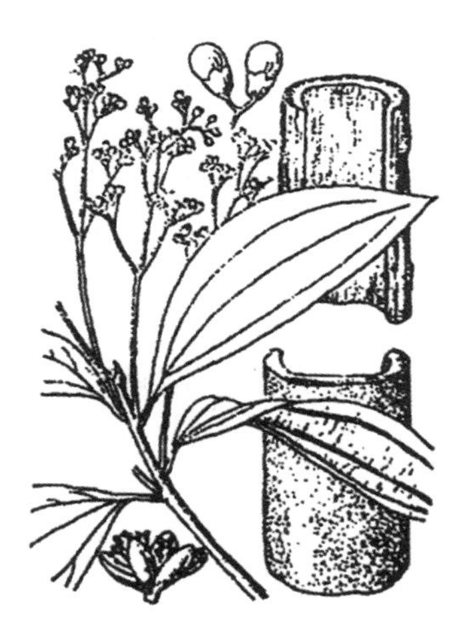

肉桂

黄柏参见第 23 页图。

【伍用功能】

知母苦寒,清热泻水,滋肾润燥;黄柏苦寒,清热燥湿,泻火解毒;肉桂辛热,温中补阳,散寒止痛。知母润肺滋肾而降火;黄柏泻虚火而坚肾阴,相须为用,清化膀胱湿热,为滋肾泻火之良剂。更有肉桂辛热之品作为中介药物,以引寒达热,滋阴降火,清化下焦湿热蕴结之功益彰。

【主治】

①糖尿病,表现为“肾消”,也叫“下消”者,症见多尿,小便浑浊,如膏如脂等;②糖尿病兼见下身瘙痒者。

【常用量】

知母 6～10 克，黄柏 6～10 克，肉桂 1～1.5 克。

【经验】

知母、黄柏、肉桂伍用，出自《兰室秘藏》通关丸，又名滋肾丸。用于治疗热蕴膀胱，尿闭不通，小腹胀满，尿道涩痛。

谢老在《谢海洲医学文集》中说：“水不胜火，法当壮水以制阳光。黄柏苦寒，泻膀胱相火，补肾水不足，入肾经血分；知母上清肺金而降火，下润肾燥而滋阴，入肾经气分，故二药相须而行，为补水之良剂。肉桂辛热，假之以反佐，为少阴引经，寒因热用也。三者相合，用于治疗糖尿病表现为‘下消’者，确有良效。”

(七)诃子　桔梗　甘草

桔梗参见第 134 页图。

甘草参见第 2 页图。

【伍用功能】

诃子涩肠止泻，敛肺利咽；桔梗宣肺祛痰，散邪利咽、排脓；甘草补中益气，泻火解毒，润肺祛痰，缓急止痛，缓和药性。盖诃子以收敛肺气、降火开音为主；甘草以泻火解毒为要；桔梗宣开肺气，而散外邪，又可载诃子、甘草上行直奔咽喉。三药伍用，宣肺清咽，开音止咳，其功甚妙。

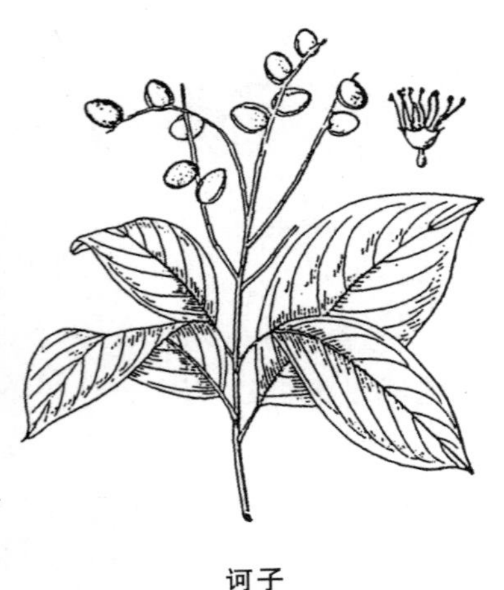

诃子

【主治】

①音嘶、音哑诸症；②慢性咽炎、慢性喉炎，喉头结节（息肉）等喉部疾患，均可使用。

【常用量】

诃子 6～10 克（生、煨各半），桔梗 6～10 克（生、炒各半），甘草

6～10 克(生、炙各半)。

【经验】

诃子、桔梗、甘草伍用,出自《赤水玄珠》诃子汤,治失音不能言语。

谢海洲先生在《谢海洲医学文集》中说:"用治喉头结节(息肉),余常以诃子、桔梗、甘草伍用为主药,酌加玄参、连翘、薄荷同用,滋阴降火,解毒散结之功益彰。或另以藏青果含咽其汁,或以藏青果 10 克,水煎代茶饮更佳。"

(八)香附　五灵脂　牵牛子

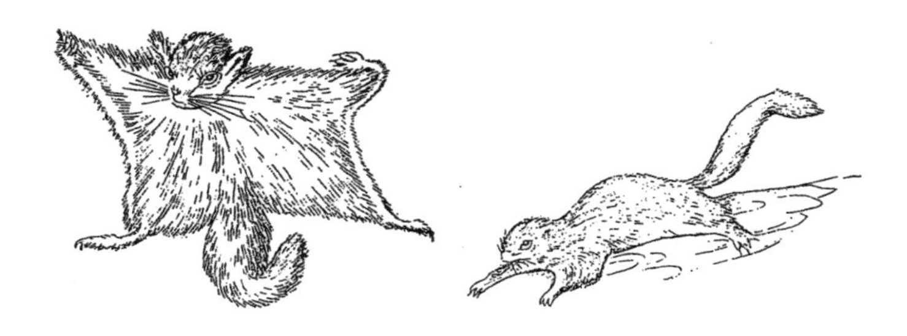

五灵脂

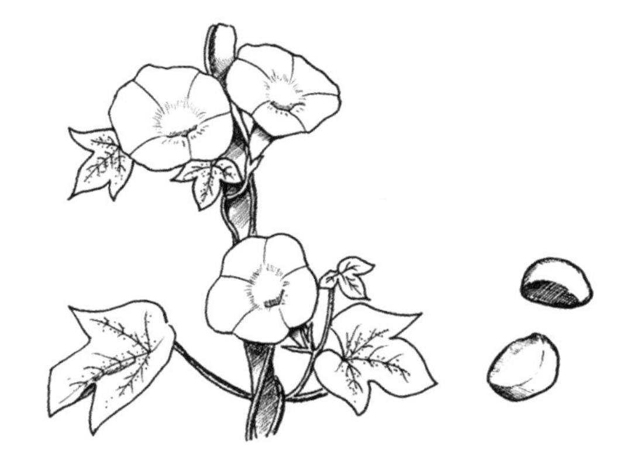

牵牛子

香附参见第 72 页图。

【伍用功能】

香附芳香走窜，理气解郁，顺气逐痰；五灵脂气味俱厚，专走血分，行气活血，降浊气而和阴阳；牵牛子又名黑白丑、二丑，下气行水，消痰涤饮。三药伍用，顺气行水，消痰逐饮，活血散瘀，脱敏平喘益彰。

【主治】

①支气管哮喘；②皮肤过敏诸症。

【常用量】

香附 6～10 克，五灵脂 6～10 克，牵牛子 3～10 克；水煎服；入丸剂，散剂 1.5～3 克。

【经验】

香附、五灵脂、二丑伍用，出自祝氏脱敏煎，用于治疗支气管哮喘，皮肤过敏消症，确有良效。

谢海洲先生在《谢海洲医学文集》中说："用于治疗支气管哮喘，余常以香附、五灵脂、二丑伍用，辨证组方，重在变通。痰热壅肺者，酌加鱼腥草、海蛤壳、海浮石以清热化痰；射干、葶苈子、桑白皮伍用，泻肺平喘。临床实践证实，祝氏脱敏煎用于过敏性支气管哮喘，尤其对油烟子过敏者，其效更著。"

(九)乌贼骨　白芍　甘草

白芍参见第 1 页图。

甘草参见第 2 页图。

【伍用功能】

乌贼骨又名海螵蛸，功能制酸止痛，收敛止血。药理研究表明，本品有中和胃酸作用，能在溃疡面上形成一层保护膜，并使出血趋于凝结，从而促使溃疡面炎症吸收，

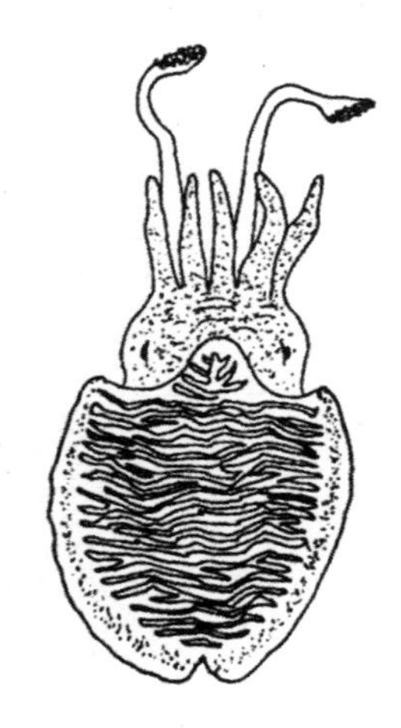

乌贼骨

阻止出血,减轻局部疼痛。白芍补血之力虽弱,但善于和血,长于敛阴,柔肝缓急。药理研究表明,本品能抑制由于紧张刺激引起的消化道溃疡,尚有解热、镇痛、抗炎及抗菌作用。甘草生品入药,泻火解毒,缓急止痛,对实验性胃溃疡有明显的抑制作用。三药伍用,制酸止痛,酸甘化阴,敛阴,柔肝缓急,收敛止血之功相得益彰。

【主治】

慢性胃炎、胃及十二指肠溃疡,症见嘈杂反酸、胃脘挛急、疼痛等症。

【常用量】

乌贼骨 6～15 克(研粉 3～5 克),白芍 10～15 克,甘草 3～10 克。

【经验】

谢海洲先生在《谢海洲医学文集》中说:"乌贼骨、白芍、甘草伍用为主药,用于治疗慢性胃炎、胃及十二指肠溃疡,辨证组方,重在变通。如胃脘疼痛,日久不愈,烧心反酸,诸药不效者,酌加蒲公英 10～15 克,浙贝母 10～15 克,煅瓦楞 10～15 克;胃脘灼热胀痛者,酌加黄连 6 克,竹茹 10 克,枳壳 10 克,确有良效。"

(十)马齿苋　土茯苓　蒲公英

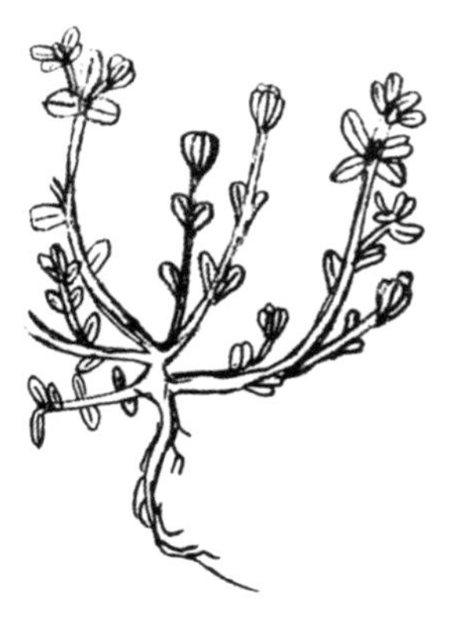

马齿苋

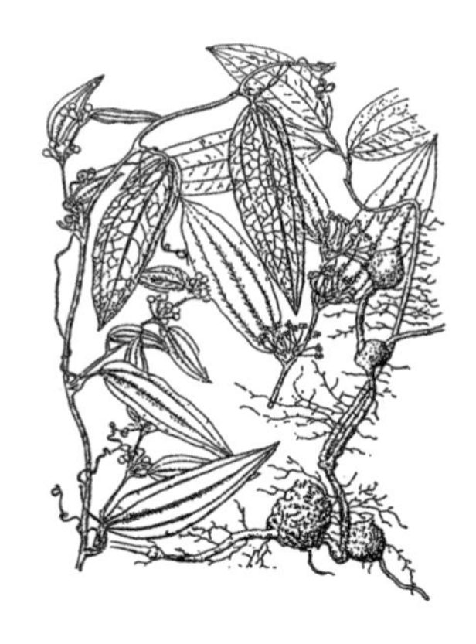

土茯苓

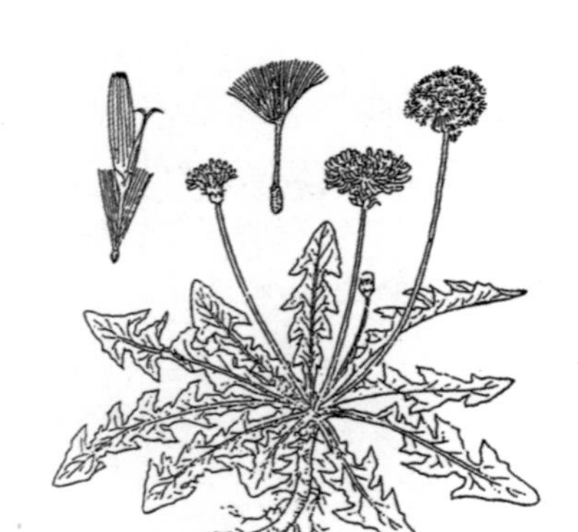

蒲公英

【伍用功能】

马齿苋功能清热解毒、治痢、消痈；土茯苓为清热利湿解毒之要药；蒲公英功专清热解毒消痈。三药伍用，清热利湿，解毒消痈散结之功相得益彰。

【主治】

①疮疡肿痛；②乳痈肿痛；③湿热疮毒；④痤疮反复不愈者。

【常用量】

马齿苋 15～30 克，土茯苓 15～60 克，蒲公英 15～30 克。

【经验】

谢海洲先生在《谢海洲医学文集》中说："用于治疗疮疡肿痛、乳痈肿痛、湿热疮毒证属阳证者，应以红肿热痛为辨证要点，余常以马齿苋、土茯苓、蒲公英伍用为主药，辨证组方，重在变通，每获良效。三药之中，马齿苋最善解痈肿热毒，既可单味煎汤内服，亦可作敷药；土茯苓功专利湿去热，能入络，搜剔湿热之蕴毒；蒲公英苦甘而寒，专于清热解毒，为疮疡之要药，能入肝胃，善消乳痈肿痛。《本草经疏》云：'入肝入胃，解热凉血之要药。乳痈属肝经，妇人经行后，肝经主事，故妇人乳痈肿热毒，并宜生啖之良。'用于治疗乳痈红肿热痛者，酌加地丁草、金银花、浙贝母同用；用于治疗湿热疮毒者，酌加白鲜皮、苦参、生薏苡仁同用；用于治疗湿热疮毒之痤疮，余常以马齿苋 30 克，土茯苓 30 克，蒲公英 30 克，水煎代茶饮，每日内服 3 次，第三煎用于外洗皮肤，每获良效。”

(十一)知母　川贝母　杏仁

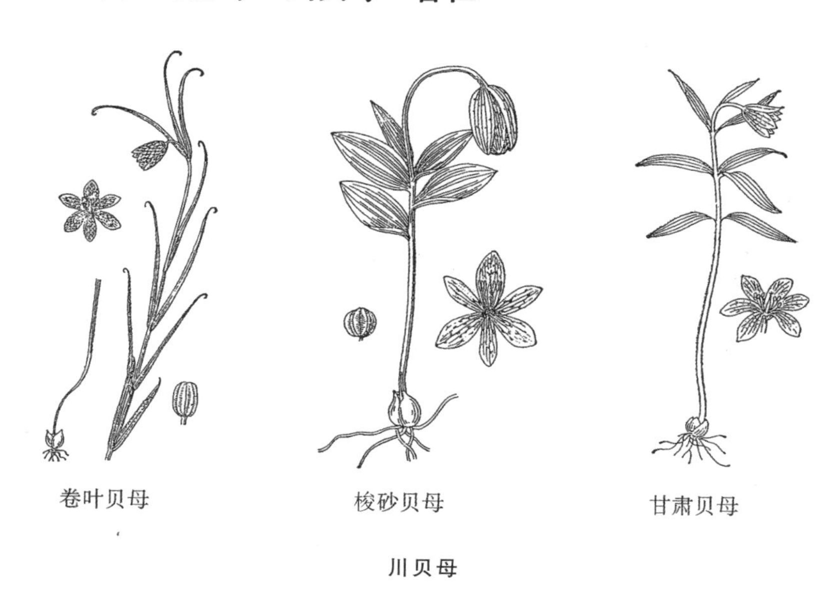

川贝母

知母参见第 141 页图。

【伍用功能】

知母苦寒，气味俱厚，上行入肺，中行归胃，下行走肾，功专滋阴降火，消痰止嗽，润燥滑肠；川贝母苦甘而凉，气味俱清，走上焦入心肺，功能润肺散结(散心胸郁结之气)，化痰止咳；杏仁降气祛痰，宣肺平喘，润肠通便。知母突出一个滋字，川贝母突出一个润字，杏仁侧重一个降字，三药伍用，一滋一润一降。《药品化义》云：“知母与贝母同行，非为清痰，专为滋阴。”滋阴润肺止咳是也。三

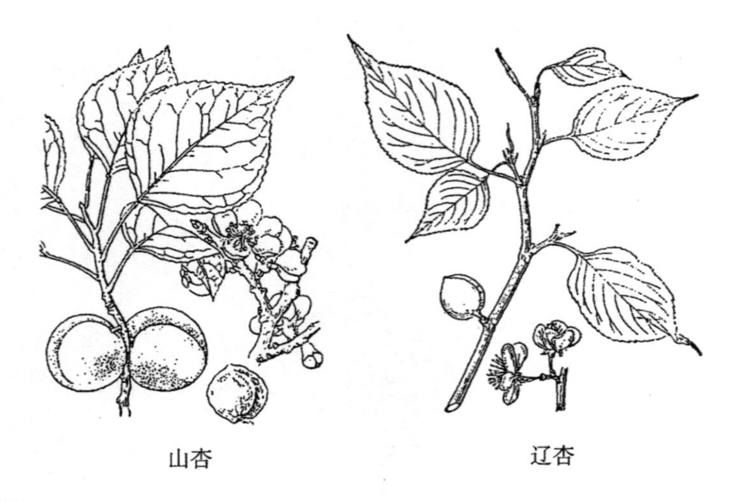

杏仁

者相合，清气滋阴、降气润燥，化痰止咳之功相得益彰。

【主治】

①阴虚燥咳诸症，即水亏火旺，肺脏受累，以致咳嗽痰少，日久不愈，口干舌红少津等症；②肺热咳嗽，痰壅喘急；③肺痨咳嗽；④急、慢性支气管炎；⑤产后咳嗽。

【常用量】

知母 10～15 克，川贝母 6～10 克(川贝粉 2～3 克)，杏仁 6～10 克。

【经验】

知母、川贝母、杏仁伍用，实为谢海洲先生临床经验所得。先生在《谢海洲医学文集》中说："知母、川贝母、杏仁伍用为主药，治疗阴虚燥热咳嗽之证，酌加沙参、麦冬、炙百部伍用；治疗肺热咳嗽，痰壅喘急者，酌加鱼腥草、海蛤壳、海浮石、葶苈子、射干同用；治疗肺痨咳嗽者，酌加功劳叶、炙百部、白及伍用，辨证组方，多获良效。"

(十二)玄参　牡蛎　浙贝母

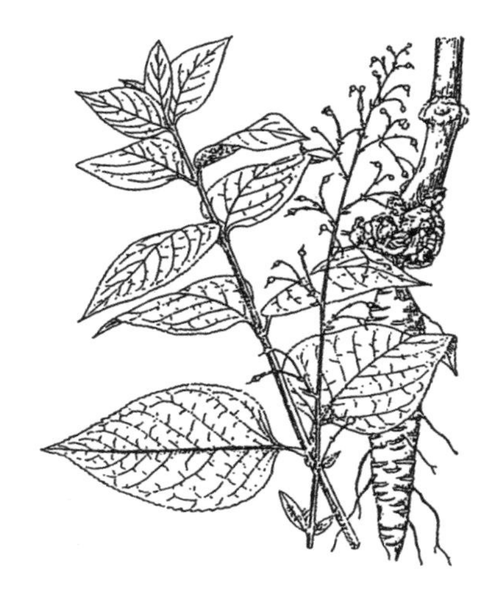

玄参

牡蛎参见第66页图。

贝母参见第16页图。

【伍用功能】

玄参苦寒,泻火解毒,清热凉血,甘寒养阴,生津润燥;牡蛎咸寒,软坚散结,制酸止痛,重镇安神,平肝潜阳,收敛固涩;浙贝母开泄宣肺、止咳化痰、清火散结。三药伍用,玄参以解毒为主,牡蛎以散结为要,浙贝母清火化痰散结兼备。三者相互为用,滋阴凉血,泻火解毒,软坚散结治瘰消肿之力倍增。

【主治】

①痰火凝结所致的瘰疬、痰核、瘿瘤诸症;②痰瘀互结之甲状腺结节等症;③痰火凝结之甲状腺癌、颈部恶性淋巴瘤等病症。

【常用量】

玄参10～15克;牡蛎15～30克,打碎先煎;浙贝母10～15克。

【经验】

谢海洲先生在《谢海洲医学文集》中说："玄参、牡蛎、浙贝母伍用为主药，为治疗瘰疬、痰核、瘿瘤诸症经验所得，临证应辨证组方，重在变通。如用治痰火凝结之甲状腺癌、颈部恶性淋巴瘤等病症，常与夏枯草、黄药子、石见穿、海蛤壳、海浮石、海藻、昆布、连翘等清火化痰，散结抗癌之品同用，功效益彰。"

（十三）火麻仁　郁李仁　瓜蒌仁

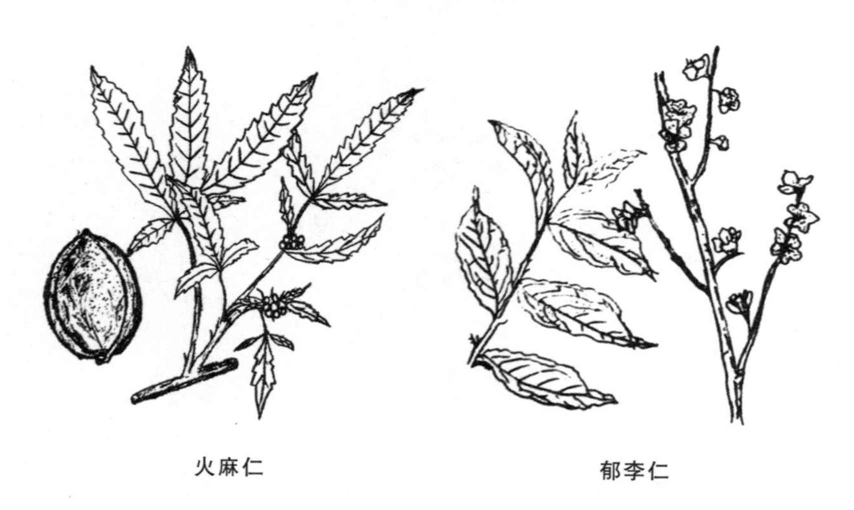

火麻仁　　郁李仁

瓜蒌参见第18页图。

【伍用功能】

火麻仁味甘性平，功专滋养润燥、滑肠通便，为润下之要药；郁李仁体润滑降，下气利水，行气通便，滑肠泻下；瓜蒌仁"甘寒体润能去燥，性滑能利窍"，功能润肠通便，润肺化痰。三药伍用，火麻仁滑利下行，走而不守，功专润燥滑肠，偏入大肠血分，郁李仁偏走大肠气分，瓜蒌仁润肺燥而滑大肠。三者相合，一气一血，相互为用，气血双调，燥热得解，水道畅利，润肠通便之功益彰。

【主治】

①热性病后、产后、老年人、体虚便秘者;②习惯性便秘;③妊娠难产便秘者。

【常用量】

火麻仁 10～20 克,郁李仁 10～15 克,瓜蒌仁 10～15 克。

【经验】

谢海洲先生在《谢海洲医学文集》中说:"对于老年血液枯燥、津亏便秘,或产后或病后元气未复之便秘者,应用麻子仁丸(《伤寒论》):大黄、枳实、芍药、杏仁、厚朴。余常以火麻仁、郁李仁、瓜蒌仁伍用为主药,辨证组方,重在变通。如血虚精亏便秘者,酌加当归、肉苁蓉伍用,养血润燥、滋肾润燥、润肠通便之力增强;如用于热病后期肠燥便秘者,酌加生地黄、玄参、麦冬同用,金水相生,常有增水行舟之妙。"

(十四)杜仲　续断　桑寄生

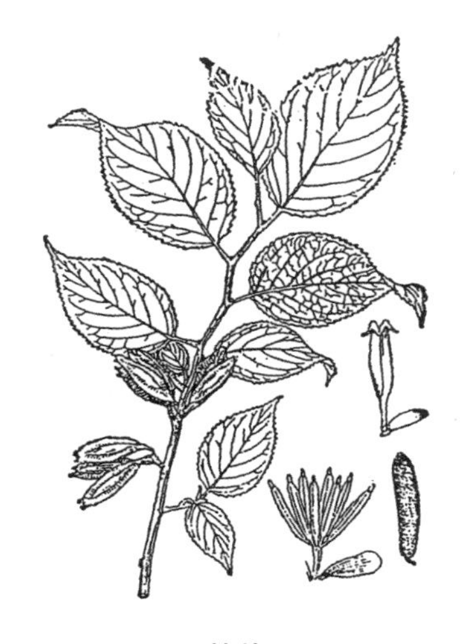

杜仲

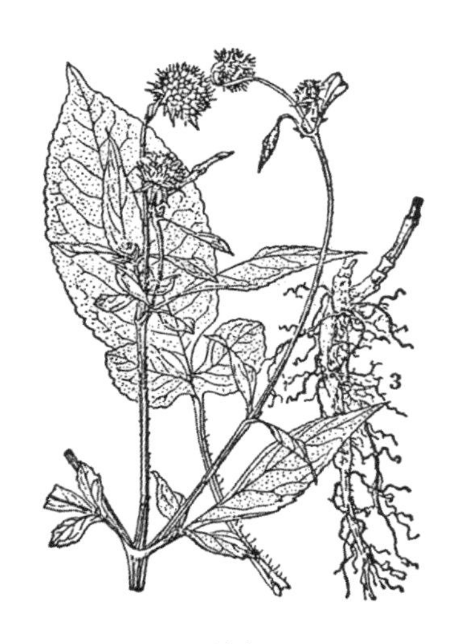

续断

桑寄生参见第 54 页图。

【伍用功能】

杜仲补肝肾、强筋骨、降血压，喜走经络关节之中，既能益精气，强肾志，又能固肾而安胎；续断又名川断，补肝肾、强筋骨、通血脉、固冲任，续筋接骨，安胎止血；桑寄生既能补肝肾、养血安胎、固冲止崩，又能祛风湿、强筋骨、降血压，为补肾养血之要剂，能增强抗病能力。三药伍用，补肝肾、壮筋骨、通血脉、调冲任、止崩漏，安胎功效益彰。

【主治】

①肝肾不足所致的腰膝酸痛，下肢软弱无力等症；②风湿为患，腰膝疼痛等症；③妇女冲任不固，崩漏下血，胎动不安，腰痛欲堕等症。

【常用量】

杜仲 10～15 克，续断 10～15 克，桑寄生 15～30 克。

【经验】

谢老在《谢海洲医学文集》中说："用于治疗肾虚下元不固，冲任失调所致的胎动不安，或崩漏下血之症，余常以杜仲、川续断、桑寄生伍用为主药；辅以血肉有情之品三胶同补，其中阿胶补血止血；龟甲胶滋阴潜阳，补血止血；鹿角胶补肾阳、生精血，三胶相合，阴阳双补，通调督、任二脉，精不足者，补之以味，补肾安胎止血之功相得益彰。但三胶均有腻膈之弊，故砂仁、白术伍用为佐药，健脾理气安胎，久服无弊也。亦可以黄芩、白术伍用，以增强安胎之力。朱丹溪称黄芩、白术伍用为安胎之圣药，实为经验之谈也。"

(十五)紫苏子　莱菔子　白芥子

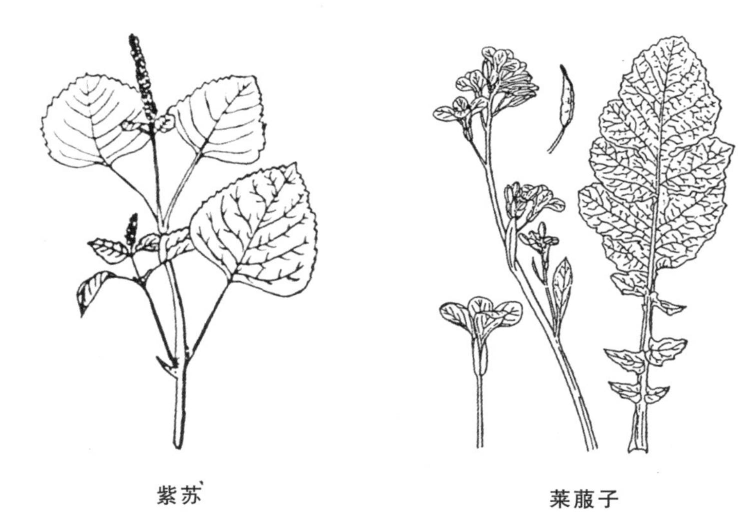

紫苏　　　　莱菔子

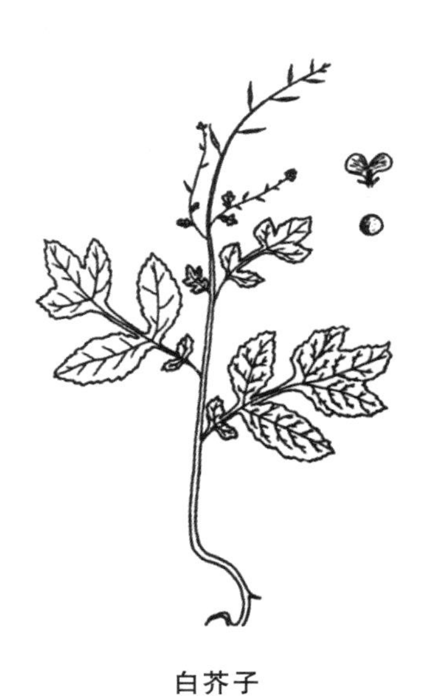

白芥子

【伍用功能】

紫苏子又名苏子，本品气温不热，质润不燥，既能降气消痰，止咳平喘，开郁利膈，又能润肠通便；莱菔子辛甘性平，长于顺气开郁，消食化痰，下气定喘，消胀除满；白芥子辛能入肺，温可散寒，尤长于利气豁痰，温中散寒，通络散结止痛。三药伍用，相互促进，相互为用，利气消食，祛痰止咳，降气平喘之功相得益彰。

【主治】

①老人、虚人痰嗽等症；②久咳痰喘（如慢性支气管炎、支气管哮喘）等症；③小儿停食哮喘。

【常用量】

紫苏子 6～10 克，莱菔子 6～10 克，白芥子 6～10 克。

【经验】

紫苏子、莱菔子、白芥子伍用，出自《韩氏医通》三子养亲汤。谢海洲先生说："紫苏子主气，定喘止嗽；莱菔子主食，开痞降气；白芥子主痰，下气宽中。"先生在《谢海洲医学文集》中指出："凡老人苦于痰气喘嗽，胸满少食，不可投以燥利之药，反耗真气。凡咳喘之症，当先治痰，治痰先治气，紫苏子以降气消痰为主；痰多者以豁痰为要，当选白芥子利气豁痰为治；食滞痰浊自生，主取莱菔子消食化痰，消胀除满。三药伍用，降气消痰，利气豁痰，消食化痰，祛痰止咳，降气平喘之功显著增强。若有病菌感染者，宜加鱼腥草 30 克同用，余习用三子养亲汤加味，辨证组方，重在变通，多获良效。"

（十六）麻黄根　浮小麦　仙鹤草

仙鹤草参见第 121 页图。

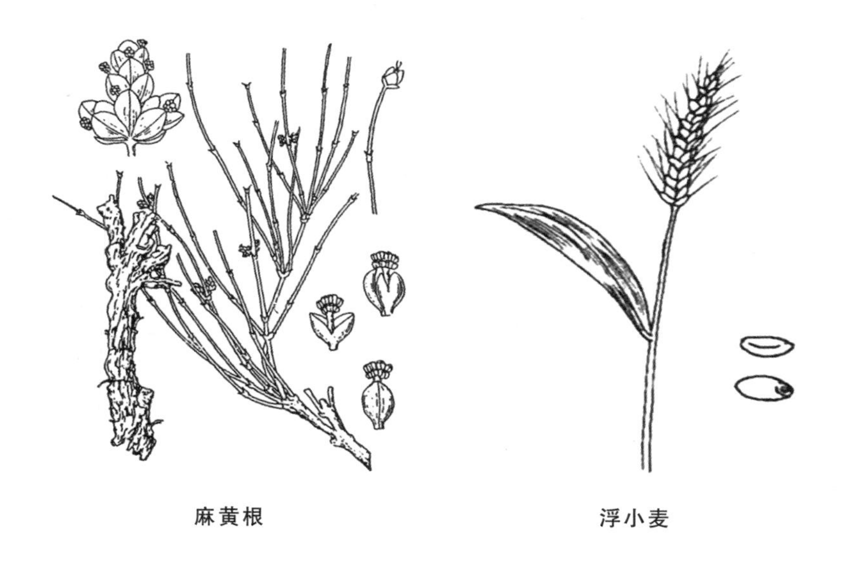

麻黄根　　浮小麦

【伍用功能】

麻黄根甘平止汗。本品入肺经,“肺合皮毛”,故可实表止汗。浮小麦甘凉止汗。本品专入心经,“汗为心液”,故能益气清热,凉心止汗;浮小麦体质轻虚,其气升浮,能达皮腠散其热,故又可止盗汗。仙鹤草为止血、补虚之要药,依“自汗同源”理论,谢海洲先生习以本品为补虚止汗之妙用,扬其所长。三药伍用,相互促进,益气养心,清热凉气,固表止汗,补虚止汗之功相得益彰。

【主治】

①体虚多汗,自汗诸症;②阴虚有热,盗汗等症。

【常用量】

麻黄根6~10克,浮小麦15~30克,仙鹤草15~30克。

【经验】

谢老在《谢海洲医学文集》中说:“麻黄根、浮小麦、仙鹤草伍用为主药,余习用于体虚自汗、盗汗诸症,辨证组方,重在变通。若用于气虚自汗、容易感冒者,酌加黄芪、白术、防风同用,以增强益气固表，止汗之力；若阴虚有热、盗汗偏重者，可酌加功劳叶、冬桑叶、煅牡蛎伍用，滋阴清热、育阴潜阳、收涩止汗功效益彰。”

(十七)石菖蒲　郁金　远志

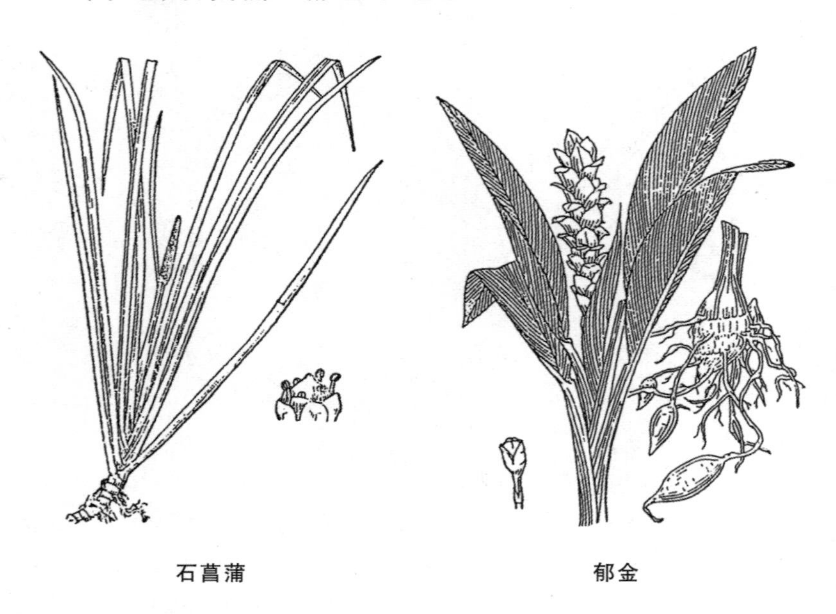

石菖蒲　　郁金

【伍用功能】

石菖蒲又名菖蒲，化痰湿是其所长，入心化痰湿而开窍醒脑，入胃化湿浊而和中开胃。《重庆堂随笔》云：“舒心气、畅心神、怡心情、益心志妙药也。清解药用之，赖以祛痰秽之浊而卫宫城，兹养药用之，借以宣心思之结而通神明。”郁金入气分疏肝解郁，行气消胀，达于血分以凉血破瘀，故为疏肝解郁、行气消胀、祛瘀止痛之要药，又能凉心清心、行气开郁，尚能祛瘀生新，利胆退黄。远志入心肾而宁神定志，善于祛痰浊而开窍醒脑，故前人认为具有交通心肾的作用。三药伍用，化痰浊而开窍醒脑，疏肝解郁而宁神定志，心肾相交，水火既济，相得益彰。

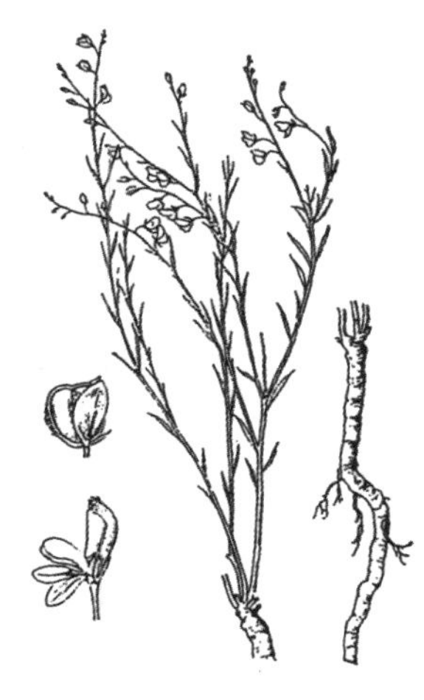

远志

【主治】

①头昏、头脑不清，心神不安，心烦意乱，失眠，记忆力减退，甚或表情淡漠、痴呆等症；②中风或中风后遗症，症见神志不清，舌强语涩者；③精神抑郁，心情不畅而致抑郁症或焦虑症者；④心痛日久，气血不畅，心窍蒙闭者。

【常用量】　石菖蒲 6～15 克，郁金 10～15 克，远志 6～10 克。

【经验】

谢老善治脑髓病、神志病，菖蒲、郁金开心窍，若加远志效更高，实为先生经验所得。谢老在《谢海洲医学文集》中说："石菖蒲、郁金、远志伍用为主药，用于治疗抑郁症或焦虑症，心神不安、失眠者，酌加柴胡、香附、合欢皮、酸枣仁、栀子、淡豆豉、生龙骨、生牡蛎同用，解郁安神、开窍安神、养心安神、清心安神、重镇安神、和胃安神之功相得益彰。临床实践证明，辨证组方，多管齐下，重在变通，多获良效。"

(十八)射干　麻黄　葶苈子

麻黄参见第 9 页图。

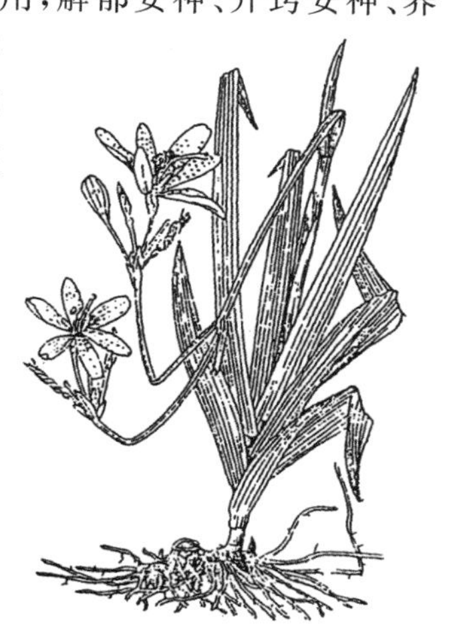

射干

【伍用功能】

射干苦寒，清热解毒，降肺气、消痰涎、利咽喉；麻黄辛温发散，宣肺平喘，利水消肿；葶苈子辛散开壅，苦寒沉降，泻肺平喘，肃降肺气，通调水道，利水消肿。三药伍用，射干苦寒，清热

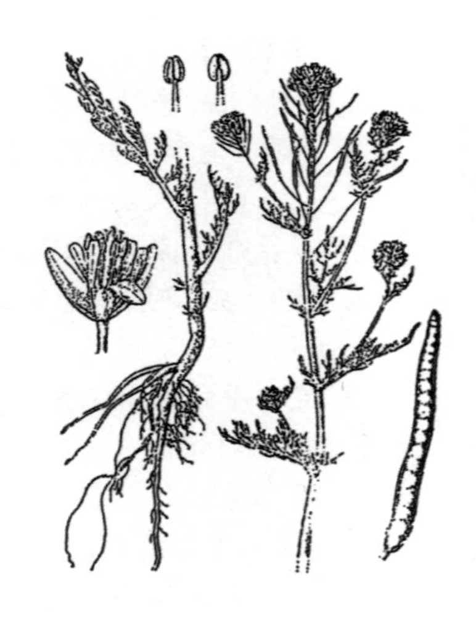

葶苈子

解毒，以降气为主；麻黄辛温发散，以宣肺为要；葶苈子苦寒沉降，以泻肺为长。三者一降一宣一泻，气机通畅，咳喘则平。

【主治】

①痰涎壅盛，气道不得宣畅，以致气逆而喘、喉中痰阻，如水鸣声样痰鸣等症；②慢性气管炎，支气管哮喘，无论冷哮、热喘皆可选用；③水肿、腹水。

【常用量】

射干 6～10 克，麻黄 3～6 克，葶苈子 6～10 克。

【经验】

射干、麻黄、葶苈子伍用，为谢老治喘经验所得。先生在《谢海洲医学文集》中说："哮喘实为疑难病症之一，俗云，外科不治癣，内科不治喘，是指肺脏所潜伏之痰浊水饮为哮喘病屡发屡止、感寒即发、遇冷即作、反复性很强的病理特点。治喘先治痰，治痰重调气。余治疗哮喘病，辨证组方，常以射干、麻黄、葶苈子伍用为主药，重在变通。治湿痰阻肺者，酌加半夏、陈皮、茯苓相合；治热痰壅肺者,酌加海蛤壳、海浮石、贝母同用;肺部感染者,酌加黄芩、知母,重用鱼腥草相合,或配以桑白皮、地骨皮、生甘草伍用,清肺泻热,止咳平喘之力益彰。或与三子养亲汤相合,常获出奇制胜之效。”

(十九)南沙参　北沙参　功劳叶

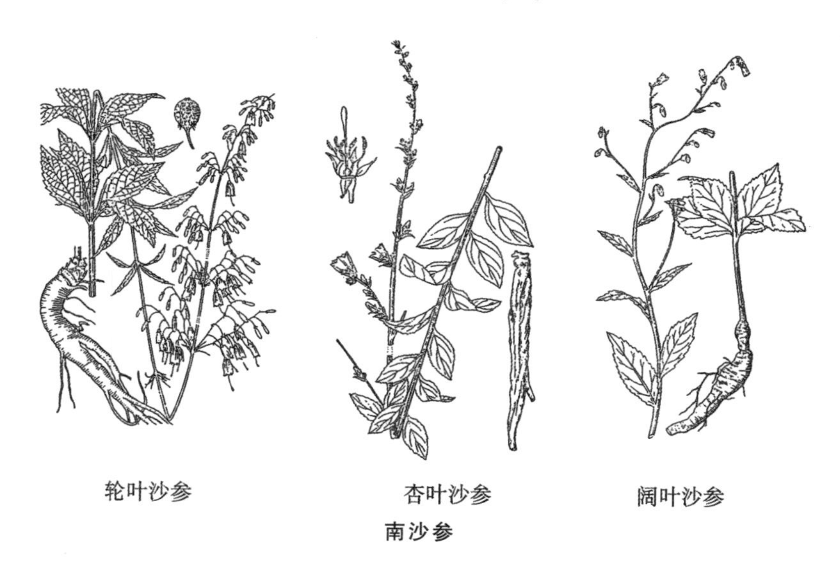

南沙参

功劳叶参见 130 页图。

【伍用功能】

南沙参偏于清肺祛痰,养胃生津作用较弱;北沙参功专清热养阴,润肺养胃,而养胃生津作用较强;功劳叶养真阴,退虚热,止咳嗽,为清凉滋补之要品,尤以治疗虚劳、肺痨(类似肺结核)咳嗽、咯血、骨蒸潮热为其所长。三药伍用,南沙参以清肺祛痰为主;北沙参以养胃生津为要;功劳叶以养真阴、退虚热、清补为长。三者相互促进,养阴生津、清热止渴、润肺止咳,清凉滋补之功相得益彰。

【主治】

①热病伤津口干舌燥,舌红少苔,或舌光无苔者;②肺虚有热、

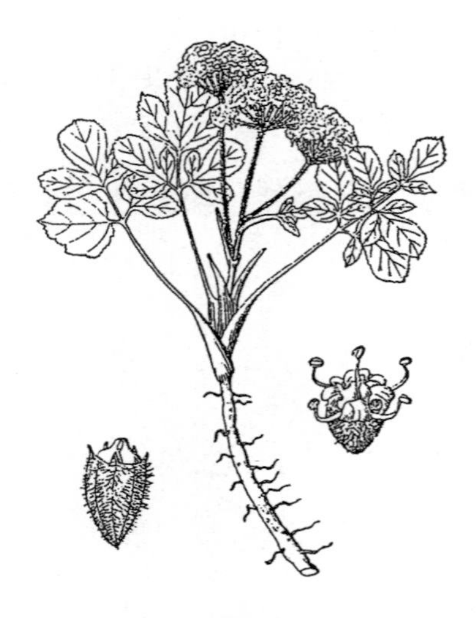

北沙参

咳嗽、咯血、骨蒸潮热者；③肺痨（类似肺结核）咳嗽不已，或低热盗汗等症；④胃阴不足，食欲不振者。

【常用量】

南沙参 10～15 克，北沙参 10～15 克，功劳叶 10～15 克。

【经验】

谢老在《谢海洲医学文集》中说："沙参古无南北之分，至清代《本草纲目拾遗》《本经逢原》始分南北二种。《本草便读》：'清养之功北逊于南，润降之性南不及北。'合而用之，可增强药效也。余常以南北沙参同用，与功劳叶相合，治疗多种肺胃阴伤之证，若胃阴不足偏重者，酌加黄精、石斛、玉竹伍用；或取丹参、生鸡内金、生麦芽为治；如干燥综合征，肾阴虚损者，酌加生地、熟地同用，龟甲胶（烊化）、鳖甲胶（烊化）相合，滋阴补肾之力倍增；治肺痨干咳不已、咯血、低热盗汗者，酌加炙百部、白及、仙鹤草伍用，辨证组方，重在变通，多有良效。"

(二十)金钱草 虎杖 生鸡内金

金钱草参见第35页图。

生鸡内金参见第35页图。

【伍用功能】

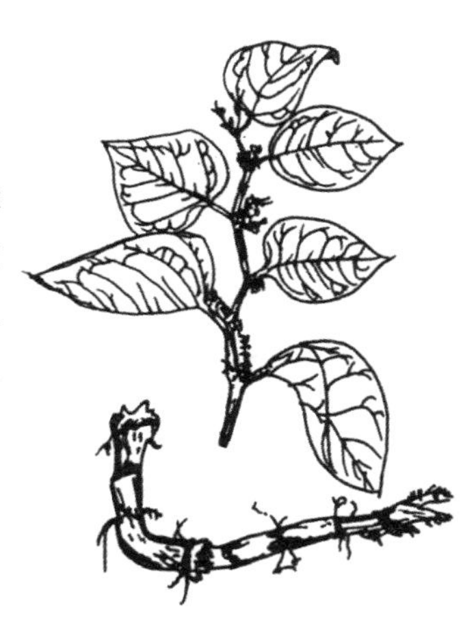

虎杖

金钱草功专清热利胆、利尿排石、解热毒、退黄疸、通淋止痛;虎杖功能清热解毒,清利下焦湿热,尤长于利胆退黄、排石,又有活血通经、通淋之功。《名医别录》云其"主通利月水,破留血癥结。"《全国中草药新医疗法选编》排石汤,以虎杖为主药,同木香、枳壳、黄芩伍用,专治肝胆管结石症。鸡内金功专消积化石。炒鸡内金主要用于消化食积;生鸡内金主要用于化坚消石。《方剂学》(上海中医学院编)"三金汤",由鸡内金、金钱草、海金沙、冬葵子、石韦、瞿麦组成,主治泌尿系结石,金钱草、虎杖、生鸡内金相合,相互促进,清利下焦湿热,利胆排石,消石通淋之功相得益彰。

【主治】

①胆道结石;②尿路结石。

【常用量】

金钱草15～30克,虎杖10～15克,生鸡内金研粉吞服(3～5克)。

【经验】

谢老在《谢海洲医学文集》中说:"金钱草、虎杖、生鸡内金伍用为主药,辨证组方,可用治疗多种结石症,重在变通。若治膀胱结石、输尿管结石,酌加车前子、车前草、旱莲草伍用,其功益彰;若用于肾结石,须与石韦、鱼枕骨相合,才有良效;若用于治疗胆道结石,应与柴胡、茵陈、栀子伍用,其效更佳。"

(二十一)栀子　黄柏　生甘草

栀子参见第 26 页图。

黄柏参见第 23 页图。

甘草参见第 2 页图。

【伍用功能】

栀子生用清热泻火解毒，清利湿热，善泻心肺之热，利胆退黄，使其从小便而出，既善解三焦郁火，清热除烦，又入血分而凉血止血。黄柏为清热燥湿之要药，泻火解毒，功似芩、连，惟其善治下焦湿热，利胆退黄，既清实热，又退虚热而泻相火是其所长。生甘草多用于清热解毒，缓急止痛，又能祛痰止咳，故有佐使之用。三药伍用，清热泻火解毒，利湿退黄，使三焦气分郁火、湿热从小便而解，功效益彰。

【主治】

①急、慢性黄疸型肝炎；②药物性或酒精性肝病。

【常用量】

栀子 10～15 克，黄柏 10～15 克，生甘草 6～10 克。

【经验】

谢老在《谢海洲医学文集》中说："栀子、黄柏、甘草伍用，出自《伤寒论》栀子柏皮汤。余古方今用，常以三药伍用为主药，辨证组方，重在变通。如治疗重症肝炎、淤胆型肝炎，常与《伤寒论》茵陈蒿汤合用，其中重用茵陈 30～60 克，栀子 10～15 克，大黄重用至 15～30 克，每日 1～2 剂，加水适量，分多次煎服，方可奏效。若用于治疗慢性重症肝炎，午后潮热者，酌加金银花、穿心莲、丹参伍用；口渴者，酌加粉葛根、天花粉相合；大便秘结者，酌加瓜蒌仁、火麻仁、郁李仁同用；气血虚弱者，酌加党参、黄芪、当归伍用，攻邪扶正相得益彰。"

(二十二)茵陈　虎杖　车前草

茵陈参见第 32 页图。
虎杖参见第 161 页图。
车前草参见第 137 页图。

【伍用功能】

茵陈苦寒清利湿热,功专治疗黄疸,力佳效宏。现据药理研究,本品有利胆作用,能增加胆汁分泌,有解热作用。虎杖苦寒降泄,利湿退黄,清热解毒,善治肝胆管结石症。车前草既能清热祛暑,利尿通淋,又能利湿退黄,清热解毒。三药伍用,清热利湿退黄,利尿通淋排石之功益彰。

【主治】

①急、慢性黄疸型肝炎,热重于湿型发黄;②肝胆管结石症。

【常用量】

茵陈 30～60 克,虎杖 15～30 克,车前草 15～30 克。

【经验】

谢老在《谢海洲医学文集》中说:"茵陈、虎杖、车前草伍用为主药,主治急、慢性黄疸型肝炎,热重于湿型发黄,酌加大青叶 15 克,龙胆草 15 克,栀子 10 克,伍用;若小便短黄,大便不爽者,酌加大黄、金钱草相合,清利湿热,泻下退黄之力倍增。用于治疗湿重于热型发黄者,以茵陈、苍术、白术伍用为主药,酌加猪苓、泽泻、藿香、佩兰、白豆蔻、栀子同用,利湿泄热,化浊退黄之功益彰。"

(二十三)茵陈　金钱草　鸡内金(生)

茵陈参见第 32 页图。
金钱草参见第 35 页图。
鸡内金(生)参见第 35 页图。

【伍用功能】

茵陈善能清热利湿,功专利胆退黄,治疗无黄疸型肝炎,凡属湿热为患者，亦能奏效，则又不必拘之于退黄矣。金钱草功能清热利湿而通淋，尤善化坚排石，且能退除黄疸；生鸡内金功专消食化积，化坚消石。三药伍用，清热利湿通淋，利胆退黄，化坚排石之功相得益彰。

【主治】

①肝胆湿热型胆石症；②各型胆石症。

【常用量】

茵陈 30～50 克，金钱草 30～50 克，生鸡内金（研末）6～10 克。

【经验】

茵陈、金钱草、鸡内金伍用为主药，治疗各种胆石症，酌加海金沙、郁金、威灵仙伍用；湿热偏重者，酌加龙胆草、车前草、虎杖相合，疗效更佳。

（二十四）白头翁　秦皮　黄连

白头翁参见第 29 页图。

黄连参见第 22 页图。

【伍用功能】

白头翁，能入大肠，清热解毒，善能清除热毒而止泻痢，故凡热毒泻痢，湿热泻痢皆用为要药。《本草汇言》云："凉血，消瘀，解湿毒。"秦皮苦寒泄热，下行大肠而清热解毒治痢，又入肝经而兼有清肝泄热明目之功。黄连苦寒，清热燥湿力佳，泻火解毒效捷，既善清中焦邪热，又为清心泻肝之要药，入大肠，又为治湿热泻痢之佳品。"三药伍用，清热解毒，清肝泄热，凉血消瘀，燥湿止痢之功益彰。

【主治】

①热毒泻痢、湿热泻痢；②实热火毒之带下赤白；③肝火上炎之目赤肿痛；④湿毒疮疡；⑤热毒蕴结、湿热中阻型肝脓肿。

【常用量】

白头翁 15～30 克，秦皮 10～20 克，黄连 6～10 克。

【经验】

谢老在《谢海洲医学文集》中说:“白头翁、秦皮、黄连伍用,出自《伤寒论》白头翁汤(原方加黄柏),为治热毒血痢之名方。余古为今用,师古不泥古,常以白头翁、秦皮、黄连伍用为主药,用于治疗热毒蕴结、湿热中阻型肝脓肿,重用金银花 30 克,野菊花 30 克,蒲公英 30 克,败酱草 30 克同用;若小便不利,大便不爽,身热发黄者,重用茵陈 30 克,鱼腥草 30 克,车前草 30 克,大黄 10 克,或重用半枝莲 30 克,半边莲 30 克相合,辨证组方,重在变通,常获满意的疗效。”

(二十五)柴胡　郁金　姜黄

柴胡参见第 4 页图。

郁金参见第 156 页图。

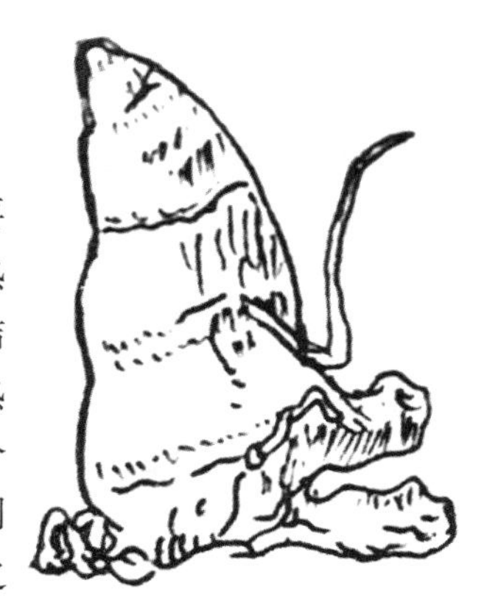

姜黄

【伍用功能】

柴胡为解表清热,疏肝解郁之要药。《本草正义》曰:“其性凉,故解寒热往来,肌表潮热,肝胆火炎,胸胁痛结……其性散,故主伤寒邪热未解,温病热盛,少阳头痛,肝经郁热。”郁金既入气分为疏肝解郁之要药,复入血分,能活血调经,且能化痰湿以开心窍,至于黄疸之症,用之能利胆退黄。姜黄辛散温通,《本草求真》曰:“其气过于郁金,破血立通,下气最速,凡一切结气积气,癥瘕瘀血,血闭痈疽,并皆有效,以其气血兼理耳。”三药伍用,疏肝解郁,行气活血,利胆消滞之功益彰。

【主治】

①肝胆郁滞型慢性胆囊炎;②肝郁气滞所致的肝气不舒,胸脘满闷,月经不调诸症。

【常用量】

柴胡 6～15 克,郁金 10～15 克,姜黄 10～15 克。

【经验】

谢老在《谢海洲医学文集》中说:“治疗肝胆郁滞型慢性胆囊炎,余常以柴胡、郁金、姜黄伍用为主药,酌加香附、路路通、生鸡内金同用,其效益彰;若治疗湿热蕴结型慢性胆囊炎,余常以茵陈、虎杖、金钱草、龙胆草、夏枯草、蒲公英、威灵仙、玉米须同用,少许大黄为佐,消热利湿,利胆消炎之功益彰,亦有利胆退黄,既病防变之效。”

(二十六)白花蛇舌草　蚤休　土茯苓

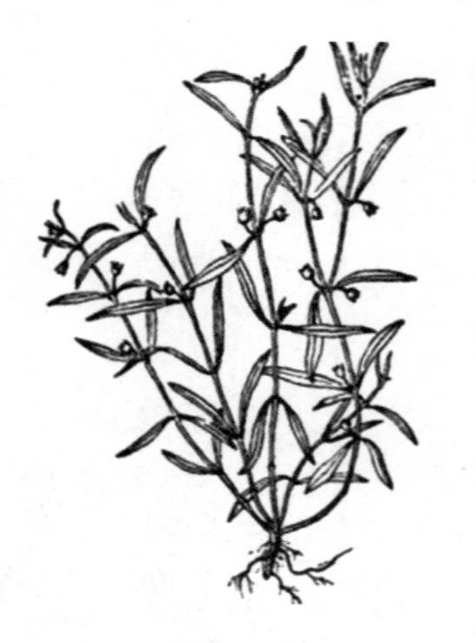

白花蛇舌草

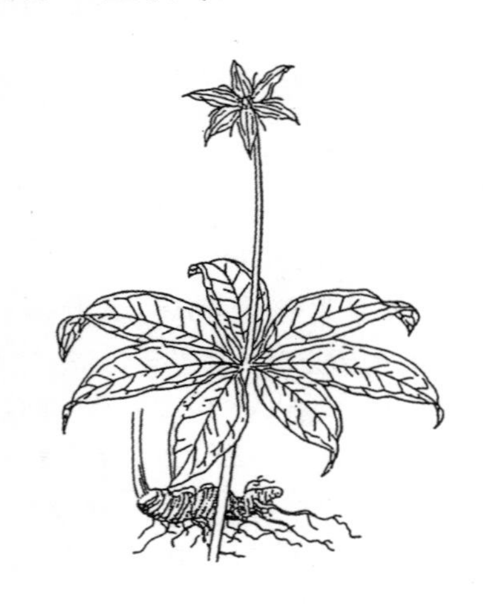

蚤休

土茯苓参见第145页图。

【伍用功能】

白花蛇舌草又名蛇舌草,功能清热解毒消痈,利水通淋。药理:本品能提高血清杀菌作用和增强白细胞吞噬功能,能抗感染及增强肾上腺皮质功能。蚤休又名重楼、七叶一枝花,功能清热解毒消痈,消肿止痛,解痉定惊。药理:本品对多种常见致病菌有抑制作用,对肝癌等多种肿瘤有抑制作用。土茯苓功能清热解毒,利湿通路,为治梅毒之要药,对由于梅毒引起的筋骨拘挛者,尤为适用。药理:土茯苓能解汞中毒及有利尿作用,并能杀死各类螺旋体。三药伍用,清热解毒、利水通淋、通络、抗感染及增强肾上腺皮质功能,抑制多种肿瘤功效益彰。

【主治】

①乙型肝炎及乙肝病毒携带者;②肝癌等多种癌症。

【常用量】

蛇舌草 15~30 克,蚤休 6~15 克,土茯苓 15~30 克。

【经验】

谢老在《谢海洲医学文集》中说:“近年来,临床实践发现,乙肝病毒携带者转为乙型肝炎,甚至演变为肝癌者日益增多,因此,宗‘既病防变’之则,有必要进行早期诊治。余常以蛇舌草、蚤休、土茯苓伍用为主药,酌加贯众、苦参、叶下珠伍用;气血不足者酌加党参、黄芪、当归相合;肝肾不足者,酌加女贞子、枸杞子、菟丝子同用;或酌加木香、陈皮、甘草伍用,久服无弊也。诸药合用,可作为治乙肝病毒携带者基本方,辨证组方,重在变通。若头重身困者,酌加苍术、白术、薏苡仁等;食欲不振者,酌加麦芽、神曲、山楂等;嗳气呕逆者,酌加姜半夏、藿香、砂仁等;烦扰不眠者,酌加柴胡、栀子、酸枣仁等;口干思饮者,酌加麦冬、芦根、天花粉等;小便短黄者,酌加车前子、车前草、白茅根等;大便干燥者,酌加火麻仁、桑椹子、瓜蒌仁等;大便闭结者,酌加大黄、枳实、玄参等;大便溏薄者,酌加炒山药、炒薏苡仁、炒扁豆等同用,以健脾补肾止泻,先天、后天之本得固,扶正祛邪之功益彰。”

(二十七)苍术　白术　枳实

苍术参见第 39 页图。

白术参见第 93 页图。

【伍用功能】

苍术气味雄厚,苦温辛烈,燥湿化浊,健脾平胃,燥湿力胜,升

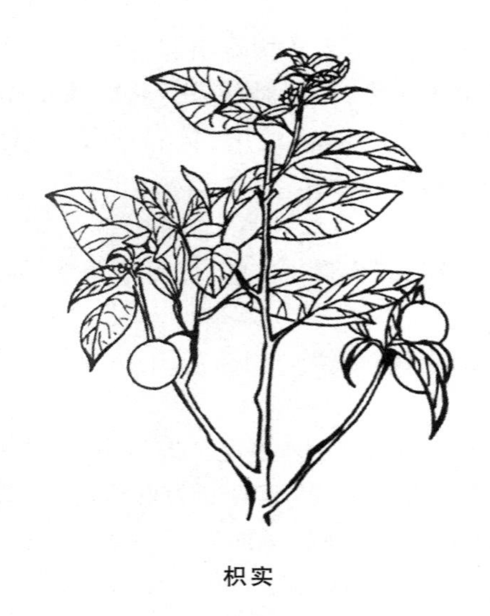

枳实

阳散邪，散多于补，偏于平胃燥湿；白术甘温性缓，补脾力强，补多于散，善于补脾益气，固表止汗。枳实辛散性烈，苦寒降气，长于破滞气、行痰湿、消积滞、除痞塞；三药伍用，苍术以燥湿醒脾为主，白术以补脾燥湿为要，枳实以破气消积为长。三者一散一补一消，相互制约，相互为用，助其升清降浊之枢机，以达补而不滞，消不伤正，健脾强胃、消化食积、消痞除满之功益彰。

【主治】

①脾胃不健，纳运无常，以致消化不良，食欲不振、恶心、呕吐等症；②湿阻中焦，气机不利，胸脘满闷，呼吸不畅诸症；③湿气下注，水走肠间，症见腹胀、肠鸣、泄泻等症；④肝脾肿大，内脏弛缓无力、胃下垂、子宫脱垂、脱肛等症；⑤大便秘结，证属脾虚肠呆者。

【常用量】

苍术 6～10 克，白术 10～15 克，枳实 5～10 克。

【经验】

谢老在《谢海洲医学文集》中说："枳实与枳壳皆为果实，枳实为幼果，苦泄力大，行气力强，故为破气之药，性善沉降而下行，实乃破气结之峻剂，为治痞满，导积滞之要药。又有升高血压之能，治阴挺脱肛之用。枳壳为成熟的果实，力薄性缓，理气宽中、消胀除满多用枳壳，而破气除满，消积导滞多用枳实。

苍术、白术伍用，出自《张氏医通》，用于治疗脾虚痰食不运者。余常以苍术、白术、枳壳伍用为主药，治疗慢性肝炎，表现为脾胃虚弱、纳运失常、脘腹胀满、恶心呕吐者，酌加半夏曲、砂仁、木香同用，每获良效。若大便干者用生白术，大便溏者用炒白术，或酌加炒山药，炒薏苡仁伍用，健脾益气止泻效佳。

苍术、白术、枳实(或枳壳)伍用，颇有法度，凡欲运脾，则重用苍术，凡欲补脾则重用白术，欲补运相兼，则二术等量而用；若体壮新病者，宜用枳实与二术同用，若体弱久病，宜用枳壳与二术相合，且枳壳用量偏大。辨证组方，谨守法度，重在变通，用药如用兵，兵不在多而在灵，此之谓也。”

(二十八)枳实　枳壳　黄芪

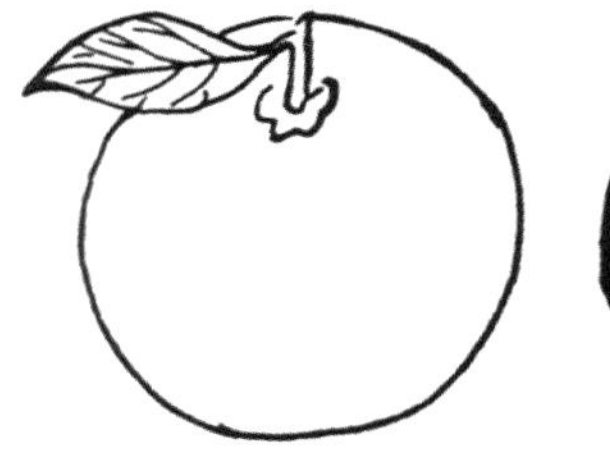
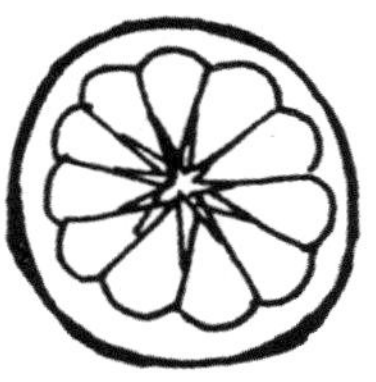

枳壳

枳实参见第 168 页图。

黄芪参见第 97 页图。

【伍用功能】

枳实破气消积，泻痰除痞；枳壳理气消胀，开胸快膈。枳实性烈，枳壳性缓；枳实性沉，枳壳性浮；枳实主下，枳壳主上；高者主气，下者主血；枳壳行气于胸，枳实行气于腹；二药伍用，气血双调，直通上下，行气消胀，消积除满，功效益彰。药理研究：枳实、枳壳对处于不同状态的胃肠平滑肌有双向调节作用，既可降低处于紧张状态的胃肠平滑肌的张力，有消除痞满之功，又可兴奋松弛状态的胃肠平滑肌，提高张力，促进其蠕动，故又可治胃下垂及便秘等症。黄芪为升阳补气之圣药。生品入药，具有升发之性，既能升阳举陷，用于治疗中气不足，中气下陷所致的脏器下垂等症；炙品入药，可补中益气，壮脾阳，益元气，生血生肌、排脓内托。三者相合，既善行胸腹之气，理气之力倍增，尚多用于治疗多种脏器下垂等症。

【主治】

①纳食不消，气机失调，大便不畅等症；②胃扩张、胃下垂等多种脏器下垂均有良效。

【常用量】

枳实 6～10 克，枳壳 10～15 克，黄芪 15～30 克。

【经验】

谢老在《谢海洲医学文集》中说："明·李士材说：'自东垣分枳壳治高，枳实治下，好古分枳壳治气，枳实治血。'余临证多以枳实、枳壳相须为用，并以炒品入药并书，一则可减少药物对胃肠黏膜的刺激，二则能增强治疗效果。除治疗气机不调者外，尚多用于治疗多种脏器下垂，其用量枳实 6～10 克，枳壳可重用至 15～30 克为宜。证属气虚者，重用黄芪 30 克益气升阳举陷，少佐升麻为佐，桔梗载药上行为使，其效益彰。"

(二十九)升麻　柴胡　桔梗

柴胡参见第 4 页图。

桔梗参见第 134 页图。

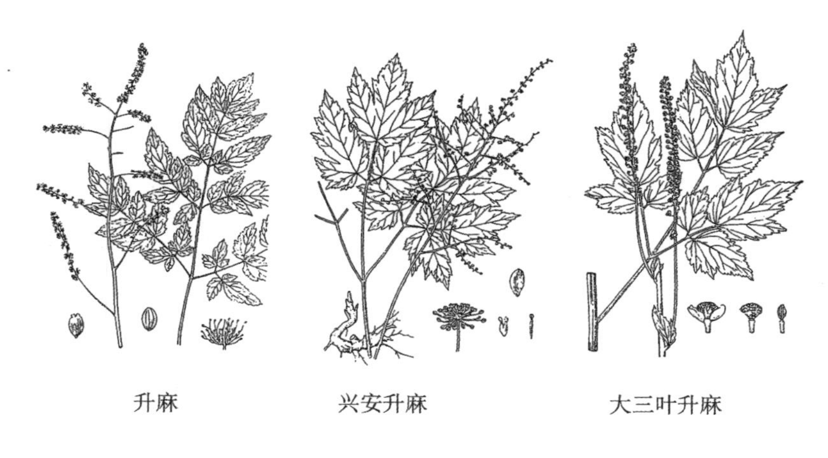

升麻

【伍用功能】

升麻辛甘微寒,功能发表透疹,清热解毒,升阳举陷;柴胡苦辛微寒,透表泄热,疏肝解郁,升举阳气。升麻以引阳明清气上行为主,柴胡以升少阳清气上行为要。升麻行气于右,柴胡行气于左,二药相合,一左一右,升提之力倍增。现代研究表明,二药伍用,有协同增效作用,可使肠蠕动增强,若单味用之,尚无此效应。桔梗质轻升浮,既能开宣肺气,利咽祛痰排脓,又能载诸药上行,直达上焦,以其专入肺经故也。三药相合,升阳举陷,载药上行之功相得益彰。

【主治】

①中气不足,气虚下陷所引起的胃下垂,脱肛,子宫脱垂等脏器下垂诸症,以及崩中带下诸症;②清阳下陷所引起的泄泻;③虚劳,或癌症术后,放、化疗之后,证属气虚下陷,整体功能虚衰者,亦有良效。

【常用量】

升麻3～6克,柴胡3～6克,桔梗6～10克。

【经验】

谢老在《谢海洲医学文集》中说:“升麻、柴胡伍用,出自《脾胃论》补中益气汤和《医学衷中参西录》升陷汤。张锡纯创升陷汤,‘治胸中大气下陷,气短不足以息,或努力呼吸,有似哮喘,或气息将停,危在顷刻……其脉象沉迟微弱,关前尤甚。其剧者,或六脉不全,或参伍不调。’近年来,余常以升麻、柴胡、桔梗伍用,治疗虚劳日久,中气下陷者,与《脾胃论》补中益气汤相合:治疗癌症手术后,或施用放、化疗之后,证属气虚下陷,整体功能虚弱者,与党参、黄芪、女贞子、蛇舌草、半枝莲、半边莲同用,扶正祛邪之功相得益彰。”

第 14 章　抗癌角药单验方类

(一)白花蛇舌草　半枝莲　紫草根

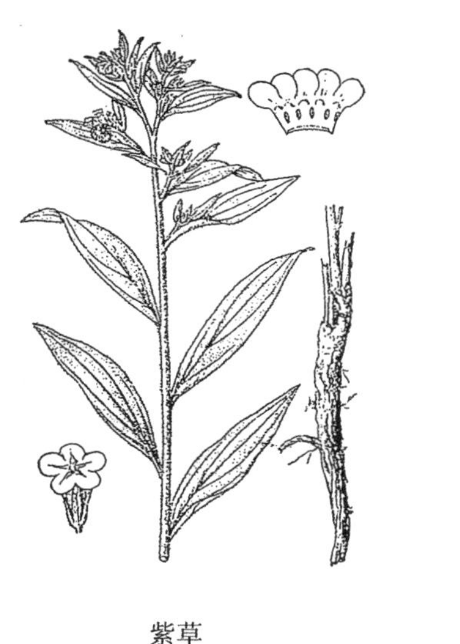

紫草

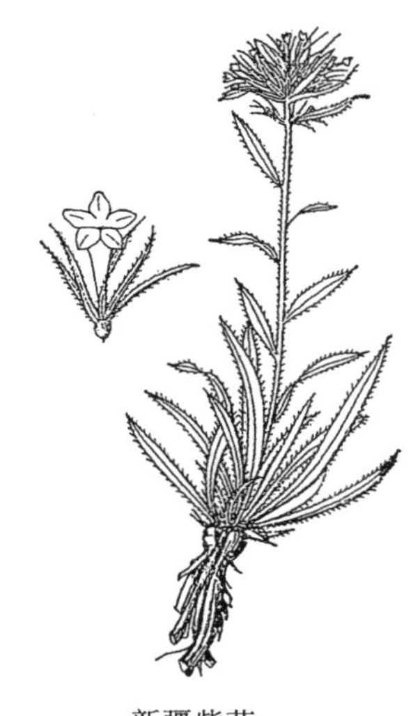

新疆紫草

紫草

白花蛇舌草参见第 166 页图。

半枝莲参见第 120 页图。

【伍用功能】

白花蛇舌草,别名蛇舌草。功能清热解毒消痈,利湿、散瘀,又能利水通淋。《广西中药志》:“治小儿疳积、毒蛇咬伤、癌肿。”药理:本品能提高血清杀菌作用和提高白细胞吞噬功能,能抗感染及增强肾上腺皮质功能。本品对急性淋巴细胞、粒细胞性白血病和多种癌症均有较强的抑制作用。半枝莲功能清热解毒消痈,利水消肿。药理:本品有抗癌作用,对急性粒细胞型白血病有抑制作用,尚有止咳祛痰之功。紫草根又名紫草,功能清热解毒,凉血活血,《本草纲目》:“其功长于凉血、活血、利大小肠,故痘疹欲出未出、血热毒盛、大便闭涩者宜用之。”药理研究表明,本品对癌细胞有较强的杀伤和抑制作用。三药伍用,清热解毒消痈,凉血活血,抗癌之功相得益彰。

【主治】

①鼻咽癌;②肺癌、食管癌;③大肠癌、直肠癌;④白血病。

【常用量】

白花蛇舌草 30～60 克,半枝莲 30～60 克,紫草根 30～60 克。

【经验】

谢老在《谢海洲医学文集》中说:“用于治疗多种癌症,余常以白花蛇舌草、半枝莲、紫草根伍用为主药,治疗鼻咽癌,可以水煎代茶饮,顿服;治疗肺癌、食管癌,酌加夏枯草 30 克,水煎代茶饮,顿服;或酌加铁树叶、白茅根各 30 克,水煎服,每日 3～5 次。治疗大肠癌、直肠癌,酌加白茅根 30 克,红藤 30 克,紫花地丁 15 克,水煎服,每日 1 剂,每日 3～5 次,或以红糖为引。”

(二)白花蛇舌草　蜀羊泉　龙葵

白花蛇舌草参见第 166 页图。

【伍用功能】

白花蛇舌草对多种癌细胞均有较强的抑杀作用。蜀羊泉又名白英。功能清热解毒,利湿消肿,祛风、活血止痛,药理研究,对多种癌细胞均有较强的抑制作用。龙葵功能清热解毒,活血消肿,化痰解痉,清肝明目。药理研究表明,本品对多种癌细胞均有抑制作用。三药伍用,清热解毒,利湿消肿,活血止痛,抑制癌细胞功效

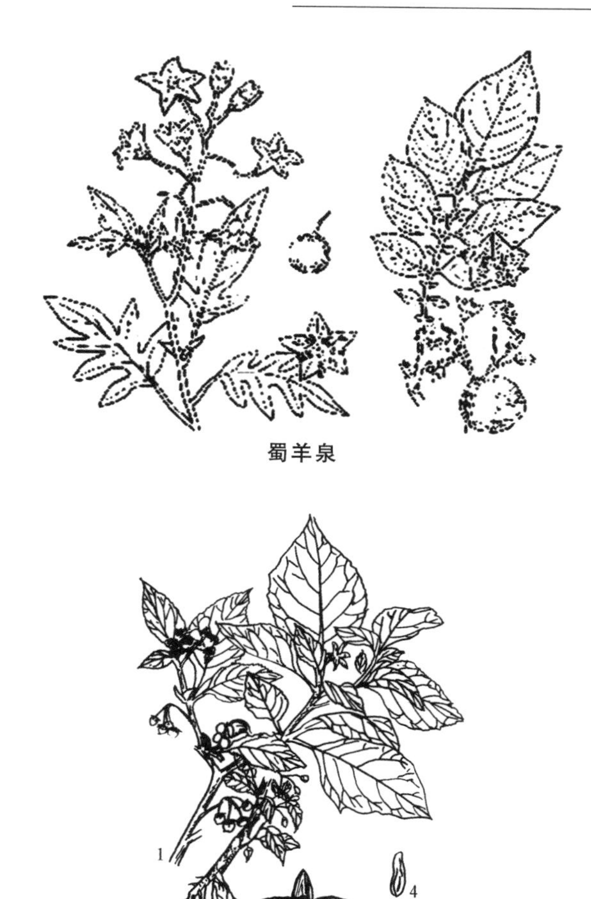

蜀羊泉

龙葵

益彰。

【主治】

①胃癌；②肺癌；③肝癌；④食管癌；⑤多种消化道癌症。

【常用量】

白花蛇舌草30～60克，蜀羊泉(白英)30～60克，龙葵30～60克。

【经验】

谢老在《谢海洲医学文集》中说："蛇舌草、蜀羊泉、龙葵伍用为主药，治疗食管癌酌加石见穿、半枝莲、蛇莓各15克，每日1剂，每日3～5次。治疗肝癌，酌加夏枯草、金银花各15克，生鸡内金研末(冲服)3～5克，水煎服；胃脘胀痛，呆少者，酌加乌贼骨10克，白芍10克，甘草10克，浙贝母15克，木香、枳壳各15克同用，治肝先治胃，以保后天之本，有胃气则生，无胃气则死，此之谓也。"

(三)石见穿　半枝莲　龙葵

石见穿参见第125页图。

半枝莲参见第120页图。

【伍用功能】

石见穿功能化痰散结，清热利湿。药理研究表明，本品有抗癌作用。半枝莲功能清热解毒消痈，利水消肿。药理研究表明，本品有抗癌作用。龙葵功能清热解毒，活血消肿，化痰解痉。药理研究表明，本品对多种癌细胞均有抑制作用。三药伍用，清热解毒，化痰散结，利水消肿，抗癌之功相得益彰。

【主治】

①鼻咽癌、肺癌、肝癌；②肾癌、乳腺癌；③多种癌症，证属痰瘀互结者。

【常用量】

石见穿15～30克，半枝莲15～30克，龙葵15～30克。

【经验】

谢老在《谢海洲医学文集》中说："石见穿、半枝莲、龙葵伍用为主药，可用于多种癌症的治疗，辨证组方，重在变通。如治疗乳腺癌，酌加蒲公英30克，浙贝母15克，黄药子15克；治疗肾癌，酌加猪苓30克，生薏苡仁30克，汉防己15克。治疗多种癌症，可以用石见穿、半枝莲、龙葵各 30 克，水煎代茶饮，长期服用。”

（四）猪殃殃　白花蛇舌草　蜀羊泉（白英）

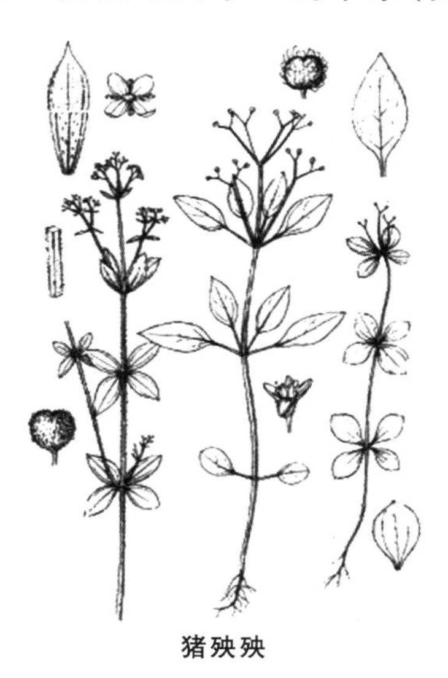

猪殃殃

白花蛇舌草参见第 166 页图。

蜀羊泉参见第 175 页图。

【伍用功能】

猪殃殃别名小茜草，血见恶。功能清热解毒，活血散瘀，解毒消肿。药理研究表明，本品有抑制肿瘤细胞生长作用，对急性淋巴细胞型白血病及急性粒细胞型白血病均有抗癌作用。白花蛇舌草能提高血清杀菌作用和提高白细胞吞噬功能，能抗感染及增强肾上腺皮质功能，本品对急性淋巴细胞、粒细胞性白血病和多种癌症均有较强的抑制作用。蜀羊泉别名白英，对多种癌细胞均有抑制作用。三药伍用，清热解毒，活血散瘀，利湿消肿，抗癌功效益彰。

【主治】

①白血病；②乳腺癌；③恶性淋巴瘤等多种癌症。

【常用量】

猪殃殃 30～60 克，白花蛇舌草 30～60 克，蜀羊泉 30～60 克。

【经验】

猪殃殃、蛇舌草、蜀羊泉伍用，实为谢老治疗多种癌症经验所得。

先生在《谢海洲医学文集》中说："治疗多种癌症，余常以猪殃殃、蛇舌草、蜀羊泉伍用为主药，辨证组方，重在变通。如用治乳腺癌，酌加蒲公英 30 克，浙贝母 15 克，土贝母 15 克，金银花 15 克，连翘 15 克，玄参 15 克；若用治白血病，则重用猪殃殃 60 克，酌加蛇舌草 30 克，蜀羊泉 30 克同用，或酌加炙黄芪 15 克，当归、党参、三棱、莪术各 10 克，攻邪扶正相得益彰。"

（五）生牡蛎　海藻　昆布

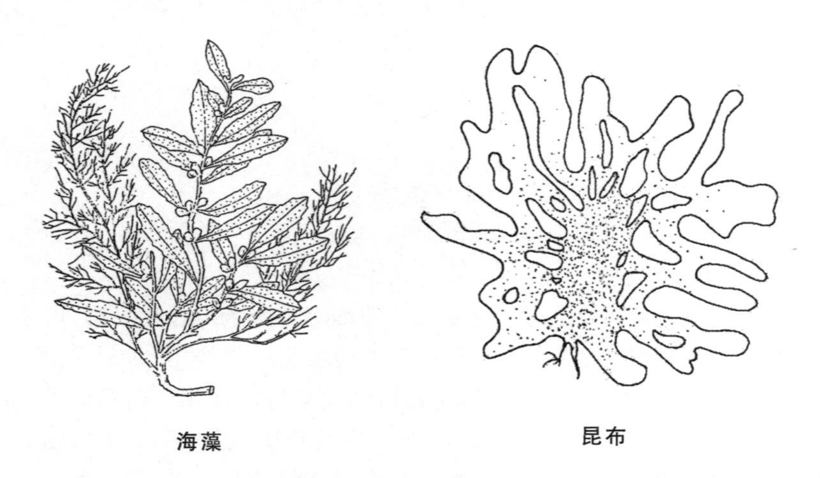

海藻　　昆布

生牡蛎参见第 66 页图。

【伍用功能】

生牡蛎功能平肝潜阳，软坚散结。药理研究表明，对肿瘤细胞有抑制作用。海藻功能软坚散结，消痰，利水。药理研究表明，对肿瘤有一定的抑制作用。昆布功能软坚散结，消痰，利水。药理研究表明，本品对肿瘤有抑制作用。三药伍用，软坚散结之力倍增，抗癌之功益彰。

【主治】

①瘰疬痰核诸症；②瘿瘤肿块；③甲状腺癌；④恶性淋巴瘤；⑤胃肠道癌症。

【常用量】

生牡蛎(打碎先煎)15～30 克，海藻 10～15 克，昆布 10～15 克。

【经验】

谢老在《谢海洲医学文集》中说："生牡蛎、海藻、昆布伍用为主药，治疗癌瘤用量宜大。如用治甲状腺囊肿恶性病变，用生牡蛎 60 克，打碎先煎，海藻、昆布各 15 克，酌加夏枯草 15 克，浙贝母 15 克，土贝母 15 克，黄药子 15 克，诸药同用，清热解毒，软坚散结，抗癌之功相得益彰。"

(六)半边莲　半枝莲　田基黄(地耳草)

半边莲、半枝莲参见第 120 页图。

【伍用功能】

半边莲功能清热解毒消痈，利水消肿。药理研究表明，本品有显著而持久的利尿作用，又能降压。有抗癌活性作用。半枝莲具有很强的抗突变作用，为抗癌机制之一。田基黄别名地耳草，功能清热利湿，解毒消肿，散瘀止痛。药理研究表明，本品有抑制肿瘤细胞的作用，对肝癌细胞生长有一定抗癌活性。三药伍用，清热解毒消痈，利水消肿，散瘀止痛，抗癌之功益彰。

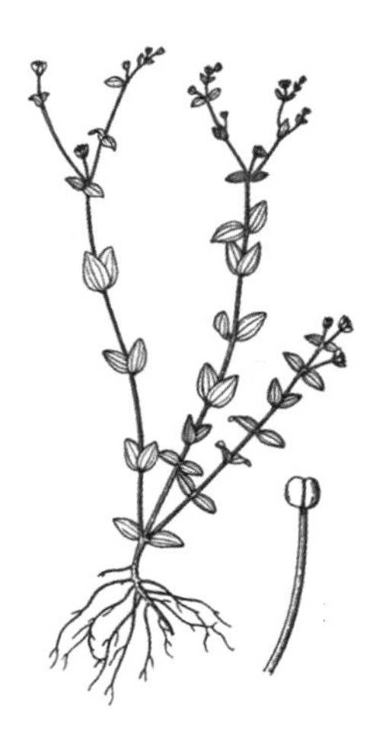

田基黄

【主治】

①原发性肝癌；②食管癌、胃癌；③肺

癌；④结肠癌、直肠癌；⑤各种癌症。

【常用量】

半边莲 15～30 克，半枝莲 15～30 克，田基黄 15～30 克。

【经验】

谢老在《谢海洲医学文集》中说："半边莲、半枝莲、田基黄伍用为主药，可治疗多种癌症，辨证组方，重在变通。如治疗消化道癌症，可酌加石见穿 30 克，水煎代茶饮，每日 3～5 次；若用于治疗肝癌，酌加蛇舌草 30 克，鸡骨草 30 克，茵陈 15 克同用；若用于治疗肾癌，可酌加蛇舌草、瞿麦、生薏苡仁各 30 克同用，抗癌之功益彰。"

(七)败酱草　地丁草　鱼腥草

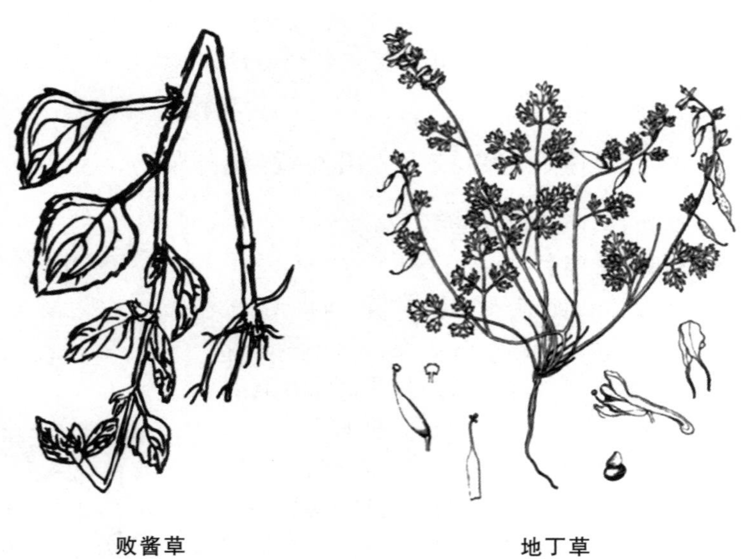

败酱草　　地丁草

【伍用功能】

败酱草功能清热解毒，消痈排脓，又有活血行瘀之效。《本草纲目》："善排脓破血，故仲景治痈，及古方妇人科皆用之。"药理研究表明，能促进肝细胞再生，防止肝细胞变性。本品有较强的抗癌作用。地丁草功专清热解毒消痈。药理研究表明，本品有抗菌作用，有抗癌活性作用，对癌细胞生长有抑制作用。鱼腥草功专清热解毒消痈。药理研究表明，本品能促进外周血白细胞吞噬能力，有增强机体免疫功能的作用。对癌症有抑制作用。三药伍用，清热解毒消痈之力倍增，抗癌功效相得益彰。

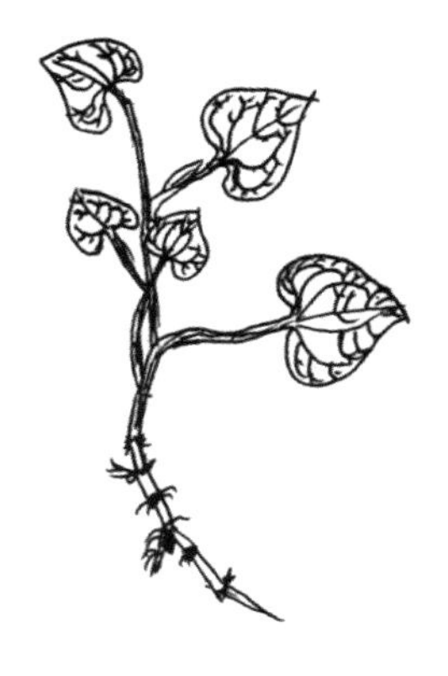

鱼腥草

【主治】

①热毒疮痈，如肺痈、肠痈等症；②肺部感染(大叶性肺炎、急性支气管炎)及尿路感染等症；③多种癌症，如肺癌、肝癌、胃癌、肠癌、阑尾肿瘤、子宫颈癌、白血病等。

【常用量】

败酱草 15～30 克，地丁草 15～30 克，鱼腥草 15～30 克。

【经验】

谢老在《谢海洲医学文集》中说："败酱草、地丁草、鱼腥草伍用为主药，善治热毒疮痈，如肺痈、肠痈及肺部感染(如大叶性肺炎、急性支气管炎等)诸病，尤其对多种癌症的治疗，均有较好的效果。临证必须辨病与辨证相结合，如酌加半枝莲、蛇舌草、白英各 15～30 克，水煎代茶饮，可用于多种癌症，均有良效。若用于治疗大肠癌，酌加猪殃殃 30 克，蜀羊泉 60 克，水红花子 15 克，水煎服，每日 1 剂；用于治疗肺癌，酌加猪殃殃 30 克，功劳叶 15 克，百部 15 克，北沙参、女贞子、杏仁、川贝母、陈皮各 10 克，甘草 5 克，水煎服，每日 1 剂，连服 10～20 剂。用于治疗直肠癌，酌加白头翁 30 克，马齿苋、山慈姑、蛇舌草各 15 克，黄柏、赤芍、当归、炒枳壳、广木香、浙贝母各 10 克，水煎服，每日 1 剂，3 个月为 1 个疗程。用于治疗肝癌，酌加八月札、马鞭草、田基黄、龙葵、半枝莲、半边莲各 30 克，水煎服，每日 1 剂，连服 20 日为 1 个疗程。”

（八）仙鹤草　板蓝根　紫草根

仙鹤草参见第 121 页图。
板蓝根参见第 140 页图。
紫草根参见第 173 页图。

【伍用功能】

仙鹤草，别名脱力草，功能补虚、解毒、收敛止血、止汗、止痢。药理研究表明，有较强的抗癌作用。板蓝根功能清热解毒，凉血利咽。药理研究表明，本品对肿瘤细胞有抑制作用。紫草根又名紫草，功能凉血、活血，清热解毒，透疹。药理研究表明，本品有抗癌作用。三药伍用，清热解毒，凉血、活血、补虚止血及抗癌之功相得益彰。

【主治】

①血热毒盛之出血诸症；②白血病血热毒盛之出血诸症。

【常用量】

仙鹤草 30～60 克，板蓝根 15～30 克，紫草根 30～60 克。

【经验】

谢海洲先生在《谢海洲医学文集》中说：“仙鹤草、板蓝根、紫草根伍用为主药，善治白血病血热毒盛之出血诸症，酌加龙葵、蛇舌草、败酱草各 30 克，生地黄 30 克，人工牛黄 6 克，水煎服，另服六神丸，每次 30 粒，每日 3 次，用量可酌情增加。”

（九）垂盆草　冬凌草　八月札

【伍用功能】

垂盆草功能清热解毒，利湿退黄。药理研究表明，本品对肝有保护作用，对癌细胞生长有抑制作用。冬凌草功能清热解毒，消炎止痛，健胃活血。药理研究表明，本品对多种癌细胞均有显著抑制

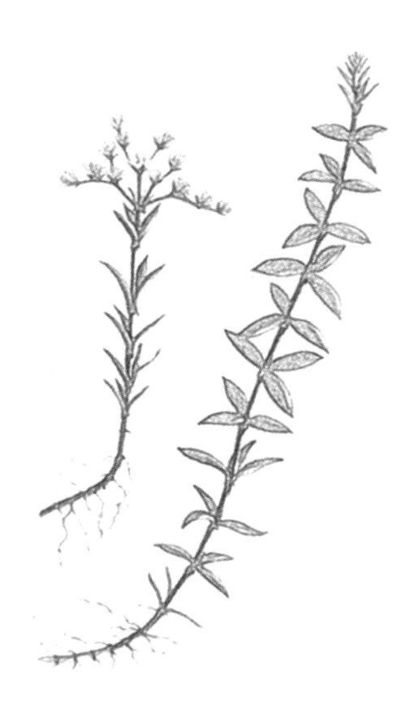

垂盆草

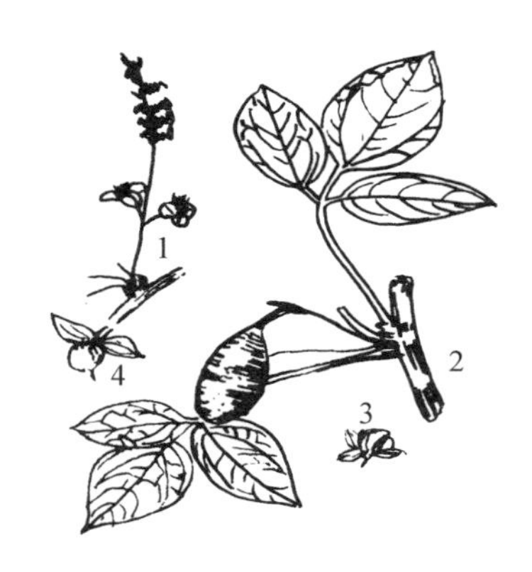

八月札(白木通)

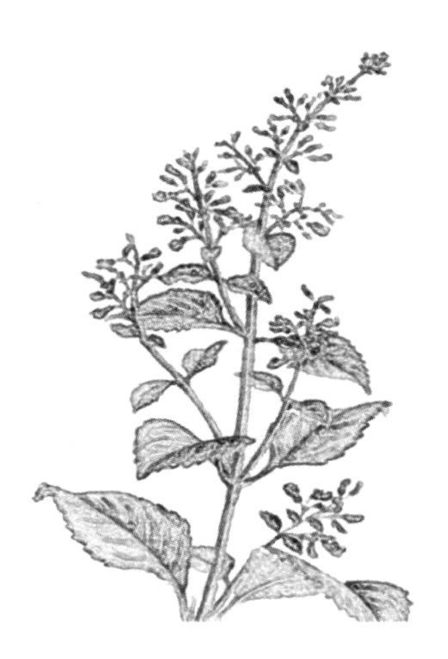

冬凌草

或杀伤作用。八月札又名木通子，味甘性寒，舒肝理气，活血通淋。三药伍用，清热解毒，健胃护肝，抗癌之功益彰。

【主治】

①食管癌、胃癌、贲门癌；②肺癌、肝癌；③肝胰癌疼痛；④其他多种癌症。

【常用量】

垂盆草 15～30 克，冬凌草 15～30 克，八月札 15～30 克。

【经验】

垂盆草、冬凌草、八月札伍用为主药，为谢海洲先生临证治疗多种癌症经验所得。

谢老在《谢海洲医学文集》中说："垂盆草、冬凌草、八月札伍用为主药，辨病、辨证相结合，可用于多种癌症的治疗。如用治大肠癌，酌加败酱草 30 克，猪殃殃 30 克，大黄 10 克；治疗白血病，酌加生地黄、生大黄、玄参、大青叶各 10 克，牡丹皮 5 克，天花粉 5 克，水煎服，每日 1 剂；或以石见穿 30 克，马鞭草 30 克，白英 30 克，水煎服，每日 1 剂；治疗食管癌，酌加龙葵 30 克，蛇舌草、白英各 15 克，水煎服，每日 1 剂；治疗胃癌，酌加石斛 30 克，玉竹 30 克，蚤休 15 克，水煎服，每日 1 剂；治疗肺癌，酌加功劳叶 30 克，北沙参 30 克，百部 15 克，女贞子、绞股蓝、杏仁、川贝母各 10 克，甘草 5 克，水煎服，每日 1 剂；治疗肝癌，酌加丹参 30 克，田基黄 30 克，半枝莲、半边莲、马鞭草各 15 克；治疗肾癌，酌加石见穿 30 克，海金沙、石韦、大腹皮各 15 克，猪苓 30 克，黄药子、半枝莲、泽泻、山萸肉、熟地黄、山药、茯苓各 15 克，水煎服，每日 1 剂。"

第 15 章　降血压类单验方

(一)罗布麻　茺蔚子　夏枯草

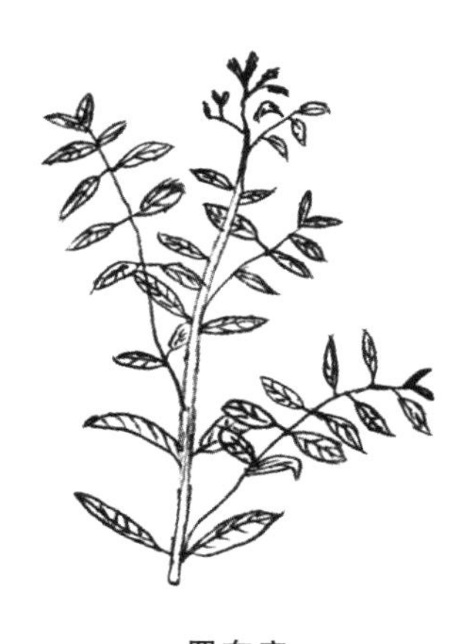

罗布麻

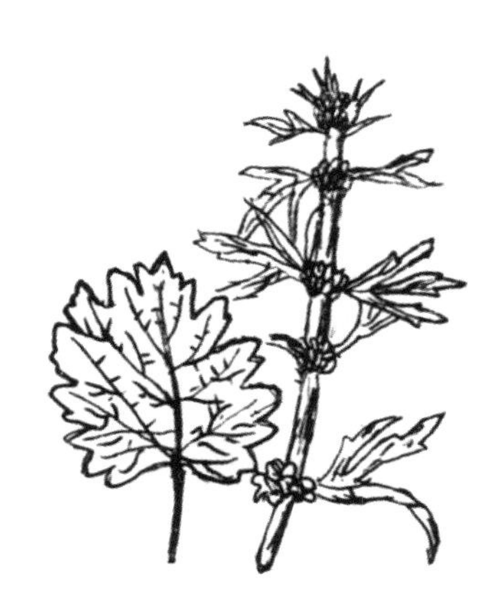

茺蔚子(益母子)

【伍用功能】

罗布麻功能降压、强心、利尿;茺蔚子又名益母子,功专活血通络,补肾益阴,清肝降压;夏枯草清泄肝胆郁火而降血压。三药伍用,罗布麻以强心、利尿、降压为主;茺蔚子以活血顺气、凉肝降压为要;夏枯草以清肝火、散郁结、降血压为长。三者移盈补亏,相得益彰,故有降血压之效。

【主治】

①虚性高血压病,表现为头重脚轻、头昏目眩、血压忽高忽低,高不至于血管破裂,低不至于低于正常者;②脑动脉硬化,心脑供血不足,以及卒中后遗症等;③头痛、眩晕、心悸、失眠、注意力不能

集中，或见全身走窜疼痛、四肢麻木等。

【常用量】

罗布麻 10～15 克，茺蔚子 6～10 克，夏枯草 10～15 克。

【经验】

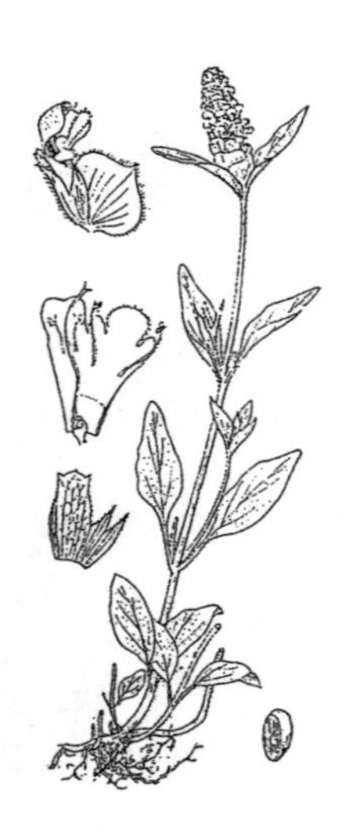

夏枯草

罗布麻、茺蔚子、夏枯草伍用，是谢老专治虚性高血压病而设。先生在《谢海洲医学文集》中指出："虚性高血压病是与实性高血压病相对而言。现代医学认为：高血压病可分为急进型和缓进型两类：急进型以视网膜病变及肾功能急剧减退为特点，血压明显升高，舒张压常持续于 130 毫米汞柱以上；缓进型病情发展缓慢，可常达 10～20 年，约有半数人无明显症状。按世界卫生组织(WHO)规定，收缩压＞140 毫米汞柱或舒张压＞90 毫米汞柱即可定为高血压。

高血压病属于中医学眩晕、头痛、肝风、肝阳等病证的范畴。经云'诸风掉眩皆属于肝'，但眩晕不全是高血压病。余认为：头部血管充盈，他部血行不畅，上实下虚，盈亏失调，因之致病。治法以'静通'为要，故用罗布麻强心，以改善心脑供血，并利尿降压；同时用茺蔚子扩张脑部血管，以活血化瘀；佐以夏枯草苦寒泄下，清热降压。三药相合，使盈者平，亏者和，血量调和，血压自趋于正常也。中医以'静通'为要，含义深刻，不可用短时外部刺激而引起血压升高，轻易认定为高血压病。"

(二)野菊花　槐花　黄芩

野菊花参见第 58 页图。

黄芩参见第 22 页图。

【伍用功能】

野菊花功专清泄是其所长，以平肝潜阳降压为主；槐花以凉血止血，清热降压为要；黄芩以泻火解毒降压为特点。三药伍用，苦寒泻热，凉血降压之力益彰。

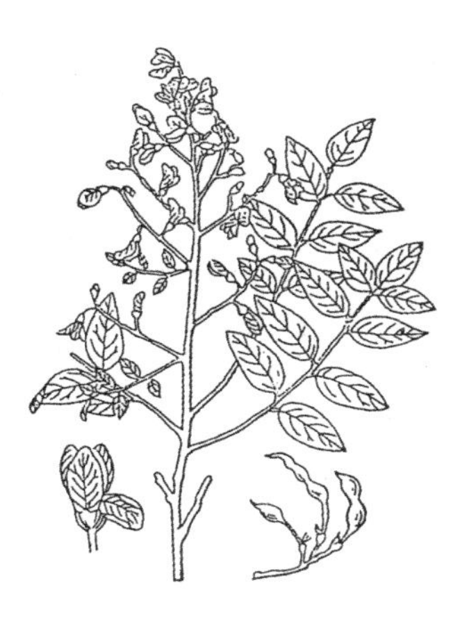

槐花

【主治】

①实性高血压病，动脉硬化，表现为肝阳上亢、头昏目眩、头胀头痛、面红目赤、口苦咽干、心烦不宁、大便干燥、小便黄赤等症者；②妇人崩漏下血不止，胎动不安，症属血热为患者。

【常用量】

野菊花 10～15 克，槐花 10～15 克，黄芩 6～10 克。

【经验】

野菊花、槐花、黄芩伍用，是谢老为治疗实性高血压病而设。先生在《谢海洲医学文集》中指出："所谓实性高血压是指肝火上炎所致面红目赤、大便秘结、小便黄赤、舌红苔黄厚，脉弦大或弦数，故以苦寒折逆之法治之。但苦寒之品不可久服，待血压下降之后，仍以'静通'为要。

所谓'静通'的含意，即遵'上病下取'之意，清热顺气，引血下行，养阴柔肝，去有余，补不足等。引血下行者，宜酌加茺蔚子、川牛膝之类；若头部血管充盈较甚者，可暂用灵磁石、代赭石、紫石英之类，以重镇降下，待病势稍稳这后，仍以柔肝为主。这种治法，适用于高血压病初起，既能防止血管过于充盈，又可防止血管破裂，尚无刺激血管之弊。

此外，高血压病尚有瘀血指征者，不可妄投活血破瘀之药，以免鼓动血流，甚或损害血管而引起脑出血，必要时可请西医会诊。”

(三)石决明　决明子　夏枯草

夏枯草参见第 197 页图。

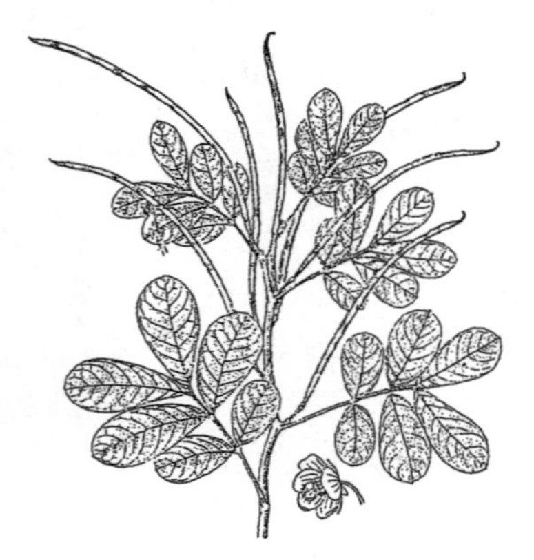

决明子

【伍用功能】

石决明生品入药潜降之力甚强，以平肝息风，清热明目为主；决明子以清肝胆郁热、益肾明目为要；夏枯草以清肝火、散郁结、降血压为长。三药伍用，平肝息风，清肝明目，散郁降压之功益彰。

【主治】

①肝热头昏、视物不明，目赤、头痛等症；②高血压、动脉硬化等症。

【常用量】

石决明 15～30 克，打碎先煎；决明子 15～30 克；夏枯草 10～15 克。

【经验】

石决明、决明子、夏枯草伍用，为谢老治疗肝热目赤涩痛而设。先生在《谢海洲医学文集》中说：“治疗肝热目疾，或肝肾不足而致的虚火上炎之目疾，余常以石决明、决明子、夏枯草伍用为主药，治疗高血压病，酌加茺蔚子、槐花、川牛膝相合；亦可用治高脂血症，酌加女贞子、制何首乌、生山楂同用，功效更佳。”

(四)天麻　钩藤　牛膝

天麻参见第 61 页图。

钩藤参见第 61 页图。

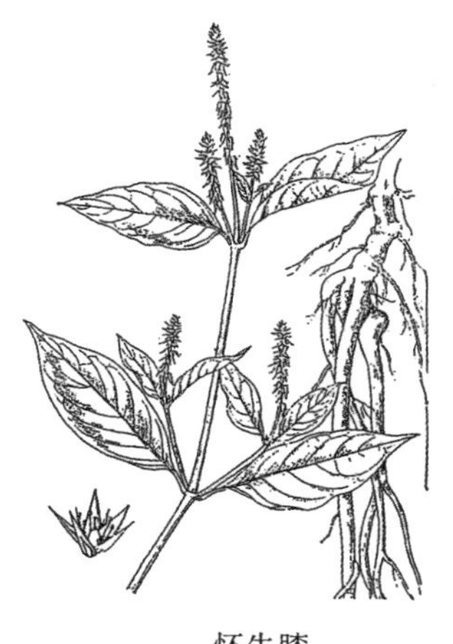

怀牛膝

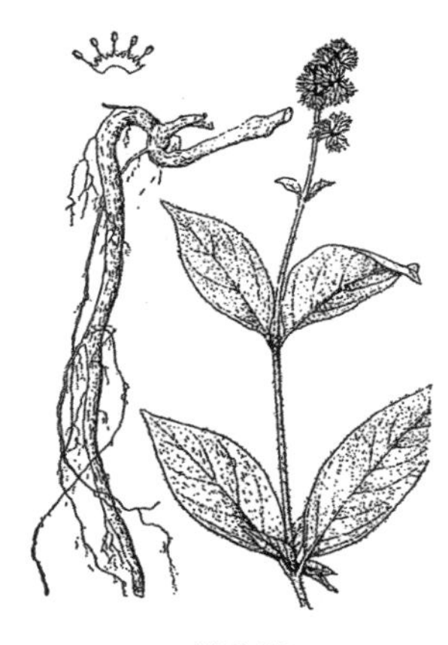

川牛膝

牛膝

【伍用功能】

天麻专入肝经，为平肝息风、善治眩晕之要药，具有降血压之功效；钩藤既能清肝热、平肝风、降血压，又能泻心包之火，以清心热、息风止痉；牛膝功能补肝肾、强筋骨、引血下行。三药伍用，天麻、钩藤以清热平肝、息风降压为主；牛膝以活血化瘀、引血下行降压为要。三者相合，天麻以平肝息风、降压为长；钩藤扩张血管而降低血压；牛膝引气血下行，相互为用，故有良好的降血压效果。

【主治】

脑血管痉挛，高血压病，表现为肝阳上亢、头晕目眩、头胀头痛、半身麻木等症，均宜使用。

【常用量】

天麻 10～15 克，钩藤(后下)10～15 克，牛膝 10～15 克。

【经验】

天麻、钩藤、牛膝伍用，为谢老专治肝阳上亢所致之眩晕，高血压病所得。

先生在《谢海洲医学文集》中说："眩晕不等于全是高血压病，诸如梅尼埃综合征，低血压、低血糖等亦可引起眩晕。临证必须首先辨病，中医以辨证组方为特点，凡属肝阳上亢所致的眩晕、高血压病，余常以天麻、钩藤、牛膝伍用为主药，其中钩藤不可久煎，以后下为宜；牛膝又有怀牛膝与川牛膝之分，余习以川牛膝活血化瘀，引血下行降低血压甚为常用。"

(五)杜仲　钩藤　桑寄生

杜仲参见第151页图。
钩藤参见第61页图。
桑寄生参见第54页图。

【伍用功能】

杜仲专入肝肾经。本品既能补益肝肾而强筋骨，又能安胎是其所长。药理研究表明，既有降压作用，又有降低血清胆固醇作用；本品既有增强机体免疫功能的作用，尚有利尿及抗炎作用。钩藤功能清热平肝、息风定惊。药理研究表明，其所含钩藤碱能扩张周围血管而使血压下降和心率减慢，但不宜久煎。桑寄生得桑之余气而生，质厚而柔，不寒不热，功能补肝肾、强筋骨、祛风湿、养血安胎是其所长。药理研究表明，桑寄生所含萹蓄苷有利尿、降压作用，其冲剂有舒张冠状血管作用，可治疗冠心病心绞痛。三药伍用，补肝肾、强筋骨、平肝降压、利尿降压之功相得益彰。

【主治】

①高血压病，证属肝肾不足，肝阳上扰者；②冠心病心绞痛，证属肝肾不足者。

【常用量】

杜仲10～15克，钩藤(后下)10～15克，桑寄生15～30克。

【经验】

杜仲、钩藤、桑寄生伍用，为谢老临证经验所得。先生在《谢海洲医学文集》中说："既有肝肾不足，又有高血压病的患者，余常以以杜仲、钩藤、桑寄生伍用为主药，平补肝肾而降血压，每获良效。肝阳偏亢者，酌加野菊花、槐花伍用；用治虚性高血压者，常与茺蔚子、车前子、夏枯草相合；用治虚风上扰者，酌加石决明、决明子、生牡蛎伍用，辨证组方，重在变通。"

第 16 章　角药单验方类增补

(一)麻黄　炮附子　细辛

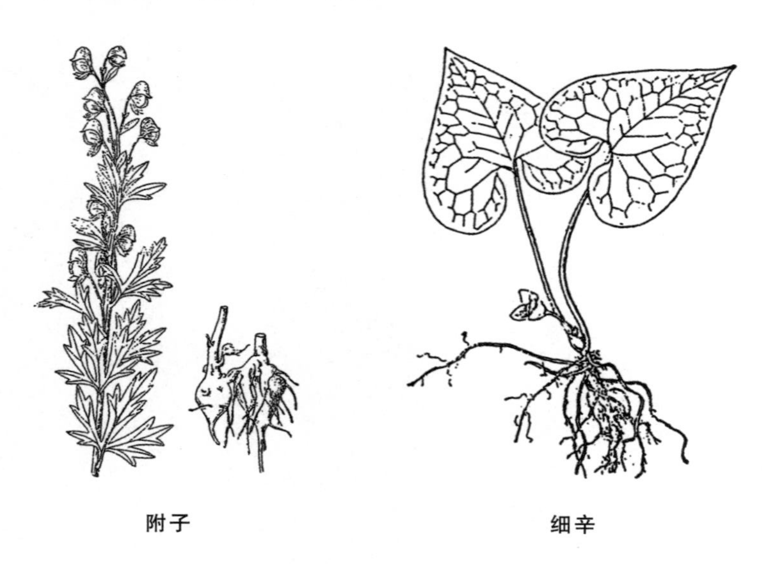

附子　　细辛

麻黄参见第 9 页图。

【伍用功能】

麻黄发汗解表散寒，附子温经助阳散寒。附子在里振奋阳气，鼓邪外出，麻黄在外发越阳气，开泄皮毛，散邪于表。但麻黄在外发越阳气，凡阳虚之人用之则更伤耗阳气，有附子与之同用则无伤阳之弊，故附子不仅能助阳鼓邪外出，且可护阳，以防汗之亡阳之虞。方内又用了肾经表药之细辛，以通彻表里。细辛可以启发肾气，人体之真阳藏于肾中，用细辛可以鼓动肾中真阳之气，故可以助附子以温经散寒，而细辛辛温香窜，既能散在表之风寒，又可助麻黄以解表散寒。今麻黄、附子、细辛三药伍用，于扶阳之中促进解表，于解表之中又不伤阳气，使外感风邪之邪得以表散，又使里虚之阳得以温护，三者相合，相辅相成，相得益彰，共成助阳解表之功。

【主治】

既有阳虚体质之本，又有外感风寒之标。临床应以恶寒重、发热轻而脉沉为辨证要点。

【常用量】

麻黄 3～10 克，炮附子 3～9 克，细辛 1～3 克。

【经验】

麻黄、炮附子、细辛伍用，出自于《伤寒论》麻黄细辛附子汤。谢老师古而不泥古，辨证组方，重在变通。先生在《谢海洲医学文集》中说："切记感冒不可滥用汗法。对于阳虚之人，每易自汗出而易感者，可酌加黄芪、白术、防风益气固表止汗；恶风重者，可酌加桂枝、白芍、炙甘草伍用，解肌发表，调和营卫，本方虽适用于阳虚而兼外感者，但阳虚程度尚不过分严重，故仍能在助阳的同时兼以解表。如果阳气衰微、已见下利清谷、脉微欲绝等症，则不可使用本方，若误发其汗、必致厥逆亡阳，必须特别警惕！"

(二)金银花　蒲公英　生甘草

金银花参见第 139 页图。

蒲公英参见第 146 页图。

甘草参见第 2 页图。

【伍用功能】

金银花质体轻扬，气味芬芳，既能清气分之热，又能解血分之毒；蒲公英功专清热解毒，消肿散结；生甘草长于泻火解毒，润肺祛痰止咳。三药伍用，清热泻火解毒、消肿散结之功相得益彰。

【主治】

①热毒疮疡、红肿热痛，证属阳证者；②咽喉红肿疼痛者；③乳

痈、红肿热痛者。

【常用量】

金银花 10～30 克，蒲公英 15～30 克，生甘草 10～15 克。

【经验】

金银花、蒲公英、生甘草伍用，为谢老专治热毒疮疡证属阳证者经验所得。先生在《谢海洲医学文集》中说："治疗乳痈、红肿热痛阳证者，酌加连翘 15 克，浙贝母 15 克，地丁草 30 克，多获良效。用药如用兵，兵不在多而在精，此之谓也。"

(三)板蓝根　山豆根　玄参

板蓝根参见第 140 页图。

玄参参见第 149 页图。

【伍用功能】

板蓝根清热凉血，解毒利咽；山豆根功专清热解毒、消肿止痛、清利咽喉；玄参长于泻火滋阴，清热凉血，利咽消肿散结。三药伍用，清热凉血解毒，滋阴降火润燥，利咽消肿止痛之功益彰。

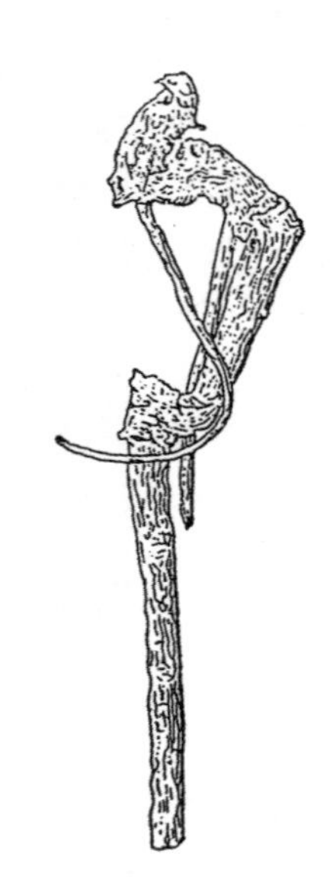

山豆根

【主治】

①咽喉肿痛；②牙龈肿痛；③口舌生疮等症。

【常用量】

板蓝根 10～30 克，山豆根 6～10 克，玄参 10～15 克。

【经验】

板蓝根、山豆根、玄参伍用，为谢老治疗咽喉肿痛、牙龈肿痛、口舌生疮等症经验所得。先生在《谢海洲医学文集》中说："板蓝根、山豆根、玄参伍用为主药，不仅主治咽喉肿痛诸症，而且可适用于时行感冒初起，症见咽喉肿痛等症。如治感冒风热时邪，热毒偏重者，酌加大青叶、蒲公英、草河车同用，或以大青叶、贯众、生甘草相合，其效更佳。”

(四)贯众　大青叶　生甘草

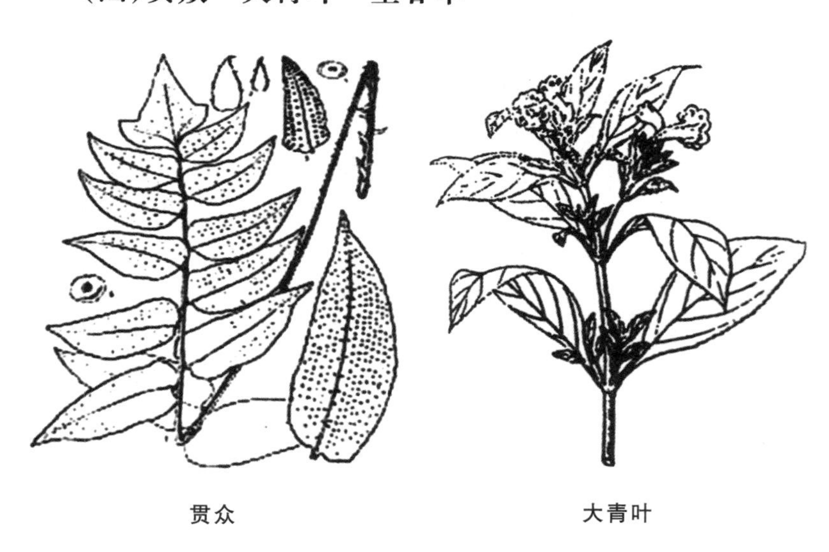

贯众　　大青叶

甘草参见第 2 页图。

【伍用功能】

贯众功能清热解毒，凉血止血，既可用治热毒疮疡；又可用于流感、麻疹，具有防治双重作用；入血分而能凉血止血，是以吐衄、崩漏可愈；尚具有驱杀蛲绦钩诸虫之功。大青叶既入血分，功能清热凉血，为治温热病症，热入血分身发斑疹之要药；又能清热解毒，可治瘟疫高热诸疾，尤为凉血解毒之佳品。生甘草则长于清热解毒，三药伍用，清热解毒，凉血止血之功益彰。

【主治】

①防治流感、麻疹；②大头瘟毒；③热毒斑疹；④咽喉肿痛；⑤流行性乙型脑炎。

【常用量】

贯众 10～15 克，大青叶 10～30 克，生甘草 10～15 克。

【经验】

贯众、大青叶、生甘草伍用，为谢老治疗流感等时行病毒经验所得。先生在《谢海洲医学文集》中说："1956 年，北京地区发生'乙脑'，后又几次发生过温病流行。当时西医疗效甚微。中医以蒲辅周先生为首的中医专家组，打破了中医只能治慢性病的传统观念，树立了中医治疗危急病症的样板，为后世中医树立了典范。如余在治疗流行性腮腺炎时，习用贯众、大青叶，伍用为主药，辨证组方，重在变通。腮腺红肿热痛明显者，酌加蒲公英、夏枯草、浙贝母相合；高热不退者，合银翘白虎汤同用，每获良效。"

（五）大青叶　生地黄　白茅根

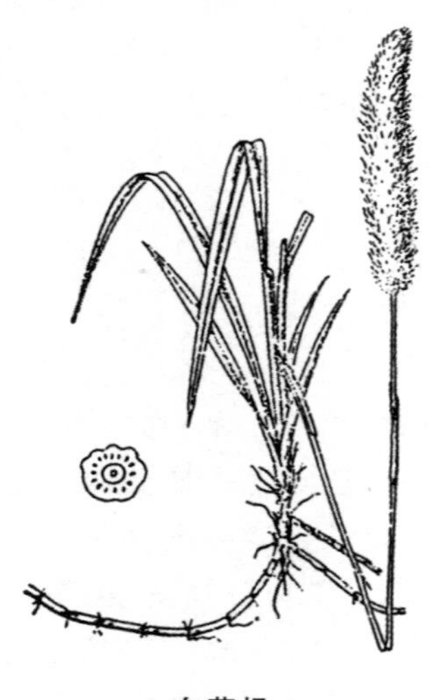

白茅根

大青叶参见第 206 页图。

生地黄参见第 104 页图。

【伍用功能】

大青叶为清热凉血解毒之要药；生地黄功专滋阴凉血、生血益精；白茅根具有透发之性，既入血分，清热凉血，又可托毒退热。三药伍用，清热凉血解毒，托毒退热之功相得益彰。

【主治】

①热性病邪热入营，症见发热、口渴、舌绛，或身现斑疹等症；②血热妄行，症见衄血、吐血、脉细数者；③热性病伤阴，低热不退者；④手术之后发热，以及原因不明的低热者。

【常用量】

大青叶 15～30 克，生地黄 15～30 克，白茅根 15～30 克。

【经验】

大青叶、生地黄、白茅根伍用，为谢老治疗热性病经验所得。先生在《谢海洲医学文集》中说："治疗热性病后期伤阴而致低热不退者，或西医不明原因的低热不退者，余习以大青叶、生地黄、白茅根伍用为主药，辨证组方，重在变通。如温热病后期，夜热早凉，热退无汗者，可与青蒿鳖甲汤(《温病条辨》)同用，酌加青蒿 6 克，生鳖甲 15 克，打碎先煎，知母 10 克，以养阴透热；对于不明原因的久热不退、证属阴虚者，可酌加地骨皮、银柴胡、白微伍用，以退虚热。"

(六)金银花　地丁草　蒲公英

金银花参见第 139 页图。
地丁草参见第 180 页图。
蒲公英参见第 146 页图。

【伍用功能】

金银花既能解气分之热，又能解血分之毒，且在清热之中又有轻微宣散之功；地丁草功能清热解毒，消散痈肿；蒲公英清热解毒，长于散结消肿。三药伍用，清热解毒，消炎止痛，散结消肿；相互促进，相得益彰。

【主治】

①疔疮肿毒、丹毒、乳痈等红肿热痛者；②肠痈(类似急性阑尾炎)诸症；③尿路感染诸症；④一切化脓性炎症及非化脓性炎症均可使用；⑤胃及十二指肠溃疡、糜烂型胃炎、证属热毒内蕴者。

【常用量】

金银花 10～30 克，地丁草 10～30 克，蒲公英 10～30 克。

【经验】

金银花、地丁草、蒲公英伍用，为谢老治疗热毒内蕴诸症经验所得。先生在《谢海洲医学文集》中说："若治尿路感染，余习以银花、地丁、公英伍用为主药，辨证组方，重在变通。如小便热痛，甚或尿血者，可酌加车前草、白茅根、旱莲草或六一散同用；如治流行性腮腺炎，主取金银花、地丁、蒲公英伍用，酌加连翘 10 克，大青叶、板蓝根各 15 克，浙贝母 10 克，夏枯草 15 克，柴胡、升麻各 6 克，每日 1 剂，分 4 次服下，3 剂肿消一半，5 剂病愈。"

(七)冬桑叶　仙鹤草　功劳叶

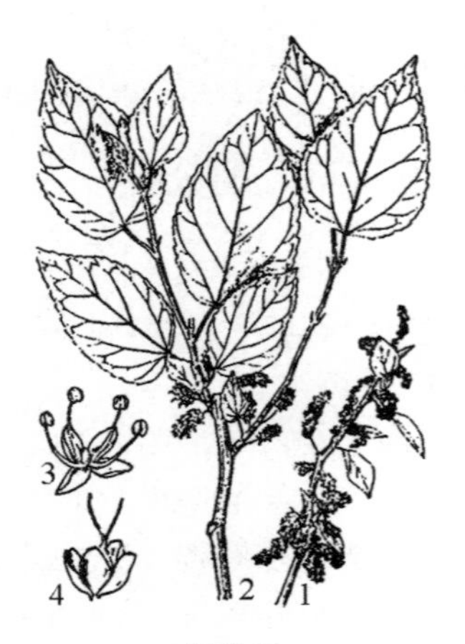

冬桑叶

仙鹤草参见第 121 页图。

功劳叶参见第 130 页图。

【伍用功能】

桑叶以深秋、初冬采集者为佳，故名冬桑叶、霜桑叶。《丹溪心法》云："经霜桑叶研末，米饮服，止盗汗。"《本草撮要》云其"以之代茶，采取经霜者，常服治盗汗"。药理研究表明，本品有降血糖作用。仙鹤草为补虚止汗之要药，故又名脱力草。药理研究表明，本品有止血、抗菌、抗炎和抗癌作用。功劳叶即十大功劳叶之别名，专入肺经，功能滋阴清热，为治虚劳、肺痨（肺结核）咯血、骨蒸潮热、盗汗之圣药。药理研究表明，本品有抗癌作用。三药伍用，滋阴清热，补虚止汗之功相得益彰。

【主治】

①术后或癌症放化疗之后，虚汗不止者；②虚劳或肺痨骨蒸潮热、盗汗者；③阴虚火旺，盗汗不止者。

【常用量】

冬桑叶 6～10 克，仙鹤草 15～30 克，功劳叶 10～15 克。

【经验】

冬桑叶、仙鹤草、功劳叶伍用为主药，为谢老专治虚汗经验所得。先生在《谢海洲医学文集》中说："民间常用冬桑叶焙干为末，空腹温米汤调下治盗汗。我曾用于治小儿体弱，睡后汗出，头面如洗，选冬桑叶 60 克，焙干研细末，每晚睡前米汤送服 5～10 克，不及 1 周，盗汗竟除。实践证明，冬桑叶辛凉宣透，为治小儿盗汗首选药物。推而广之，用于虚人盗汗不止者，余习以冬桑叶、仙鹤草、功劳叶伍用为主药，辨证组方，重在变通。阴虚火旺盗汗不止者，可酌加银柴胡、地骨皮、白薇以清退虚热；或与青蒿鳖甲汤相合，清热养阴、透热止汗之力益彰。"

（八）升麻　桔梗　生甘草

升麻参见第 171 页图。

桔梗参见第 126 页图。

甘草参见第 2 页图。

【伍用功能】

升麻既能清热解毒、升阳散邪，又能引药上行，解毒消炎；桔梗质轻升浮，升宣肺气，解表利咽、祛痰排脓；生甘草以清热解毒，利咽止咳为长。三药伍用，清热解毒，直达上焦，利咽消炎之功相得益彰。

【主治】

①咽喉肿毒（急性咽喉炎）；②牙龈肿痛，证属风热蕴毒者；③肺痈（肺脓疡）。

【常用量】

升麻 6～10 克，桔梗 6～10 克，生甘草 6～10 克。

【经验】

升麻、桔梗、生甘草伍用为主药，为谢老治疗咽喉肿痛、牙龈肿痛、肺痈经验所得。先生在《谢海洲医学文集》中说："治疗急性咽喉炎、咽喉肿痛明显者，余习以升麻、桔梗、生甘草伍用为主药，载诸药上行，直达病所，辨证组方，重在变通。酌加大青叶、板蓝根、玄参相合；或酌加山豆根、蚤休、蒲公英伍用，解毒消炎之力倍增。若用治牙龈肿痛、阳明热盛者，酌加黄连、生石膏与知母相合；治疗肺痈者，酌加败酱草、鱼腥草、红藤伍用，清热解毒消痈之功益彰"。

（九）续断　桑寄生　菟丝子

桑寄生参见第 54 页图。

菟丝子参见第 100 页图。

【伍用功能】

续断又名川断、川续断，既能补肝肾、强筋骨、通血脉、固冲任、止疼痛，尚能通利血脉、通利关节、接骨疗伤。桑寄生为补血之要剂。本品既能补肝肾、强筋骨、祛风湿、养血安胎，又有强心、利尿、降压之功。菟丝子为平补肝肾之良药。本品既能补肾固精而安胎，又能养肝明目。三药均入肝肾、参合为用，补肝肾、强筋骨、壮

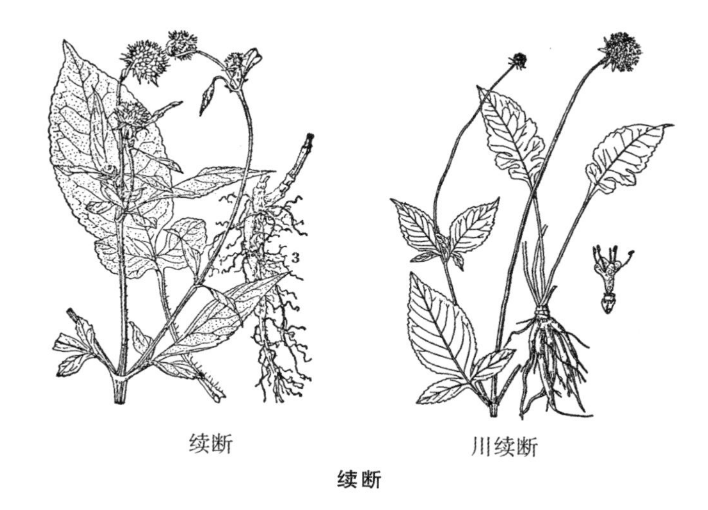

续断　　川续断

续断

腰膝、通血脉、固冲任之功益彰。

【主治】

①肝肾不足、腰膝疼痛、筋骨无力等症；②肝肾两亏、冲任虚损，以致月经过多、崩漏带下诸症；③胎元不固，有流产征兆者。

【常用量】

续断10～15克，桑寄生15～30克，菟丝子10～15克。

【经验】

续断、桑寄生、菟丝子伍用为主药，为谢老治疗肝肾不足诸症经验所得。先生在其所著的《谢海洲医学文集》中说："治疗肝肾不足，虚不受补，风湿痹痛诸症，余习以川断、寄生、菟丝子伍用为主药，酌加威灵仙、伸筋草、鸡血藤伍用，'治风先治血，血行风自灭'，此之谓也。若治肝肾不足，虚性高血压者，酌加杜仲、钩藤、仙灵脾相合，既能平补肝肾，又能平稳降压，可谓一举两得也。若用于肾虚胎动不安者，酌加杜仲、狗脊、阿胶(烊化)伍用，并佐以党参、白术、砂仁同用，健脾益气而载胎元，诸药合用，共奏肾脾双补之功，使冲任得固，胎有系载，则无胎动不安之虞矣。"

第 17 章　抗癌角药辨病分类

(一)甲状腺癌

(1)夏枯草　黄药子　生牡蛎
(2)夏枯草　蛇舌草　浙贝母
(3)蜀羊泉　生牡蛎　昆布
(4)黄药子　生牡蛎　海藻
(5)黄药子　白药子　生牡蛎

(二)恶性淋巴瘤

(1)猪殃殃　蛇舌草　龙葵
(2)蛇舌草　蜀羊泉　夏枯草
(3)蒲公英　半枝莲　半边莲
(4)蒲公英　半枝莲　猫爪草
(5)猫爪草　生牡蛎　蛇莓
(6)蚤休　半枝莲　白僵蚕
(7)夏枯草　蚤休　蜀羊泉
(8)生薏苡仁　半夏　水红花子
(9)白僵蚕　蛇舌草　蜀羊泉

(三)食管癌

(1)八月札　蚤休　丁香
(2)蒲公英　蛇舌草　半枝莲
(3)威灵仙　石见穿　人工牛黄
(4)威灵仙　厚朴　生鸡内金

(5)夏枯草　半边莲　生鸡内金
(6)黄药子　土牛膝　苦杏仁
(7)石见穿　急性子　代赭石
(8)急性子　黄药子　半枝莲
(9)制半夏　竹茹　蛇舌草

(四)贲门癌

(1)八月札　生鸡内金　制南星
(2)威灵仙　猫眼草　板蓝根
(3)威灵仙　急性子　生鸡内金
(4)威灵仙　石见穿　人工牛黄
(5)生鸡内金　莪术　黄芪
(6)生鸡内金　黄药子　天花粉
(7)法半夏　黄药子　丁香
(8)徐长卿　延胡索　丁香
(9)桑寄生　丹参　丝瓜络

(五)胃癌

(1)八月札　蛇舌草　半枝莲
(2)蜀羊泉　生鸡内金　白术
(3)冬凌草　蛇舌草　半枝莲
(4)田基黄　石见穿　虎杖
(5)仙鹤草　田基黄　龙葵
(6)夏枯草　蛇舌草　半枝莲
(7)生鳖甲　生牡蛎　生鸡内金
(8)三白草　雪莲花　鸡血藤
(9)北沙参　石斛　玉竹
(10)天花粉　石斛　玉竹
(11)龙葵　蜀羊泉　蛇莓

(12)半边莲　半枝莲　蜀羊泉
(13)败酱草　虎杖　　生鸡内金
(14)蒲公英　白芍　　生鸡内金
(15)白茅根　半枝莲　半边莲
(16)太子参　生黄芪　白术
(17)太子参　蚤休　　石斛
(18)太子参　生黄芪　女贞子
(19)生黄芪　太子参　鸡血藤

(六)肺癌

(1)北沙参　石见穿　半枝莲
(2)半枝莲　半边莲　蛇舌草
(3)蛇舌草　半枝莲　夏枯草
(4)蜀羊泉　垂盆草　鱼腥草
(5)百合　白及　　白毛夏枯草
(6)百部　百合　　女贞子
(7)功劳叶　川贝母　浙贝母
(8)石见穿　佛甲草　瓜蒌
(9)鱼腥草　凤尾草　半枝莲
(10)天葵　炙紫菀　浙贝母
(11)炙紫菀　川贝母　百部
(12)垂盆草　鱼腥草　佛甲草
(13)金荞麦　鱼腥草　蜀羊泉
(14)黄药子　蛇莓　　龙葵
(15)银柴胡　南沙参　北沙参
(16)枇杷叶　鱼腥草　蛇舌草
(17)龙葵　　蛇莓　　白花夏枯草
(18)绞股蓝　女贞子　石见穿

(七)肝癌

(1)功劳叶　龙葵　生鸡内金
(2)夏枯草　龙葵　金银花
(3)半枝莲　虎杖　蜀羊泉
(4)田基黄　龙葵　八月札
(5)马鞭草　半枝莲　半边莲
(6)虎杖　功劳叶　龙葵
(7)金钱草　夏枯草　马鞭草
(8)八月札　马鞭草　生鸡内金
(9)石见穿　半枝莲　生鸡内金
(10)石见穿　田基黄　虎杖
(11)蜀羊泉　垂盆草　王不留行
(12)生鳖甲　生牡蛎　生鸡内金
(13)冬凌草　蛇舌草　半枝莲
(14)仙鹤草　田基黄　龙葵
(15)夏枯草　蛇舌草　半枝莲
(16)三白草　雪莲花　鸡血藤
(17)太子参　夏枯草　鸡血藤
(18)炙黄芪　生晒参　女贞子

(八)胆囊癌

(1)金钱草　蛇舌草　半枝莲
(2)金钱草　山慈姑　生鸡内金
(3)茵陈　生薏苡仁　白术
(4)半枝莲　山豆根　丹参
(5)佛甲草　叶下珠　白豆蔻
(6)车前草　蛇舌草　当药
(7)制南星　白扁豆　生鸡内金

(8)生牡蛎　浙贝母　生鸡内金
(9)山慈姑　石见穿　黄芪

(九)胰腺癌

(1)八月札　郁金　延胡索
(2)石见穿　蒲公英　夏枯草
(3)夏枯草　龙葵　红藤
(4)车前草　蛇舌草　生山楂
(5)龙胆草　佛甲草　瓜蒌
(6)茵陈　猪苓　柴胡
(7)艾叶　藿香　佩兰
(8)半枝莲　八月札　水红花子

(十)鼻咽癌

(1)功劳叶　蚤休　夏枯草
(2)蛇舌草　半枝莲　半边莲
(3)仙鹤草　夏枯草　人工牛黄
(4)蜀羊泉　半枝莲　地骨皮
(5)金银花　蛇舌草　夏枯草
(6)川贝母　北沙参　玄参
(7)佛甲草　旱莲草　夏枯草
(8)佛甲草　生地黄　玄参
(9)黄药子　蒲公英　生地黄
(10)黄芩　浙贝母　野菊花
(11)紫草　芦根　白毛夏枯草
(12)金荞麦　汉防己　土牛膝
(13)土茯苓　白僵蚕　苍耳子
(14)石见穿　蒲公英　苍耳子
(15)蚤休　夏枯草　石莲花

(16)石莲花 仙鹤草 白及
(17)绞股蓝 皂角刺 龙胆草
(18)龙胆草 蚤休 野菊花

(十一)乳腺癌

(1)蒲公英 蜀羊泉 龙葵
(2)夏枯草 土贝母 川贝母
(3)石见穿 天花粉 生牡蛎
(4)海藻 昆布 露蜂房
(5)天花粉 土贝母 浙贝母
(6)皂角刺 八月札 山慈姑
(7)山慈姑 黄药子 白药子
(8)连翘 山慈姑 天花粉
(9)金银花 猫眼草 王不留行
(10)蛇舌草 红藤 猪殃殃
(11)土贝母 蒲公英 夏枯草
(12)仙鹤草 月见草 蒲公英
(13)大蓟 小蓟 蒲公英
(14)半枝莲 山慈姑 忍冬藤
(15)板蓝根 土茯苓 丹参
(16)全瓜蒌 牡丹皮 露蜂房
(17)全瓜蒌 蒲公英 地丁草
(18)浙贝母 土贝母 川贝母

(十二)子宫颈癌

(1)石见穿 半枝莲 土茯苓
(2)马鞭草 凤尾草 马齿苋
(3)龙葵 蜀羊泉 猪殃殃
(4)蛇舌草 夏枯草 益母草

(5)半枝莲　白鲜皮　夏枯草
(6)黄药子　败酱草　草河车
(7)佛甲草　土茯苓　白鲜皮
(8)猫眼草　蒲公英　蜀羊泉
(9)仙鹤草　败酱草　白鲜皮
(10)马齿苋　蛇舌草　白茅根
(11)墓头回　土茯苓　苦参
(12)老鹳草　益母草　生鳖甲
(13)猪殃殃　猫眼草　蜀羊泉
(14)败酱草　蒲公英　生牡蛎
(15)白花蛇　蜈蚣　　露蜂房
(16)蛇蜕　　全蝎　　露蜂房
(17)黄芩　　黄连　　黄柏
(18)黄精　　黄芪　　生牡蛎

(十三)大肠癌

(1)蛇舌草　败酱草　蜀羊泉
(2)马齿苋　田基黄　猪殃殃
(3)白头翁　马齿苋　蛇舌草
(4)叶下珠　田基黄　败酱草
(5)田基黄　败酱草　红藤
(6)红藤　　苦参　　大枣
(7)半枝莲　石见穿　地榆
(8)草河车　白头翁　苦参
(9)蜀羊泉　蛇舌草　大黄
(10)仙鹤草　田基黄　地榆
(11)猪殃殃　夏枯草　苦参
(12)败酱草　皂角刺　丹参
(13)凤尾草　赤石脂　禹粮石

(14)威灵仙　马齿苋　败酱草
(15)槐花　败酱草　马齿苋
(16)秦皮　马齿苋　蛇舌草
(17)苦参　红藤　生薏苡仁
(18)皂角刺　黄芪　女贞子

(十四)膀胱癌

(1)金钱草　海金沙　生薏苡仁
(2)蛇舌草　半枝莲　萆薢
(3)龙葵　茜草　瞿麦
(4)车前草　半枝莲　生地黄
(5)仙鹤草　大蓟　小蓟
(6)蒲公英　金钱草　泽泻
(7)瞿麦　萹蓄　车前子
(8)过路黄　蛇舌草　半枝莲
(9)过路黄　木通　泽兰
(10)三白草　龙葵　半枝莲
(11)龙葵　过路黄　土茯苓
(12)石韦　瞿麦　生薏苡仁
(13)石韦　海金沙　王不留行
(14)石韦　蜀羊泉　土茯苓
(15)女贞子　黄芪　蛇舌草
(16)茜草　瞿麦　龙葵
(17)大蓟　猪殃殃　半边莲
(18)蜀羊泉　龙葵　蛇舌草
(19)蜀羊泉　蛇莓　大蓟

(十五)肾癌

(1)石见穿　夏枯草　猪苓

(2)石见穿　马鞭草　大腹皮
(3)半枝莲　海金沙　石韦
(4)石韦　马鞭草　半枝莲
(5)马鞭草　半枝莲　蛇莓
(6)三白草　半枝莲　龙葵

(十六)脑肿瘤

(1)蚤休　蜀羊泉　半枝莲
(2)石见穿　威灵仙　木瓜
(3)石见穿　半枝莲　丹参
(4)蜀羊泉　蛇舌草　三七
(5)石菖蒲　蚤休　远志
(6)制蜈蚣　地鳖虫　三七
(7)全蝎　地鳖虫　蜈蚣
(8)龟甲胶　鹿角胶　当归
(9)何首乌　巴戟天　黄芪
(10)生牡蛎　浙贝母　夏枯草
(11)白僵蚕　白菊花　枸杞子

(十七)白血病

(1)龙葵　黄药子　蛇舌草
(2)龙葵　蛇舌草　生薏苡仁
(3)板蓝根　茜草　丹参
(4)虎杖　仙鹤草　阿胶
(5)银柴胡　水牛角　胡黄连
(6)银柴胡　生鳖甲　青蒿
(7)猪殃殃　半枝莲　板蓝根
(8)败酱草　仙鹤草　蜀羊泉
(9)蛇舌草　白薇　牡丹皮

(10)马鞭草　蛇舌草　车前草
(11)鸡血藤　生地榆　白及
(12)白首乌　大青叶　虎杖
(13)当归　鸡血藤　川芎
(14)仙鹤草　金银花　生甘草
(15)生地黄　蒲公英　小蓟
(16)土茯苓　半枝莲　龙葵
(17)土大黄　蜀羊泉　半枝莲
(18)土大黄　猪殃殃　紫草根
(19)女贞子　旱莲草　补骨脂

(十八)癌症放化疗毒副反应

(1)女贞子　绞股蓝　鸡血藤
(2)毛冬青　蒲公英　石韦
(3)虎杖　鸡血藤　当归
(4)刺五加　人参叶　黄精
(5)仙灵脾　鹿角胶　熟地黄
(6)生晒参　生黄芪　女贞子
(7)当药　制何首乌　蜂蜜
(8)紫芝　大枣　蜂蜜

[按语]　谢海洲先生是全国著名的中医药大家,特别对脑髓病、癌症等疑难杂病的研究独有见树。如他在《谢海洲医学文集》中说:“癌症,是很难攻克的疑难重症之一,无论是西医、中医,目前尚未攻破。叶剑英元帅曾经说过,‘攻城不怕坚,读书莫畏难,科学有险阻,苦战能过关’,几十年以来,余一直在中医辨证思维科学方面努力探索。虽然,目前现代医学对癌症很难早期干预,但宗《内经》‘未病先防,既病防变’之则,中医辨证组方论治的实质,就是‘早期干预’。如肝癌或胃癌的早期,往往首先出现胃脘不舒,消化不良,或肝胃不和的症状,应当引起足够的重视,仲景云‘见肝之

病，知肝传脾'，此之谓也。再如，对于乙肝病毒携带者，更应当引起高度警觉，其实这就是肝癌的早期信号，早期干预这就是中医的优势所在。

癌症用药应辨病，辨证组方重变通，辨病辨证须结合，攻邪不忘兼扶正，此之谓也。”

第 18 章　其他类(《谢海洲医学文集·良方选析》)

1. 健胃消炎方

【药物组成】

乌贼骨 10 克,白芍 10 克,生甘草 6 克,浙贝母 15 克,蒲公英 15 克,黄连 6 克,威灵仙 10 克,白及 10 克,枳实 15 克。

【用法】

水煎服。

【功效】

和胃制酸,消炎止痛。

【主治】

①胃脘灼热、反酸;②胃脘疼痛,慢性胃炎;③胃、十二指肠溃疡;④反流性食管炎。

【方解】

乌贼骨制酸止痛,收敛止血。药理研究表明,本品有中和胃酸作用,能在溃疡面上形成一层保护膜,并使出血趋于凝结,从而促使溃疡面炎症吸收,阻止出血,减轻局部疼痛,故用为方中主药。白芍补血之力虽弱,但善于和血、敛阴、柔肝缓急止痛,尚有抗炎及抗菌作用。生甘草长于清热解毒,缓急止痛,药理研究表明,本品有镇咳、镇痛作用,又有抗消化性溃疡及抑制肿瘤等作用。白芍、甘草相合,酸甘化阴,缓急止痛之力倍增。三药伍用,乌贼骨以制酸止痛、收敛止血为主;白芍、甘草以缓急止痛为要。三者相合,相辅相成,和胃制酸,消炎止痛之功益彰。浙贝母又名大贝母,功能消肿散结,解毒止血,导热下行,《本草汇言》称其:“开郁下气,化痰之药也。"蒲公英功能清热解毒，消痈散结，利胆退黄，药理研究表明，本品可清除幽门螺杆菌(Hp)。黄连清热燥湿力佳，既清中焦邪热，又为清心泻肝之要药，少量则可健胃。药理研究表明，本品有广谱抗菌作用。三药伍用，开郁下气，清热燥湿，消肿散结，解毒止痛，血抗菌消炎之功相得益彰。威灵仙为风药之宣导善走者，功能祛风除湿，长于通络止痛。药理研究表明，本品有抗菌、镇痛作用。白及功能收敛止血，消肿生肌，为吐衄咯血之要药。《本草纲目》言其："性涩而收……能入肺止血，生肌治疮也。"药理研究表明，本品有缩短凝血时间、抑制纤溶系统的作用，对人体结核杆菌有显著抑制作用，亦能抑制革兰阳性菌。枳实苦泄力大，性沉降下行，为治痞满、导积滞之要药。以威灵仙为主，辅以白及、枳实伍用，可治反流性食管炎，若配白芍同用，则疗效更佳。诸药合用，和胃制酸，收敛止血，缓急止痛，消肿生肌，抗菌消炎之功益彰。

【临床运用】

本方可广泛用于治疗胃脘嘈杂、灼热、反酸、慢性胃炎等症，反酸严重者，可酌加海蛤壳、煅瓦楞、煅牡蛎伍用；胃脘灼热呕吐、呃逆者，可酌加姜竹茹、炙枇杷叶、姜半夏相合；用治上消化道出血者，可酌加仙鹤草、紫珠草、茜草同用，止血之力倍增；用治胃及十二指肠溃疡者，可酌加八味锡类散(冲服)，常获出奇制胜之效。

2. 溃疡性结肠炎方

【药物组成】

太子参15克，白术9克，白茯苓9克，炒扁豆15克，炒山药15克，炒薏苡仁15克，乌梅15克，薤白9克，灶心土(包，先煎)30克，阿胶(烊化)9克，陈皮9克，黄芩9克，砂仁(后下)5克，锡类散(分冲)2瓶。

【用法】

水煎服。

【功效】

健脾化湿,涩肠止血。

【主治】

慢性溃疡性结肠炎。

【方解】

“方中太子参功似党参,健脾益气而兼有养阴生津之效;白术功专健脾益气,燥湿利水;茯苓长于渗湿健脾而止泻。三药伍用,健脾益气,燥湿利水,渗湿健脾止泻之功相得益彰。炒扁豆、炒山药、炒薏苡仁相合,健脾化湿止泻之力倍增。重用薤白下泄气滞,开结以疏寒热郁结;黄芩苦寒,清热燥湿而止泻痢,有较广的抗菌谱;乌梅具有涩肠止泻、止血双功,酸甘化阴,养胃生津,以助物化,其抑菌高度敏感,抗绿脓杆菌效尤强。三药寒温并用,开结以疏寒热郁结,清热燥湿而止泻痢,抑菌抗菌止泻之功相辅相成,相得益彰。灶心土具有温脾止血、降逆止呕两大功效,余用之于本病之中,既有止泻又寓消炎止血,可谓一药数功也。阿胶补血止血功专力宏,且为血肉有情之品,药性滋腻,故佐以陈皮、砂仁伍用,补中兼疏。诸药相合,健脾化湿,涩肠止血。补中兼疏,涩中有补,久服无弊也。

锡类散,方出《金匮翼》,为解毒消肿,咽喉、口舌牙龈诸疾之常用中成药。余现古为今用,师古而不泥古,今移用于结肠炎,效果相当满意。究其所以,咽喉与肠均为水谷之通道,医理互通也”。(《谢海洲医学文集》节选)

【临床运用】

病例:欧阳某,男,39 岁。

久患慢性溃疡性结肠炎,虽屡治无效,深以久泻而不能食为苦,于 1998 年 7 月来此初诊。

观其面色萎黄憔悴,症见腹痛、脓血便,每日七八行,纳谷不香,舌质淡胖,苔白腻,脉细缓。证属脾虚不运,湿浊内蕴。治以健脾化湿、涩肠止血。

处方：太子参15克，炒白术15克，白茯苓15克，炒扁豆15克，炒山药15克，炒薏苡仁15克，薤白9克，黄芩9克，乌梅15克，灶心土（包，先煎）30克，代水煎药，阿胶（烊化）6克，陈皮9克，砂仁（后下）5克，锡类散（分冲）2瓶，以参苓白术散（《太平惠民和剂局方》）加减，自创“溃疡性结肠炎方”为基础方，经治两个月，腹痛除而脓血便止，大便每日一二行。已成形，今已向愈，沉痼之疾，终于康复。并嘱其饮食自调，半年后来告，已可进一般饮食，工作正常。

谢老在《谢海洲医学文集》中说：“结肠炎的病变部位在结肠，溃疡性说明在结肠部位有溃疡，糜烂、水肿等均为炎症，慢性表示时间久，或久治不愈，时好时坏，迁延日久。

此类结肠炎的症状常出现下坠，腹痛、大便脓血，或大便溏薄，或时而干结不爽，肠中嘈杂鸣响，或日期短暂稍愈，或愈而复发，形成慢性痼疾。病人日渐消瘦，饮食亦减，日久常溏泄后重并见。临证必须辨病与辨证组方相结合。

对于本病的论治，余重点归纳为健脾、温肾、固涩三法。用药喜用薤白、乌梅、灶心土三味伍用为主药，其中薤白着重用其下泄气滞，临床见泄泻后重感，即有下坠，大便不爽者，屡用之有效，这是仲景《伤寒论》318条的小注中加薤白一语体会而得。我认为泄利下坠是寒热郁结，加薤白开结以疏寒热。乌梅是在《济生方》中记载的‘济生乌梅丸’，曰乌梅敛肝风，风火平熄而血自宁，此方最宜于肠风，便血日久者亦可服用。乌梅在清、温、和诸法中皆可配伍应用，可见其应用广泛。灶心土具有止血、镇吐两大功效。仲景《金匮要略》认为‘先便后血，此远血也，黄土汤主之’，可见其功专力宏，我重用灶心土煎汤代水煎药，用之治本病既可止泻又可消炎止血，一药数功也。”

慢性痼疾应辨病，辨证组方重变通。

辨病辨证须结合，兵不在多而在精。

3. 再生障碍性贫血方(血液病 1 号方)

【药物组成】

党参 15 克,当归 10 克,生、熟地黄各 12 克,白芍 10 克,黄精 10 克,龟甲胶(烊化)9 克,鹿角胶(烊化)6 克,砂仁(后下)6 克,黄芪 30 克,三七粉(冲服)2 克,大枣 10 枚,炙甘草 10 克。

【用法】

水煎服。

【功效】

健脾益气生血,补血生精,益肾生髓。

【主治】

再生障碍性贫血("再障")。

【方解】

方中重用党参,黄芪相须为用,与当归相合,健脾益气生血,功专力宏,以资后天之本,充养气血生化之源;生地、熟地相须并用,与当归配伍,滋阴补肾,益精填髓,补血生血,养阴退热之功益彰;黄精既可益气养阴,又能补肾益精;白芍补血,尤善于和血,敛阴,柔肝缓急;大枣功能补中益气,养血安神,缓和药性。三药伍用,益气养阴,补肾益精,养血安神之效增强。龟甲胶滋阴潜阳,益肾、补血、止血,鹿角胶长于补肾阳、生精血。明·李中梓说:"人有三奇,精、气、神,生生之本也。精伤无以生气,气伤无以生神,精不足者,补之以味,鹿得天地之阳气最全,善通督脉,故能多淫而寿;龟得天地之阴气最俱,善通任脉,足以气者,故能伏息而寿。二物气血之属,味最纯厚,又得造化之玄微,异类有情,竹破竹补之法也。"二药相合,一阴一阳,阴阳双补,通调任督二脉,故能峻补肾之阴阳,填精补髓,化生精血之力倍增。两胶均为血肉有情之品,药性滋腻,故佐以砂仁伍用,芳香化湿而行气,既防"两胶",又防熟地等滋腻之品碍胃,补中兼疏也。三七功专化瘀止血,既有良好的止血作用,并有活血化瘀的功效,又具止血而不留瘀之利。民间有与肉、鸡同炖服食者，云其有补益之功焉。炙甘草补中益气力强，《本草正义》曰："得中和之性，有调补之功，助参、芪成气虚之功，人所知也，助熟地疗阴虚之危，谁其晓焉。"

诸药合用，后天气血得充，先天精髓得补，"再障"造血功能可愈矣。

【临床运用】

病例：邓某，男，37岁，干部。

1997年9月7日来诊。自觉神疲、嗜睡困倦，颜面唇舌皖白无华，头昏心悸，汗出短气，肢倦纳呆，鼻常衄血，病情日渐加重，不能工作。曾经某医院检查：红细胞240万/立方毫米，血红蛋白8.5克，白细胞3000/立方毫米，血小板6万/立方毫米，网织红细胞0.1%。并经骨穿证实增生减低，确诊为"再障"。经用西药治疗数月，病势有增无减，遂来求治。察其唇舌爪甲卷白，两脉细数无神。辨属虚劳血虚之证。治以补气养血，益阴填精，稍佐止血之法。

处方：党参12克，黄芪15克，当归10克，生、熟地黄各12克，白芍10克，黄精12克，龟甲胶9克，鹿角胶6克，参三七粉2克，甘草6克，大枣10枚。上方加减服至两个月之后，出血已止，病情稍有改善，但化验血象仅略微上升，骨穿报告同前，舌脉如故，疗效进展缓慢。思之再三，原方似有病重药轻之嫌，尤以补气之力不足。前人谓："孤阴不生，独阳不长"，又云无阴则阳无以生，无阳则阴无以化。是以阳气不足以阴血化生，故于原方之中加重党参，重用黄芪，俾其阳生阴长，以益化源。是方服至两个月之后，血红蛋白升至11克，红细胞已达320万/立方毫米，血小板16万/立方毫米，白细胞5000/立方毫米，网织红细胞增至0.8%，骨髓明显增生。面色已显红润，舌转红润，脉缓有神，且胃口大开，精神大振，遂改汤为丸，坚持服药两个月，脉症已如常人。红细胞增至330万/立方毫米，血红蛋白13克，白细胞已至6000/立方毫米，血小板22万/立方毫米，网织红细胞2%，病情基本稳定，已能恢复全日工作。至今仍坚持间断服药，未有复发。

谢老在《谢海洲医学文集》中说:“再生障碍性贫血为一难治之症,其临床表现以贫血、出血为主症,属中医虚劳血虚范畴。根据心主血、脾统血,脾为后天之本,气血生化之源,以及肾主肾、藏精、生髓、精血相互资生的理论,本病之病机主要与心、脾、肾三脏之虚有关。故其治疗,应根据标本缓急,处理好补血与止血,补气与养血,补脾与补肾三方面的关系。临证突出角药辨证组方,重在变通之特点,如参芪相须为用,重用黄芪与当归伍用,补气生血,以资气血生化之源,培补后天之本;龟、鹿二胶互根为用,充养先天之本,少佐砂仁伍用,则补中兼疏,久服无弊;于补血填精生血之中,加入三七粉,具有止血而不留瘀之利。此正是‘用药如用兵,兵不在多而在灵,此之谓也’。”

4. 血液病 2 号方

【药物组成】

茵陈蒿 20 克,猪苓、茯苓各 15 克,党参 9 克,白术 9 克,泽泻 6 克,生山药 20 克,当归 9 克,白芍 9 克,赤小豆 30 克,连翘 12 克,虎杖 25 克。

【用法】

水煎服。

【主治】

阵发性睡眠性血红蛋白尿。

【方解】

阵发性睡眠性血红蛋白尿,乃一极少见的慢性溶血性贫血病。其血红蛋白尿多在睡眠中或早晨发作较重,有时巩膜与皮肤黄染,时而伴有寒战、发热等症,究其发病原因不明,故西医迄今尚无满意疗法。本病属中医温病、黄疸、虚损之证。

方中茵陈苦泄下降,功专清热利湿,为治黄疸之要药,与猪苓、泽泻伍用,退黄之力倍增;党参健脾益气生血,偏于补脾阴;白术健脾燥湿利水,偏于补脾阳;生山药气虽温却平,既能健脾益气,又为补脾肺之阴、益肾强阴之要品，《本草求真》曰："然性虽阴而滞不甚，故能渗湿以止泄泻。"三药伍用，健脾益气生血，平补脾之阴阳而强肾阴，又有渗湿之用。猪苓功专利水渗湿；泽泻利水渗湿、泄热，尤长于行水；白术健脾燥湿利水。三药伍用，利水渗湿而泄热，健脾燥湿利水之功益彰。赤小豆功能利水消肿，为利湿退黄之要药；连翘既能清热解毒，消痈散结，又能宣散透邪。药理研究表明，本品有明显的抗炎、解热、利尿、降压作用，尚有止血功能。虎杖为利湿退黄之要药，功能苦寒泄热，清热解毒。药理研究表明，本品对胃肠功能有调节作用，尚具有降血压、降血脂、升高白细胞和血小板作用。赤小豆、连翘伍用，清热解毒，利湿退黄，宣散透邪，与虎杖相合，利湿退黄之功益彰。党参补气生血，当归补血活血，白芍养血敛阴，三药伍用，补气生血，养血活血之功相得益彰。诸药合用，清热利湿退黄治其标，益气养血治其本，可谓急则治其标，缓则治其本，标本兼施，虚实兼顾也。

【临床运用】

病例：徐某，女，37岁，农民。

1978年9月确诊为阵发性睡眠性血红蛋白尿。经住院治疗后，病情有所缓解，后转请中医治疗。观其面色黄白，皮肤及巩膜黄染，自云尿色黑红，犹如酱油，心悸气短，头晕耳鸣，乏力嗜卧，纳谷乏味，血红蛋白6.8克，红细胞计数140/立方毫米，白细胞2000/立方毫米，网织红细胞2.7%，血小板10万/立方毫米，尿中含有铁血黄素弱阳性。舌淡，苔黄腻，脉弦细而涩。综观其脉症，属于中医"黄疸"或"虚劳发黄"之范畴。证属气血两虚而湿热内蕴之虚实夹杂症。治当标本兼顾，故以清利湿热治其标，益气养血培其本。方用血液病2号方加减治之。服上方30剂后，黄疸减轻，饮食好转，贫血稍有改善而精神显好。效不更方，继服30剂后，舌苔转为薄白，黄疸向愈、湿热邪气已去大半，转以健脾益气养血为主，以扶其正。方拟：补中益气汤加当归补血汤化裁：党参12克，黄芪20克，茯苓12克，白术9克，生山药20克，当归12克，白芍

12克，升麻3克，陈皮9克，茵陈蒿15克，虎杖6克。

服药30剂后，症情大减，惟腰腿酸软，头晕耳鸣，月经量少色黑。切其脉尺部偏虚，是脾气渐旺而肾阴未复，故转拟左归丸以培补下元。

上方服30剂后，诸症基本消除。经医院复查：血红蛋白8.8克，红细胞380万/立方毫米，白细胞4400/立方毫米，血小板12.8万/立方毫米，网织红细胞2%，至今仍服健脾益肾之剂以资巩固而未有复发。

谢老在《谢海洲医学文集》中说："我曾治愈过数例阵发性睡眠性血红蛋白尿，大多属于气血两虚、湿热内蕴，虚实夹杂之证，症状重者首先治其标，兼扶其本，最后虚实兼顾，标本兼施。本例患者首诊黄疸较重，故先拟血液病2号方清热利湿退黄治其标，兼以益气养血顾其本；待黄疸已退，湿热之邪大减之后，转以健脾益气养血为主，以扶其正。并以左归丸培补下元，脾肾双补，以资巩固，预防复发。"

5. 血液病3号方

【药物组成】

水牛角尖(先煎)15克，生地黄15克，生白芍9克，牡丹皮12克，连翘20克，旱莲草15克，制首乌12克，仙鹤草15克，鸡血藤30克，生甘草6克。

【用法】

水煎服。

【功效】

清热解毒，凉血散瘀。

【主治】

血小板减少性紫癜。

【方解】

本方由《备急千金要方》犀角地黄汤化裁而来，原方专为温热之邪燔于血分而设。热处血分，则迫血妄行，叶天士说："入血就恐耗血动血，直须凉血散血。"故当以凉血散瘀为主，邪热深入血分，不清其热则血不宁，故用犀角（水牛角尖代之）咸寒凉血，但寒而不遏，又能清心火而解热毒，血热得清，其血自宁，则诸经之火自平，而血证自止，故用为方中主药；热盛伤阴又加失血，若不滋阴则阴液难以自复，故用生地黄甘苦凉，清热凉血而滋阴液，使已失之阴血得以恢复，并增强止血作用；生白芍苦微寒，既能养血敛阴，又助生地黄凉血而和营泄热。三药伍用，清热解毒凉血，滋阴养血，和营泄热之功益彰。牡丹皮泄血中伏火，兼可凉血散瘀；连翘功能清热解毒，宣散透邪，又长于泻心火而除烦热；旱莲草既能凉血止血，又能滋补肝肾，《本草正义》言其："入肾补阴而生长毛发，又能入血，为凉血止血之品，又清热病痈肿。"三药伍用，清热解毒，凉血散瘀，清心除烦，养阴补肾，凉血止血之功相得益彰。仙鹤草为补虚止血之要药。药理研究表明，本品有止血作用，既可缩短出血时间，又能增强血小板数量，尚有调节心率、增加细胞抵抗力，降低血糖、抗癌、抗炎、降血脂等作用；制首乌为补肝肾、益精血、乌发抗衰之要药。药理研究表明，本品有降血脂、抗动脉硬化及健脑益智等作用。鸡血藤功能活血调经，养血通络。《饮片新参》言其："去瘀血，生新血，流利血脉。"药理研究表明，本品有补血作用，能使红细胞增加，血红蛋白升高。三药伍用，既能补虚止血，又能去瘀生新，流动血脉，止血而无留瘀之弊。

生甘草长于清热解毒，缓急止痛。《本草化义》："生用凉而泻火……解百药毒，此甘凉除热之力也。"生甘草、生白芍伍用，酸甘化阴，和营泄热之功益彰。

诸药合用，既增强清热解毒、凉血散瘀之力，又有滋阴养血、补虚止血之功，去瘀生新，而无止血留瘀之弊也。

谢老在《谢海洲医学文集》中说："血小板减少性紫癜，为一常见之出血病症，有原发性（或称原因不明）及继发性两种。一般来说，继发者易治，原发者难疗。因其临床表现以皮肤黏膜之瘀点、瘀斑及内脏出血为主，故将其归之于中医‘血证’范畴。究其病证，无非阴阳两类，究其病机，不外虚实两端。”

【临床运用】

病例：龚某，女，24 岁，职员。

1999 年初春，两下肢时发紫斑，近日又兼鼻衄牙宣，经某医院查血小板 6 万～7 万之间，确诊为原发性血小板减少性紫癜，转求余治。视其胸腹部瘀点瘀斑，两下肢尤甚，此起彼伏，颜色较深，且面色皖白，心悸短气，舌质偏红，脉细数。乃属阴虚血热发斑，故治以滋阴清热，凉血止血之剂。

处方：水牛角尖(先煎)15 克，生地黄 15 克，生白芍 9 克，牡丹皮 12 克，旱莲草 15 克，制首乌 12 克，连翘 20 克，鸡血藤 30 克，仙鹤草 15 克，生甘草 6 克。

服上方 10 剂后衄血止而斑点亦减，舌转为淡红，脉弦细。后查血小板已升至 10 万。效不更方，继服 10 剂后，紫斑已稀疏可见，血小板已升至 13 万，病情基本缓解。再以鸡血藤 30 克，仙鹤草 15 克，连翘 15 克，制首乌 20 克比例为丸药，善后调理，一月后诸症消失，病得痊愈。

谢老在《谢海洲医学文集》中说：“临证治疗，除辨明阴阳，分清虚实之外，尚需注意标本缓急。一般来说，以出血为主者，急当凉血止血以治标，而出血缓解后，则当以益气养血滋阴以图本。余常以犀角地黄汤为首选，今已以水牛角代犀角用之，亦可获效，常用量为 10～15 克，先煎 15～30 分钟为佳。临证突出角药辨证组方，重在变通之特点，其中仙鹤草、连翘、制首乌三药为必用之品。

仙鹤草性平味苦而涩，功在强壮止血。某些地区称之为‘脱力草’，用治脱力劳伤。现代药理研究表明，其所含仙鹤草素有促进凝血作用，可使凝血时间加快，血小板计数明显增加。连翘苦而微寒，为清热解毒之品。其功可清解风热，又为疮家圣药。李东垣谓之‘散诸经血结气聚’，朱丹溪云其‘除脾胃湿热，治中部血证以为之使’。药理研究表明，其尚含维生素 P(即路丁)，能保持毛细血管的抵抗力，减低毛细血管通透性，并有保护肝脏及抗感染之作用。制首乌乃补肝肾益精血之要品。《开宝本草》云其‘益血气、黑须发、脱颜色，久服长筋骨，益精髓，延年不老’，李时珍谓其为‘滋补良药，不寒不燥。功在地黄、天门冬诸药之上’。而今药理研究表明，本品含卵磷脂，其构成为神经组织特别是脑髓的主要成分，同时为血球及其他细胞膜的重要原料，并能促进血细胞的新生及发育，同中医之养血益精生髓功用相互印证。

以上三味中药均有促进血小板升高作用，经临床应用，确有效验。”

6. 血液病4号方(生血丸方)

【药物组成】

鹿角胶(烊化冲服)9克，白术15克，茯苓12克，盐黄柏6克。

【用法】

水煎服。

【功效】

补肾助阳，益精生血，健脾除湿。

【主治】

①再生障碍性贫血(“再障”)；②失血血亏；③癌症放、化疗后，全血细胞减少等症。

【方解】

再生障碍性贫血简称“再障”，其临床表现以贫血、出血为主症。现代医学认为造血功能障碍，全血细胞减少的贫血与出血，感染形成本病的三大特点。这与中医的认识心脾肾三脏之虚的正虚为本，顾护正气，扶正祛邪基本上是一致的。本方设计“生血丸”是以鹿茸(今以鹿角胶代之)为补阳之品，此乃阳生阴长，亦属血肉有情之品，阳气不足阴血难生，对阳虚之极者非此莫属，故用为主药；白术、茯苓健脾益胃之品，于大补之品中加此可以防止滋腻，而便于吸收，具有益气生血作用，故用为辅药。三药伍用，先天之精得补，以化生为血；后天之精得充，气血生化有源。此为正虚培补先天后天，以达顾护正气，扶正祛邪。盐黄柏入肾，为滋阴清解、清泻之品。取其反佐于大滋腻之品中，以缓解其过峻作用，而有利于吸收，综此而现益阴填精，补肾生髓，益气生血之功益彰。

【临床运用】

原方“生血丸”由鹿茸、白术、茯苓、黄柏四味组成，由天津达仁堂药厂生产。每次 25 粒小蜜丸，每日 3 次，小儿酌减。本品不仅适用于“再障”，更适用于失血后血亏，癌症放、化疗后全血细胞减少，以及某些失血病人的恢复药。

现代药理研究、免疫试验均说明其有恢复作用，增强免疫功能。

谢老在《谢海洲医学文集》中说：“若干患者经过较长时间服用本方，或服用‘生血丸’三个月至半年，面显红润，舌转红泽，脉缓有神，且胃口大开，精神大振，症情缓解，恢复体力与工作能力，病愈后若能坚持间断服药，自不易复发。

‘生血丸’方药仅四味，功专力宏。用药如用兵，兵不在多而在精。此之谓也。”

7. 起痿 1 号方

【药物组成】

生地黄 18 克，熟地黄 18 克，黑桑椹 30 克，制首乌 9 克，补骨脂 9 克，龙眼肉 15 克，黑芝麻 20 克，胡桃肉 15 克，巴戟天 10 克，山萸肉 10 克，羌活 6 克。

【用法】

水煎服。

【功效】

补肾益阴。

【主治】

肾虚致痿而偏于阴亏者。

【方解】

痿证，是指各种原因而致四肢筋脉弛缓，手足痿软无力，甚至肌肉萎缩的一种病证，以下肢不能随意运动及行走为多见，故有"痿躄"之称。"余在研读先辈之书，在'治痿独取阳明'的同时，从补肾着手治疗，颇有心得。"

本方为治肾阴不足致痿而设。方中生地、熟地相须重用，滋阴血、补肝肾，尤为补肾填精之要药，重用黑桑椹入肾而养阴血，三药伍用，滋阴养血，填精补肾之力倍增；制首乌为补肝肾、益精血、健筋骨之要药，龙眼肉功能补气血，开胃益脾，《药品化义》云其："大补阴血……又筋骨过劳、肝脏空虚，以此佐熟地、当归，滋补肝血。"羌活载药上行入脑，三药伍用，益精血，补肝肾，健筋骨之功益彰；胡桃肉为补肝肾、强腰膝之要药，《本草纲目》云其："通命门，利三焦，益气养血，与破故纸同为补下焦肾、命门之药。"药理研究表明，本品具有抗氧化、抗衰老的独特作用，并有提高脑功能和增强细胞活性、促进造血等功能。补骨脂又名破故纸，既能补肾助阳，又能温运脾阳，《本草经疏》云其："能暖水脏，阴中生阳，壮火益土之要药也。"巴戟天专入肾经，其性柔润而不燥，《本草新编》云其："既益元阳，复填阴水，真接续之利器，有近效而又有速功。"药理研究表明，本品有类皮质激素样作用及降低血压等作用。胡桃肉、补骨脂、巴戟天伍用，补肝肾、强腰膝、强筋骨、平补阴阳之力倍增；黑芝麻长于滋肾阴、养肝血、润肠燥；山萸肉既能滋补肝肾之阴，又能温补肾阳，亦为平补阴阳之要药，两药伍用，阳中求阴之功益彰。

诸药合用，以生地黄、熟地黄、黑桑椹伍用为主药，滋阴血，填精补肾功专力宏；辅以黑芝麻、山萸肉、制首乌等滋阴血，平补阴阳之品相合，此正是善补阴者，必阳中求阴之意，故补肾益阴之功相得益彰。"（《谢海洲医学文集》节选）

【临床运用】

本方用于肾阴不足而致下肢痿软无力者，应以舌红少苔、脉细数为辨证要点。人体是阴阳相互协调的整体，以阴为本，以阳为用,阴精足则阳有所化,肾精充足则五脏得养,故能行走矫健,筋骨强壮。

根据阴阳互根的原则,宗“善补阴者,必阳中求阴”之法,本方虽用草木之品,阳中求阴之效益彰。

病例:李某,男,15 岁,学生。

患者于 1995 年 9 月 5 日摔伤头部,经某医院急诊 CT 扫描示:脑膜动脉出血,骨线状骨折,先后行两次开颅手术,术后神清、失语、肢体瘫痪,至 12 月 25 日,肢体功能逐渐恢复。但左侧功能较差,不能行走,言语不清。就诊时左侧手指、上下肢屈伸不利,不能坐位,不能行走,头晕,语言不利,视物双影,大便秘结,舌红无苔,脉细数。辨证为肾阴不足。治以起痿 1 号方化裁,阳中求阴,并另服大补阴丸以配合。

服上方 14 剂后,左手已能举能屈,伸展较为缓慢,能坐能立,腰部亦感有力。效不更方,故以上方加减,继服中药,半年后追访,已能行走。但左侧肢体仍欠灵活,故以上方加味,改汤为丸剂巩固之。

若用于先天亏乏,或年高体弱,或因久病耗损阴分,而致肾阴不足致痿者,应根据《内经》“精不足者,补之以味”的原则,宜选用血肉有情之品以缓补阴精。药用龟甲胶、鳖甲胶、阿胶(烊化)“三胶”伍用为主药;酌加砂仁、陈皮、茯苓伍用,补中兼疏,理气化湿以醒脾;对于阴虚潮热较甚者,可酌加黄柏、知母伍用以滋阴降火,少佐肉桂引火归元;盗汗者酌加五味子、煅牡蛎、仙鹤草伍用。辨证组方,重在变通,“用药如用兵,兵不在多而在灵”,此之谓也。(《谢海洲医学文集》节选)

8. 起痿 2 号方

【药物组成】

鹿角胶(烊化)9 克,紫河车 9 克,熟地 18 克,巴戟天 9 克,仙灵脾 9 克,山萸肉 9 克,杜仲 12 克,补骨脂 12 克,骨碎补 12 克,生薏苡仁 18 克，白芥子 12 克，怀牛膝 18 克，羌活 9 克。

【用法】

水煎服。

【功效】

补肾壮阳。

【主治】

肾阳亏损而见肢体痿软无力者。

【方解】

阳气是人体运动的根本，具有温煦脏腑，振奋精神的作用，机体的功能都是阳气作用的表现，有阳气则有生命，阳气绝则生命息。故《素问·生气通天论》曰："阳气者，若天与日，失其所则折寿而不彰。"对于痿证的病机与治疗，阳气具有同等重要意义，如臂之能举、腿之能行均是肢体在阳气作用下发挥出来的功能；阳气者精以养神，柔以养筋，阳气不足则肢体无力以动，出现臂废不举，足痿不行等诸症。

方中首选血肉有情之品鹿角胶，取其补火助阳，生精益髓，强筋健骨之功；紫河车即人的胎盘，功能补肾益精，益气养血，《本草经疏》称其："乃阴阳两虚之药，有返本还原之功。"《本经逢原》曰："禀受结孕之余液，故能峻补营血……是补之以味也。"熟地黄滋阴血，补肝肾，尤为填补肾精之要药。三药伍用，补火助阳，生精益髓，峻补营血，补益肝肾，强筋健骨，阴中求阳之功益彰，故用为主药。巴戟天专入肾经，补肾助阳，既益元阳，复填肾水，为强阴生精、益阴助阳之要品；仙灵脾功能温肾壮阳，《医学入门》称其："补肾虚、助阳，治偏风手足不遂，四肢皮肤不仁"。山萸肉微温而不热，为平补肝肾之要品，与巴戟天、仙灵脾伍用，阴中求阳之功相得益彰。杜仲尤长于补肝肾而强筋骨，《本草汇言》认为"凡下焦之虚，非杜仲不补，下焦之湿，非杜仲不利，足胫之酸，非杜仲不动，腰膝之疼，非杜仲不除。然色紫而燥，质细而韧，气温而补，补肝益肾，诚为要剂"，补骨脂为"暖水脏、阴中生阳，壮火益上之要药也。"

骨碎补功能补益肝肾,续筋接骨。杜仲、补骨脂、骨碎补伍用,补肝肾,强筋骨,壮火益土,阴中生阳之功益彰。薏苡仁渗湿、健脾是其两大功能。《本草纲目》:“薏苡仁阳明药也,能健脾、益胃……筋骨之病,以治阳明为本,故拘挛筋急、风痹者用之;土能胜水除湿,故泄痢水肿用之。”白芥子专入肺经,功能化痰利气,《本草纲目》云其“利气豁痰,除寒暖中,散结止痛。治喘嗽反胃,痹木脚气,筋骨腰节诸痛”。牛膝专入肝肾二经,胜善下行,怀牛膝长于补肝肾,强筋骨。生薏苡仁、白芥子、怀牛膝伍用,健脾益胃,利湿除痹,除寒暖中,消肿散结,补肝肾而强筋骨,相辅相成,相得益彰。羌活苦燥雄烈,为“风药之燥剂”,《本草汇言》云其“功能条达肢体,通畅血脉,攻彻邪气……气清而不浊,味辛而能散,性行而不止,故上行于头,下行于足,遍达肢体,以清气分之邪也”。羌活既能载诸药上行入脑,又能下行于足,遍达肢体,故用为方中使药。

诸药合用,补肾壮阳,阴中求阳,益肝肾强筋骨之功相得益彰。

【临床运用】

起痿 2 号方用于肾阳亏虚而见肢体痿软无力者,症见腰脊酸软疼痛,畏寒肢冷,遇寒加重,精神不振等症,应以舌淡,脉沉细无力为辨证要点。

病例:王某,男,16 岁,学生。

患者自 1998 年 8 月无明显诱因出现右肢体汗出,左侧无汗,左下肢软弱无力,不能长行,长行则跛,肌肉轻度萎缩,左右腿周径相差超过 1 厘米,曾先后在中日友好医院、北京儿童医院就诊,均考虑为“间脑病变”,查脑电图有中度异常癫痫波,经住院治疗效果不明显。来此就诊时右侧肢体多汗,左侧无汗,左下肢不能独腿站立,行走不到 200 米即出现跛行。并伴有感觉迟钝,纳食可,口中和,二便调。首用桂枝汤加味以调和营卫,治疗月余后,左侧已有汗出,畏寒,舌淡,苔薄白,脉沉细无力。证属肾阳亏虚,治以补肾益精,壮阳起痿方以起痿 2 号方化裁,每日 1 剂,水煎服。并以加味金刚丸、健步虎潜丸各 1 丸,每日 2 次。持续治疗 6 个月后,症状明显好转，左下肢行走有力，基本无跛行，左下肢大腿围较前增粗 0.5 厘米，可独腿站立 20 秒钟，并可参加体育课长跑 1500 米。

谢老在《谢海洲医学文集》中说："用治肾阳亏损而致痿者，用补肾壮阳之品应尽量避免辛燥，以免耗灼肾阴，同时酌加滋阴药物，如熟地黄、枸杞子、麦冬之类，使阳有倚伏，阴中求阳也。若腰膝冷痛者，可酌加桂枝、附子、炙甘草辛甘化阳，以散寒止痛；小便频数或遗尿者，可酌加益智仁、桑螵蛸、金樱子伍用，以固肾缩尿。并可配合右归丸服用，若久服成药感觉口干或舌尖痛者，可用淡盐水冲服，以引药归经并除虚火。"

9. 起痿 3 号方

【药物组成】

紫河车 9 克，鹿角胶 9 克，黑桑椹 15 克，党参 9 克，黄芪 15 克，当归 9 克，熟地黄 15 克，白芍 9 克，龙眼肉 12 克，赤芍 9 克，威灵仙 15 克，羌活 6 克，石菖蒲 9 克，郁金 12 克，远志 9 克，䗪虫 6 克，丹参 15 克，生蒲黄 9 克。

【用法】

水煎服。

【功效】

补肾荣脑。

【主治】

用于头部外伤后髓海不充而见肢体不遂，足痿不用者。

【方解】

脑为"元神之府"，脑为髓之海，而髓又注于骨，可补益于脑，故《灵枢・决气篇》曰其"谷入气满，淖泽于骨，骨属屈伸，泄泽，补益脑髓"。脑与人体的运动关系密切相关，肢体之轻劲有力或懈怠安卧皆由髓海充足与否来决定，故《灵枢・海论篇》云其"髓海有余，则轻劲多力，自过其度，髓海不足，则脑转耳鸣，胫酸眩冒，目无所见，懈怠安卧"。故用于头部外伤后髓海不充而见肢体不遂，足痿不用者，重用补肾荣脑之法主治，佐以祛瘀开窍兼施。

方中紫河车、鹿角胶两味均为血肉有情之品，相须为用，共为主药，是精不足者，补之以味也；重用黑桑椹滋阴补血，生津润肠。三者伍用，主辅相合，补肝肾，益精血，荣脑髓之功益彰；党参、黄芪、当归伍用，益气养血之力倍增，以资后天之本，气血生化有源；熟地滋阴养血，生髓补精，尤为补肾益精柔脑之要药，白芍养血平肝长于敛阴，赤芍凉血活血长于散瘀，三药伍用，既增强滋阴养血、生髓补精，补肾荣脑之力，又有活血散瘀之功。龙眼肉功能滋补营血，健脾益气，养血安神，与熟地、当归相合，大补阴血，养肝补肾之功益彰。菖蒲辛温，开窍豁痰，醒神健脑，化浊开胃；郁金苦寒，清心凉心，行气解郁，祛瘀止痛。菖蒲以开窍健脑为主，郁金以解郁、祛瘀为要。二药一温一寒，相互为用，开窍健脑，解郁祛瘀之功相得益彰；远志功能豁痰开窍，宁神健脑，《本草正义》言其“功专心肾……壮阳益精，强志助力”。三药伍用，豁痰开窍健脑，行气解郁，祛瘀止痛之功益彰。生蒲黄长于活血祛瘀止痛，䗪虫“善化瘀血，最补损伤”，丹参专入血分，清而兼补，为祛瘀生新之要药。三药伍用，活血化瘀，祛瘀生新之功益彰。威灵仙为风药之中最善走者，善治四肢麻木疼痛，尤其下肢，羌活气清属阳，功能条达达肢体，通畅血脉，上行于头，下行于足，为“风药之刚剂”。二者相须为用，味辛能散，行而不止，通畅血脉，遍达肢体之功益彰。

诸药合用，阴阳气血双补，气血生长则化精充于脑，瘀去则新血自生，脑络通则神自明。

【临床运用】

由于头部外伤后不能行走者不乏其人，这也从理论上反映出脑和运动的关系。谢老在《谢海洲医学文集》中说：“根据肾藏精，主骨生髓，髓通于脑的理论，我曾自创方名曰‘健肾养脑汤’化裁，用于头部外伤后髓海不充而致肢体不遂，足痿不用者，获得满意的疗效。”

病例：康某，男，25 岁。

1999年5月9日初诊。

患者于一年前头部外伤,在北京宣武医院行开颅术,术后昏迷不醒达两个月余,经中西医结合治疗后,神志清楚,但失语,右侧肢体瘫痪。诊断为"开放性颅脑损伤(重),脑疝,脑干损伤,粉碎性凹陷性骨折(右颞),颅底骨折(中、右)"。拟补肾荣脑法,自创方"健肾养脑汤"化裁,即"起痿3号方"治疗一年余,右侧肢体瘫痪明显好转,但右侧肢体仍活动不便,右上肢不能抬举,右下肢痿弱无力,不能独立行走。记忆力减退,语言不利,时有抽搐,舌边尖红,苔薄白,脉弦细。拟补肾荣脑法,"阴中求阳"方:紫河车10克,鹿角胶(烊化)6克,黑桑椹30克,熟地15克,赤、白芍各9克,女贞子15克,旱莲草15克,黄精15克,威灵仙15克,羌活9克,䗪虫6克。每日一剂,水煎服。另服中成药金刚丸(《素问病机气宜保命集》方)、癫痫康(谢海洲先生方,由原山西大同制药厂生产)。又经上方化裁治疗两年后,行走正常。拟上方化裁,改汤剂为丸药,坚持服药及功能锻炼。

谢老在《谢海洲医学文集》中说:"余所创补肾荣脑法'健肾养脑汤'化裁,即'起痿3号方',实为'阴中求阳'之良剂。如重用黑桑椹大补阴血,与补肾精、益精血、补肾助阳之紫河车、鹿角胶相合,精不足者,补之以味也,三药伍用,共为方中主药,亦阴中求阳之意也。女贞子补肾滋阴,养肝明目,强筋健骨。《本草经疏》云:'气味俱阴,正入肾除热补精之要品,肾得补,则五脏自安,精神自足,百病去而身肥健矣。'旱莲草功能益肾阴,乌须发,又能入血分,为凉血止血之要品。二药均入肝肾,相须为用,补肝肾,强筋骨,除热补精之力倍增;黄精功能补肾益精。《本经逢原》称其:'宽中益气,使五脏调和,肌肉充盛骨髓强坚,皆是补阴之功。'三者伍用,益肾阴,填肾精,补肝肾,强筋骨之功益彰。头部外伤必有瘀,故用䗪虫'善化瘀血,最补损伤';威灵仙为风药之中最善走者通达全身,尤其下肢;羌活通畅血脉,条达全身,上行于头,载药入脑,下行于足,无处不至也。三药伍用,与补肾荣脑诸药相合,补中兼疏,静中有动,'阴中求阳'之功相得益彰矣。"

10. 起痿 4 号方

【药物组成】

紫河车 9 克,生、熟地黄各 9 克,鹿角胶(烊化)6 克,巴戟天 9 克,制附片 6 克,肉桂 5 克,羌活 6 克,威灵仙 15 克,菟丝子 18 克,制狗脊 15 克,芡实 9 克,淮山药 15 克,仙灵脾 10 克,当归 10 克,赤芍、白芍各 15 克,陈皮 6 克。

【用法】

水煎服。

【功效】

补肾通督。

【主治】

用于脊髓外伤或术中冲任损伤引起的肢体不遂,臂不能举,足废不行等症。

【方解】

督脉行于身之背脊,络于两肾,联系命门,总督诸阳经,维系人之元气,故称为"阳脉之海"。具有调整、振奋全身的气的重要作用,肾精充足,肾阳振奋则督脉盛,盛则元气充实而全身得养。若外界暴力损伤督脉,则瘀血内阻,以致经气不通,经脉失养,出现肢体废痿不用,日久则肌肉渐脱。由于奇经病变相互影响,如果术后损伤冲任而致痿者,在补肾通督的基础上,加强益气养血之品即可。

方中紫河车峻补营血,生、熟地黄相须为用,滋阴补肾,尤为填补肾精之要药。三者相合,精血充足,肾阳振奋则督脉充盛,"阴中求阳"之意也;鹿角胶生精补髓、养血益阳、强筋健骨;少佐附子、肉桂意在"微微生火"。三药伍用,益精血,补肾阳、强筋骨之功益彰。巴戟天微温不热,强阴益精,为补肾助阳之要剂;菟丝子益肾精而助肾阳,善补而不峻;狗脊是补而能走之药也。《本草正义》称其

"能温养肝肾，通调百脉，强腰膝、坚脊骨，利关节，而驱痹者，起痿废，又能固摄冲带，坚强督任……功效甚宏，且温而不燥，走而不泄，尤为有利无弊，颇有温和中正气象。"三者伍用，益肾精而助肾阳，养肝肾，强腰膝，坚脊骨，坚督任，起痿废之功相得益彰，仙灵脾温肾壮阳，《本草纲目》云其"性温不寒，能益精气，真阳不足者宜之"，《医学入门》云其"补肾虚、助阳。治偏风手足不遂，四肢皮肤不仁"。芡实功似山药，相须为用，滋阴补虚，脾肾双补之力倍增。三药伍用，滋阴益精，温肾壮阳之功益彰，亦阴中求阳也。当归为血中之气药，既能补血、养血，又能柔肝缓急，活血止痛；赤芍专入肝家血分，以行血凉血为主，白芍养血平肝，长于敛阴。三者相合，补血、养血、平肝敛阴，柔肝缓急，活血止痛之功益彰。威灵仙善走而不守，能宣通十二经络，尤长于通络止痛，与补肾通督诸药相合，寓补于通，直达病所，故用为方中佐使之药。陈皮功能理气燥湿，化痰健脾，《本草纲目》称其"同补药则补，同泻药则泻，同升药则升，同降药则降"，与补肾通督之品同用，补中兼疏也。

谢老在《谢海洲医学文集》中说："除督脉受损之外，冲任为患亦可导致痿证。"

【临床运用】

病例：赵某，女，24 岁。

患者于 1996 年 3 月前行剖腹产术，术中出血不多，但术后 2 日出现双下肢不能活动，感觉丧失，双下肢肌力 0 级。曾多方会诊，均未明确诊断，来此就诊时，双下肢痿软无力不能活动，肌肤麻木不仁，足不能动，舌淡嫩，苔剥脱，脉沉细，查下肢远端肌力Ⅰ级。此由奇脉亏虚所致，故治以补肾通督，填补冲任。方用起痿 4 号方化裁。水煎服，上方 30 剂后，全身症状均有所缓解，左下肢已能屈伸，肌肉无萎缩，左下肢肌力Ⅱ级，右下肢肌力Ⅲ级。后以上方化裁，改汤剂为丸，继续巩固疗效。

一年后访，患者坚持服药，配合功能康复，身体逐渐康复如常。

《临证指南医案》曰:"产后百脉空虚,督脉不能总督,带脉不能约束而引起痿证。冲脉起于胞中,为十二经脉之海,任脉总任一身之阴经,称为阴脉之海,全身阴脉经气所汇之处。当肾精充盈,冲任才可充实。当肾精不足,则出现冲任失调之症,特别是产后失血过多,百脉空虚,冲任为患,可导致肾精亏虚引起痿证。"

"鉴于冲任不足亦可导致痿证,故在治疗上,不仅要补肾通督,还要实冲任,调气血,填精髓共施,使精血互化而髓充。"(《谢海洲医学文集》节选)

痿证是临床中的疑难杂证,关于痿证的记载,首见于《内经》。如《素问・痿论》中对其进行了专篇论述,系统地指明了痿证的病因、证型和治疗原则。在治疗上提出了"治痿者独取阳明"的重点法则。《灵枢・海论》说:"髓海有余,则轻劲多力,自过其度,髓海不足……胫酸眩冒。"首次论述了痿证与脑髓的密切关系。谢海洲先生在研读《内经》"治痿者独取阳明"的同时,重点从补肾着手治疗独创了起痿四方,取得了颇为满意的疗效,特别是辨证组方,角药的临床运用,重在变通,给后人提供了宝贵的经验。

此正是"用药如用兵,兵不在多而在灵",此之谓也。

11. 顽痹 1 号方

【药物组成】

黄芪 30 克,党参 15 克,炙甘草 10 克,熟地黄 20 克,白芍 20 克,当归 15 克,鸡血藤 25 克,川芎 15 克,山萸肉 15 克,黄柏 15 克,苍术 15 克,生薏苡仁 30 克,乌梢蛇 15 克,全蝎 5 克,地龙 10 克,白僵蚕 10 克,炙乳香 3 克,炙没药 3 克,益母草 15 克,香附 12 克,辽细辛 3 克。

【用法】

水煎服。

【功效】

清化温通,气血双补,脾肝肾同治,化瘀祛痰,健步缓痛。

【主治】

类风湿关节炎。

【方解】

本病是一种以关节病变为主的全身性疾病，临床表现以双侧关节肿痛、变形、不能弯曲，活动受限为主症（血清类风湿因子阳性者）。本病在中医学中属痹病、顽痹之范畴。

本病为气血肝肾亏虚，邪郁化热，痰瘀阻络而致本虚标实，寒热错杂之病性。由于素体虚弱，复感风寒湿邪合而成痹，郁而化热，寒伤阳气，热伤阴血，损及肝脾肾，疏泄、运化、蒸化失职，聚而成湿，湿邪流注关节，痰瘀痹阻经络而成。

故本方以寒温并用为特点。方中重用黄芪甘温，为补气之要药，且善补胸中之大气，与党参、炙甘草伍用，补气之力倍增；大气壮旺则气滞有行，血瘀者通，痰浊者化，此即“大气一转，其结者散”之谓，且去肌中之热，行水祛湿，消肿通络，堪称治痹之妙药也。重用熟地黄、当归之甘温，山萸肉之酸温，三者伍用，补血活血，滋阴填精，滋补肝肾之功益彰，既“治风先治血，血行风自灭”，又使阴血得充，组织得荣，其痛自止。川芎为血中之气药，虽入血分，长于活血祛瘀，祛风止痛，又能去一切风，调一切气，与滋阴养血之静药伍用，动静相宜；乳香长于行气，没药长于活血，乳香兼能舒筋活络，没药则以活血化瘀为其所长。二者相须为用，活血祛瘀，舒筋止痛之力倍增；川芎与炙乳、没同用，活血祛瘀，祛风、舒筋止痛之功相得益彰。鸡血藤功能去瘀生新，药理研究表明，有补血作用，能使红细胞增加，血红蛋白升高；益母草尤善祛瘀生新，故有益母之号，诚血家之圣药也；香附功专疏肝理气，《本草纲目》称之“乃气病之总司，女科之主帅也”。三药伍用，调气散结，理滞行血，去瘀生新之功益彰。黄柏苦寒沉降，泻火解毒，善清下焦湿热，本品既能清实热，又能退虚热，而侧重于泻相火是其所长；苍术辛烈，可升可降，苦温燥湿，辛香发散，功专健脾燥湿，祛风胜湿，升阴散邪；二药寒温参合，相互制约，相互为用；生薏苡仁既能清热渗湿，利水消肿,又能祛湿除痹,缓和拘挛,《本草纲目》云其"薏苡仁阳明药也,能健脾、益胃……筋骨之病,以阳明为本,故拘挛筋急,风痹者用之"。三者伍用,既能清热祛湿除痹,缓和拘挛,又能健脾益胃,可谓一举多得也。乌梢蛇性味甘、平。专入肝经,功似白花蛇,为治诸风顽痹、筋脉挛急之要药;全蝎功能平肝息风解痉,祛风通络止痛,解毒散结消肿;僵蚕气味俱薄,升多降少,息风解痉,散风止痛,化痰散结;地龙功能通络利痹,胜善下行,尤其善治热痹之关节肿痛,屈伸不利;四虫合用,名曰"四虫饮",治疗诸风顽痹功专力宏。《本草正义》言:"细辛,芳香最烈……旁达百骸,无微不至,内之宣络脉而疏百节,外之行孔窍而直透肌肤。"

诸药相合,寒温并用,清化温通,气血双补,脾肝肾同治,化瘀祛痰,健步缓痛之功相得益彰。

【临床运用】

病例:于某,女,30 岁。

初诊日期:1997 年 3 月 10 日。

患者 5 年前,双手、足、膝关节肿痛,逐步加重,渐至右膝关节变形,弯曲受限,不能行走,曾在北京某医院确诊为"类风湿关节炎",虽屡治少效,坐轮椅由其父陪诊。

诊查:观其体显瘦削,面色萎黄,双手腕、掌指、近端指间红肿疼痛,双踝关节肿胀,双膝关节肿大变形,不能弯曲,活动受限。怕风畏寒,五心烦热,凉汗自出,动则加重,急躁易怒,觉痛处发热,阴雨天益甚,纳食乏味,腹胀肠鸣,大便灼热,尿黄而短,月经量多,带下色黄,舌体胖大,质暗、尖红,苔薄黄,舌下静脉显紫滞,脉沉细。

辨证:由于素体虚弱,感受风寒湿邪,郁而化热,寒伤阳气,热伤阴血,损及肝脾肾,致使肝之疏泄、脾之运化、肾之蒸化失职,聚而成湿,痰湿互阻,流注关节而成。有痰必有瘀,痰瘀互结而为顽痹。

治法:寒温并用,清化温通,气血双补,脾肝肾同治,化痰祛瘀,健步缓痛。

首诊以顽痹 1 号方化裁，30 剂，水煎服。

二诊：1997 年 4 月 11 日。关节疼痛有减，肿胀见消，右膝关节活动幅度增大，痛处热减，怕风轻，汗出少，动时仍多，舌脉好转，前方有效，稍作加减，去香附、益母草，加桂枝、怀牛膝、汉防己各 10 克，继服 30 剂，水煎服，每日 1 剂。

三诊：1997 年 6 月 5 日。惊奇发现患者持拐前来，行走缓慢，余症进步显著。效不更方，稍作调整，继服中药 50 剂，来诊时已能独立行走。改汤剂为丸剂，继服水丸，巩固疗效。

谢老在《谢海洲医学文集》中说："综观全方，首诊已初显成效，二诊酌加桂枝，取其温通经脉，通阳化气之功；怀牛膝功专补肝肾、强筋骨；防已苦降寒泄，善走下行，善泻下焦血分湿热而利水消肿，又能祛风除湿，通经络，止疼痛。三药伍用，温经通阳，祛风除湿，补肝肾、强筋骨，利水消肿，苦降寒泄之功相得益彰。怀牛膝与黄柏、苍术、生薏苡仁伍用，即《成方便读》之四妙丸方，意图清热利湿，强筋壮骨，寓泻于补，虽药四味，功专力宏，诚为湿热下注致痹之良剂；桂枝、白芍、炙甘草伍用，既能辛甘化阳，又能酸甘化阴，和营卫，调阴阳之功益彰。"

寒温并用愈顽痹，案例不胜枚举，仅举一例，意在明证。

12. 顽痹 2 号方

【药物组成】

羌活、独活、防风各 10 克，生薏苡仁 30 克，制川乌、制草乌各 5 克，当归、川芎各 15 克，白芥子 12 克，全蝎 10 克，白花蛇 1 条，蜈蚣 2 条，秦艽 12 克，制马钱子 0.5 克（分冲，药后无毒性反应，酌情可增至 0.9 克），麝香（分冲）0.3 克，甘草 6 克。

【用法】

水煎服。

【功效】

祛风散寒，除湿化痰，活血化瘀。

【主治】

类风湿关节炎。

【方解】

本方适用于顽痹病变日久，痰瘀互结为患，虚实并见，单用平和之剂，祛风散寒，胜湿通络，实难奏效，故在此基础上，以毒药猛剂，虫类搜剔，祛痰化瘀，通利关节，而获良效。

方中羌活素有“风药之燥剂，风药之刚剂”之称，性善上行，尤以治上半身痹痛为佳；独活气味雄烈，非此性烈之味，不能直达于经脉骨节之间，尤以治下半身痹痛为长；防风气味俱升，性温而润，故有“风药润剂”之称，长于祛周身之风。三药伍用，祛风散寒除湿、治疗周身痹痛之功益彰。制川乌、制草乌均为大辛大热之品，药性刚雄，其性善走，故为通行十二经纯阳之要药，相须为用，祛寒除湿止痹痛之力倍增；生薏苡仁功能健脾利湿除痹，《本草纲目》云其“阳明药也，筋骨之病阳明为本，故拘挛筋急，风痹者用之”。三药伍用，既增强祛寒除湿利痹止痛之功，又有健脾益胃之用。当归功专补血，又能活血，补中有动，行中有补，诚血中之气药，血中之圣药也；川芎亦为血中之气药，辛温香窜，走而不守，活血行气，祛风止痛功著；白芥子辛温发散，功能利气豁痰，善祛顽痰，消肿散结。三药伍用，养血活血，化瘀祛痰，消肿散结，祛风止痛之功益彰。白花蛇甘咸而温，专入肝经，为祛风通络治痹痛之要药，亦祛风攻毒之功，以治诸风顽痹，筋脉挛急；全蝎、蜈蚣相须为用，祛风通络止痛，解毒散结消肿之功益彰。“三虫”相互促进，相互为用，治疗诸风顽痹、筋脉挛急，解毒散结消肿、通络止痛，功专力宏。马钱子苦寒，有大毒，炙用毒性减弱，功能通络止痛，消肿散结；麝香辛散温通，芳香走窜，为开窍醒神、活血散结之要药；秦艽功能祛风湿，舒筋络，能治风湿痹痛，本品润而不燥，无论寒湿、湿热、痹证新久，皆可伍用。三药相合，以马钱子苦寒、大毒之性，以毒攻毒，“毒因毒用”；麝香辛散温通，芳香走窜，“通因通用”，解毒散结消肿，通络止痛；佐以秦艽“风药之润剂”祛风湿，舒筋络，祛风止痛。三者寒温并用,刚柔相济,顽痹日久可克也。甘草寓于毒药猛剂之中,既能清热解毒,缓和药性,又能缓急止痛,故有使药之用。

谢老在《谢海洲医学文集》中说:“制川乌、制草乌、制马钱子、白花蛇、全蝎、蜈蚣均为有毒(或大毒)药品,使用时应严格掌握用药方法及剂量,特别是制马钱子为大毒之品,虽经炮制为用,毒性仍然较大,初用可以 0.3 克分冲,药后若无毒性反应,酌情可增至 0.5 克,最多可增至 0.9 克,不可激增用量,以免毒性反应。”

【临床运用】

病例:王某,男,18 岁,学生。

初诊日期:1991 年 3 月 16 日。

患者 5 年前,始觉指关节至腕关节游走性刺痛,渐至肩、肘,2 年后刺痛渐至髋、膝、踝及足,时轻时重,虽经多方治疗,疗效欠佳。

诊查:周身关节游走刺痛,对称性肿胀疼痛难忍,关节变形,呈典型梭形指,晨起僵硬,每逢气候变化,诸症加重。每天服西药泼尼松 150 毫克,仍不能控制病情。生活不能自理,被迫停学。观其舌胖大紫暗,边有瘀点,脉弦涩无力。某医院查:ESR 80 毫米/1 小时,抗“O”、乳胶凝集试验阳性,X 线摄片提示:两膝关节轻度脱钙、肌肉萎缩,两侧髌骨上囊、下囊均模糊不清,符合类风湿关节炎。

辨证:风寒湿邪外侵,经络闭阻,气血失畅,阻滞日久,痰浊血瘀互结凝滞所致。

治法:祛风散寒除湿,豁痰化瘀兼施。

处方:顽痹 2 号方 15 剂,每日 1 剂,文火水煎,分早晚服用。

首方服 15 剂后,无毒性反应,病情稍减,药已中病,效不更方,上方继进,制马钱子增至 0.7 克,激素减半用量。上方继服 30 剂后,制马钱子再增至 0.9 克,停用激素,继服中药 30 剂后,制马钱子减至 0.6 克,诸症减轻,关节功能明显好转,疼痛肿胀消失,行走自如,生活自理。又继服中药 30 剂后,诸症皆除,恢复学业。经某医院复查:ESR 5 毫米/1 小时,抗“O”阴性,类风湿因子阴性,X 线摄片提示:未见骨质明显改变。为巩固疗效,以顽痹 2 号方易汤为丸。每年初冬服用 30 天,连服 3 年,随访至今,病无复发。

谢老在《谢海洲医学文集》中说:“《医学源流论·用药如用兵论》:‘实邪之伤,攻不可缓,用峻方之药,而以常药和之……然而,选材必当,器械必良,布阵有方……’方中马钱子、川乌、草乌均为峻毒之品,虽经炙用毒性减弱,然顽痹之证,攻不可缓,亦精选常药以和之。如炙川乌、炙草乌均为大辛大热之品,药性刚雄,筋骨之病阳明为本,故辅以阳明之药薏苡仁和之,三药伍用,既增强祛寒除湿利痹止痛之功,又有健脾益胃之效;炙马钱子苦寒有大毒,辅以麝香辛散温通,芳香走窜,佐以秦艽润而不燥,风药之润剂相合,三者寒温并用,刚柔相济,解毒散结消肿,通络止痛之功益彰,并使以甘草清热解毒,缓和药性,又有缓急止痛之功。此正是:用药如用兵,兵不在多而在灵,此之谓也。”

13. 顽痹 3 号方

【药物组成】

桂枝 10 克,炮附子 6 克,细辛 3 克,知母 10 克,赤芍 15 克,当归 15 克,穿山龙 10 克,威灵仙 15 克,路路通 10 克,桑寄生 15 克,杜仲 10 克,怀牛膝 15 克,马钱子(炙用、分冲)0.5 克,秦艽 15 克,防己 15 克,甘草 6 克。

【用法】

水煎服。

【功效】

温经散寒,祛风除湿,清热养阴。

【主治】

类风湿关节炎。

【方解】

本方所治为风寒湿邪痹阻经络,流注于筋脉关节,渐次化热伤阴之证。

方中桂枝宣散温通是其本性，既能发散风寒，温通经脉，又能化痰饮。除水湿，利痹止痛；炮附子为大辛大热之品，温里祛寒，功专力宏；桂附相须为用，温经散寒，利痹止痛之功益彰；细辛芳香气浓，性善走窜，既长于祛风止痛，且能温化痰饮，《本草纲目》称“取其能散浮热，亦火郁则发之之义也”。三者主辅相合，既增强温经散寒除湿、利痹止痛之力，又有祛风止痛，火郁发之之义。知母既可清热泻火，又能下行润肾燥而滋阴，张景岳则曰：“去火可以保阴，是所谓滋阴”；赤芍功能清热凉血，活血散瘀，《本草经疏》：“主破散，主通利，专入肝家血分……其主除血痹、破坚积者，血瘀则发寒热，行血则寒热自止。”当归既能补血，又能活血，为血病之要药。三药伍用，知母以泻火滋阴为主，赤芍以凉血散寒为要，当归以补血活血为长。二者相互为用，泻火滋阴，凉血散瘀，养血活血之功相得益彰。穿山龙性味辛温，长于祛风、活血、解毒，善治风湿痹痛，四肢麻木；灵仙本性走散，通利性强，为风药中之善走者，善治四肢麻木疼痛，尤以下肢为长；秦艽虽平偏凉，以除湿为主，治以风湿偏热症，尤以除湿为长。三药伍用，祛风除湿，活血解毒，温通走散之功益彰，尤以治疗下肢为长。桑寄生味苦性平，为补肾养血之要药，既可祛风湿、舒筋络而利关节，又能补肝肾，强筋骨而增强抗病能力；杜仲性味甘温，功能补肝肾而强筋骨是其所长；牛膝专入肝肾二经，性善下行，既能治虚火上炎，祛瘀通经，怀牛膝则补肝肾，强筋骨较佳。三药伍用，补肝肾、强筋骨之功益彰。路路通路路皆通也，取其通利之性，功能行气止痛，活血通络，利水消肿，《本草纲目拾遗》：“舒筋络拘挛，周身痹痛，手脚及腰痛……其性大能通十二经穴……治水肿胀用之，以其能搜逐伏水也”。防己功能祛风除湿，利水消肿，《本草求真》云其“性险而健，善走下行，长于除湿、通窍、利道，能泻下焦血分湿热，及疗风水要药”。马钱子别名番木鳖，时诊曰：“状似马之连钱，故名马钱。仁，气味苦、寒，无毒……或云能毒狗至死。主治伤寒热病，咽喉痹痛，消痞块。”《简明中医辞典》云：“出《本草纲目》，别名番木鳖，苦，寒，有大毒。功能通络止痛，消肿散结。主治风湿疼痛，筋络拘挛，半身不遂。”本品虽然经炮制后用，毒性减弱，但毕竟为苦寒、大毒之品，应严格内服用量 0.3～0.6 克，且宜酌情伍用和之为宜。马钱子、路路通、防己伍用，祛风除湿，舒筋络拘挛，通络止痛，消肿散结之功益彰。甘草清热解毒，缓和药性，缓急止痛，寓于大热大寒大毒之品中，故有使药之用。

诸药合用，祛风散寒除湿，寒温并用，消肿散结，通利筋脉关节，利痹止痛之功益彰。

【临床运用】

病例：高某，男，25 岁。

1992 年 9 月 15 日初诊。

患者全身关节疼痛肿胀，曾在某医院确诊为类风湿关节炎。

现症：全身诸关节肿胀疼痛，尤以双下肢膝踝关节为甚，局部皮肤红热，下肢肌肉消瘦，行走困难，生活不能自理。持续低热 37.2～37.5℃，口干欲饮，大便干如羊屎状，小便短黄，舌红，苔薄白，脉弦细，两尺弱。现服强的松(7.5 毫克，每日 3 次)、阿司匹林、维生素 C 等西药。患者痹证已久，已现寒热错杂之候，故治以祛风除湿，温经散寒，滋阴清热并用，佐以虫类搜剔之品。方用顽痹 3 号方化裁。

一诊：服药 30 剂后，诸关节疼痛均有减轻，双膝、踝、手指关节肿胀明显见消，但仍感畏寒，左手掌指关节活动不便，酸软无力，口渴欲饮，守上方加生地黄、白芥子、玄参各 10 克，继服 50 剂后，复查：类风湿因子(－)，抗链“O”1∶200，血沉 30 毫米/1 小时。

二诊：继服中药 60 剂后，停服激素，诸关节疼痛肿胀消失，仅在阴雨天时，双膝关节稍感不适，故易汤为丸，培补肝肾为主，佐以虫类搜剔之品，以善其后。

处方：鹿角霜 30 克，紫河车 30 克，熟地黄 60 克，当归、赤芍、白芍各 30 克，川断 30 克，白花蛇 3 条，蜈蚣 15 条，地龙 25 克，怀牛膝 30 克，威灵仙 50 克，甘草 20 克，共研细末，炼蜜为丸，每丸重

0.5 克，每日 2 次，每次 2 丸，追访 1 年未复发。

谢老在《谢海洲医学文集》中说："风寒湿三气杂至合而为痹也，其寒气胜者为痹痛，故首先从祛寒定痛着手，以桂附相须为用，温经散寒，利痹止痛之力倍增；辅以祛风止痛，温化痰湿，故用细辛相合，既增强温经散寒祛风除湿之功，又有'火郁发之'之义；患者痹痛日久，渐次化热伤阴，故又以知母去火润燥以保阴；赤芍清热凉血而散瘀；当归养血活血与知母、赤芍相合，三者相互为用，清热养阴，凉血散瘀，养血活血之功相得益彰。《济生方》更明确指出：'皆因体虚，腠理空虚。'《金匮要略》：'诸肢节疼痛，身体尫羸……桂枝芍药知母汤主之。'本条为风湿痹阻于关节，渐次化热伤阴之证。方以桂枝、芍药、知母伍用为主药，主治痹痛日久，关节肿大，身体瘦弱，寒热错杂为患者。顽痹 3 号方即由桂枝芍药知母汤意化裁而来，二诊即获良效，故易汤为丸巩固疗效。方以培补肝肾为主、佐以虫类搜剔之品，以善其后。

方中重用熟地补益肝肾，尤为填补肾精之要药；鹿角霜补肾阳、益精血而强筋骨；紫河车补肾益精，益气养血，乃补阴阳两虚之药，有返本还原之功。三者伍用，补精血、助肾阳、强筋骨之力倍增。川断补肝肾，强筋骨功专力宏，而通痹起痿尤有特长；怀牛膝尤能补肝肾而强筋骨，引血下行；威灵仙性猛急，主诸风，善走而不守，善能宣通十二经络。三药相合，既增强补肝肾、强筋骨之功，又有祛风除湿，利痹止痛效。白花蛇、蜈蚣、地龙'三虫'同用，通关透草，透骨搜风；治诸风顽痹之功益彰。当归、赤芍、白芍三药伍用，当归以养血活血为主；赤芍以凉血散瘀为要；白芍以和血敛阴为长。三者相互为用，相互促进，与补精血之静药相合，补中有动，补而不滞；与虫类搜剔之品同用，又有养血敛阴，活血散瘀，柔肝缓急止痛之效。甘草与白芍伍用酸甘化阴，寓于诸药之中，既能清热解毒，又可缓和白花蛇、蜈蚣之毒性，故有调和药性之功，有使药之用。诸药合用，益精血、补肝肾、强筋骨治其本，佐以'三虫'同用治其标，久服无弊也。"

14. 角药祖方——麻黄附子细辛汤(《伤寒论》)

【药物组成】

麻黄6克,炮附子9克,细辛6克。

【用法】

水煎服。

【功效】

温经散寒,助阳解表。

【主治】

少阴病,始得之,脉沉者。

【方解】

方中麻黄以发汗解表散寒为主;附子以温经助阳散寒、鼓邪外出为要;细辛为肾经之表药,既可以鼓动肾中真阳之气,助附子以温经散寒,其辛温香窜之性,又可助麻黄以解表散寒。麻黄、附子、细辛三药伍用,相辅相成,于扶阳之中促进解表,于解表之中又不伤阳气,既使外感风寒之邪得以表散,又使里虚之阳得以温护,相得益彰,共成温经散寒,助阳解表之功。

【临床运用】

本方主治,既有阳虚之本,又有风寒之标,实为标本并治之剂,临床应以恶寒甚、发热轻而脉沉为辨证要点。

谢老在《谢海洲医学文集》中说:"对于阳虚型的感冒者,应用麻黄附子细辛汤颇有良效。临床上有些患者外感风寒后,表现为恶寒、体痛、头项强痛、骨节疼痛,或见咳喘风寒表证具备,唯不发热,脉迟缓者,此为阳虚无力抵抗外邪,必须温阳散寒,方可达到祛邪之目的,应用本方治之颇效。

麻黄附子细辛汤亦常用来治疗脉迟症(病态窦房结综合征),可酌加人参、麦冬、五味子以益气养阴、强心复脉;或酌加仙茅、仙灵脾、补骨脂以温肾助阳而强心。

我在治疗寒痹证常以本方为基础方,配伍鹿角胶、补骨脂、巴戟天以温肾壮阳、祛除寒湿；若寒甚者，又当易附子为炙川乌、炙草乌相须为用，散寒之力倍增；心悸者慎用麻黄，也可去麻黄，酌加黄芪、茯苓、五味子等益气强心安神之品。用药如用兵，兵不在多而在灵，此之谓也。”

15. 神复康(《谢海洲医学文集》)

【药物组成】

菖蒲 15 克，郁金 12 克，琥珀粉(冲服)3 克，炒枣仁 18 克，阿胶珠 12 克，鸡子黄 2 个，百合 15 克，知母 10 克，生地黄 15 克，栀子 9 克，黄连 6 克，浮小麦 30 克，大枣 10 枚，厚朴 9 克，焦神曲 12 克，竹茹 15 克，炙甘草 9 克。

【用法】

水煎服。

【功效】

补虚养血，宁心安神，解郁除烦，清热定惊，因其能使心神康复而名。

【主治】

各种抑郁证、焦虑证，或不明原因的心神不安失眠症。亦可用于“脏躁”者。

【方解】

心藏神，主神志，“脑为元神之府”。故方中首选菖蒲、郁金、琥珀粉伍用为主药，其中菖蒲以化痰湿，开窍醒神为主，郁金以疏肝解郁、化痰散瘀、清心开窍为要，琥珀以镇心安神为长。三药伍用，化痰湿、开窍醒神、解肝郁、清心开窍、镇心安神之功相辅相成，相得益彰；百合以宁心安神，润肺止咳为主，知母以清热泻火、滋阴润燥为要，生地黄以滋阴清热，凉血养血为长。三药伍用，润肺清心，宁心安神，滋肾水益心阴、养血润燥、滋阴降火之力倍增；炒枣仁养心安神，清心除烦，以补为主，栀子凉血解毒，清心除烦，以泻为要，鸡子黄滋肾养心，以宁心神为长。三药伍用，寓泻于补，养心安神，清心除烦,宁心安神之功益彰;黄连清热燥湿,以泻心火为主,阿胶补血润燥,以滋肾阴为要,鸡子黄生用滋肾养心,长于安五脏,宁心神。三者伍用,出自黄连阿胶汤(《伤寒论》),方中黄连、阿胶伍用为主药,故名黄连阿胶汤,辅以鸡子黄生用相合,亦即“阴不足者,以甘补之”之意。三味主辅相合,泻心火,滋肾阴,交通心肾,宁心安神之功相得益彰。炙甘草、浮小麦、大枣伍用,出自《金匮要略》甘麦大枣汤,宗《内经》“肝苦急,急食甘以缓之。”《灵枢》:“心病者,宜食麦”的原则,主以小麦味甘微寒,调养心阴、益心气而安心神,又能主养肝气而养肝安神,辅以甘草甘平性缓,补脾益气;佐以大枣性温味甘,甘平质润而性缓,补中益气,缓和柔肝,并润脏躁,既补心脾,又能养肝。三药合用,温凉并备,清补兼施,润躁缓急,养心安神,和中缓急之功益彰。厚朴功通宽中利气,化湿开郁,平和胃气之药也;神曲功能健脾和胃,《药品化义》云其“炒香能醒脾,甘能治胃,此平胃气,理中焦之功也”;竹茹味性性寒,入肺则清肺化痰,入胃而清胃降逆,至于烦闷不宁用之者,实亦热除痰化而神得安宁也。”三药伍用,宽中利气,化湿开郁,健脾和胃,清胃降逆,胃气得平,热除痰化而神自安也。

诸药合用,补虚养血,宁心安神,解郁除烦,清热定惊,交通心肾,心神康复之功相得益彰。

【临床运用】

病例:秦某,女,18岁,学生。

两年前因受精神刺激,一直精神恍惚,严重影响学习,良以为苦。曾在某医院就诊,服用西药安定药多种,不愈。

初诊:1999年9月25日。

现症:精神恍惚,心烦不眠,手心出汗,舌红胖嫩,苔薄黄,脉沉弦。

辨证:情志不遂,肝郁抑脾,心气耗伤,阴虚内热,心肾不交。

治法:养心安神定志,解郁除烦,滋阴清热,交通心肾。

方药:“神复康”化裁15剂,水煎服。

二诊:1999 年 10 月 5 日。

药后手心出汗消失,精神恍惚有所减轻,时有烦躁不安,已能入睡,每日能睡 4～5 小时,纳谷欠佳,舌淡红,苔薄白,脉沉细。治宜解郁清热除烦,滋阴养血安神。

处方:黄连 5 克,黄芩 9 克,栀子 6 克,白芍 18 克,郁金 12 克,菖蒲 9 克,百合 15 克,知母 15 克,鸡子黄(分冲)2 个,生地黄 12 克,合欢皮 15 克,夜交藤 18 克,水煎服,15 剂。

三诊:精神恍惚、烦躁不安已经向愈,已能入睡 6～7 小时,饮食渐增,故汤剂为蜜丸常服,每丸重 0.5 克,每日 2～3 次,巩固疗效。“神复康”原方 30 剂,另以炙甘草 10 克,浮小麦 30 克,大枣 5 枚,水煎代茶饮,常服。

谢老在《谢海洲医学文集》中说:“本例患者属情志抑郁化火伤阴之郁证,一诊 15 剂已初见疗效,说明药已中病,二诊仅用少量黄连,一则可以健胃,二则与黄芩、栀子伍用,以助清泻余火之力;重用白芍养血柔肝而长于敛阴,与菖蒲、郁金相合,化痰开窍醒神,解郁安神之功益彰;百合、知母、生地黄同用,即《金匮要略》百合病之主方,主治阴虚内热,心神不安,郁而伤阴之疾;合欢皮以解郁安神为主,夜交藤以养心安神为要,鸡子黄生用,滋肾养心以宁心安神为长。三药伍用,解郁安神,养心安神,宁心安神之功相互促进,相得益彰。

诸药合用,根据病症主次的不同,治法又各有侧重,故治疗以解郁除烦、安神定志、清热滋阴为基本法则。用药时而以滋阴养血、养心安神定志为主,时而又以平肝解郁清热除烦为要。稳抓病机,灵活变通,有的放矢,使肝郁得解,邪热得清,心包营血恢复,神志安定而愈。用药如用兵,兵不在多而在灵,此之谓也。”